btb

Irvin D. Yalom widmete sein Leben dem seelischen Leid anderer, in diesem Buch erzählt er von sich und den Umbrüchen, die ihn und seine Arbeit geprägt haben. Er berichtet von der Kindheit in prekären sozialen Verhältnissen, dem Minderwertigkeitsgefühl in jungen Jahren, der frühen Eigenwilligkeit, aber auch von den Kämpfen der verschiedenen psychotherapeutischen Schulen in den 1960er Jahren, den Anfängen der Studentenrevolte, der Menschenrechts- und Frauenbewegung, Drogen und Esoterik, und auch Berühmtheiten wie Viktor Frankl oder Rollo May kommen zu Wort.
Entstanden ist so das Porträt eines Mannes, der sein Leben in Gänze ausgekostet und gleichzeitig mit extremem Sinn gefüllt hat – von ausgelassenen Flitterwochen auf dem Motorrad durch Frankreich bis zur therapeutischen Arbeit mit Krebspatienten und dem Reflektieren über den eigenen Tod. Sehr persönliche Erinnerungen, geschrieben mit der Offenheit, die ihn als Psychotherapeuten so besonders und letztlich weltberühmt machten.

Irvin D. Yalom wurde 1931 als Sohn russischer Einwanderer in Washington, D.C. geboren. Er gilt als einer der einflussreichsten Psychoanalytiker in den USA und ist vielfach ausgezeichnet. Seine Fachbücher gelten als Klassiker. Seine Romane wurden international zu Bestsellern und zeigen, dass die Psychoanalyse Stoff für die schönsten und aufregendsten Geschichten bietet, wenn man sie nur zu erzählen weiß.

Irvin D. Yalom

Wie man wird, was man ist

Memoiren eines Psychotherapeuten

Aus dem Amerikanischen
von Barbara v. Bechtolsheim

btb

Die amerikanische Originalausgabe erschien 2017 unter dem
Titel »Becoming Myself: A Psychiatrist's Memoir«
bei Basic Books, New York.

MIX
Papier | Fördert
gute Waldnutzung
FSC® C014496
FSC www.fsc.org

Penguin Random House Verlagsgruppe FSC® N001967

7. Auflage
Genehmigte Taschenbuchausgabe Oktober 2019

in der Penguin Random House Verlagsgruppe GmbH,
Neumarkter Straße 28, 81673 München
produktsicherheit@penguinrandomhouse.de
(Vorstehende Angaben sind zugleich
Pflichtinformationen nach GPSR.)

Umschlaggestaltung: semper smile, München
Umschlagmotiv: © Gabriele Seethaler
Druck und Einband: GGP Media GmbH, Pößneck
MK · Herstellung: sc
Printed in Germany
ISBN 978-3-442-71842-9

www.btb-verlag.de
www.facebook.com/penguinbuecher

Zum Gedenken an meine Eltern
Ruth und Benjamin Yalom
sowie an meine Schwester Jean Rose.

INHALT

1

DIE GEBURT DER EMPATHIE

Ich wache um drei Uhr morgens aus einem Traum auf, in mein Kissen weinend. Ganz leise, um Marilyn nicht zu stören, verlasse ich das Bett und gehe ins Badezimmer, trockne mir die Augen und befolge den Rat, den ich meinen Patienten seit fünfzig Jahren gebe: Schließen Sie die Augen, gehen Sie den Traum noch einmal in Gedanken durch und schreiben Sie auf, was Sie in Erinnerung haben.

Ich bin etwa zehn, vielleicht elf. Ich fahre mit dem Fahrrad einen Hügel hinunter, ganz in der Nähe unseres Hauses. Ich sehe ein Mädchen namens Alice vor ihrem Haus sitzen. Sie scheint etwas älter zu sein als ich, und sie ist hübsch, obwohl ihr Gesicht mit roten Flecken übersät ist. Im Vorbeiradeln rufe ich ihr zu: »Hallo, Masern.«
Plötzlich steht ein ziemlich großer und kräftiger Mann vor meinem Fahrrad und stoppt mich, indem er meinen Lenker packt. Ich weiß, dass es der Vater von Alice ist.
Er schreit mich an: »He, du, wie immer du auch heißt. Denk doch mal eine Minute nach – wenn du überhaupt denken kannst – und beantworte mir eine Frage. Überleg mal, was du gerade zu meiner Tochter gesagt hast, und sag mir nur eins: Wie fühlt sich jetzt wohl Alice?«
Ich bin so erschrocken, dass ich nicht antworten kann.
»Na los, antworte mir. Du bist der Junge von Bloomingdale

(das Lebensmittelgeschäft meines Vaters hieß Bloomingdale Market, und viele Kunden dachten, wir hießen Bloomingdale), und ich wette, du bist ein schlauer Jude. Also los, rate mal, wie Alice sich fühlt, wenn du das zu ihr sagst.«
Ich zittere. Mir fehlen vor Angst die Worte.
»Ist ja schon gut. Beruhig dich. Ich mach es mal einfach. Sag mir bloß, ob Alice sich nun, nachdem du ihr das gesagt hast, gut oder schlecht fühlt.«
Ich kann gerade noch murmeln: »Weiß ich nicht.«
»Kannst wohl nicht klar denken, was? Gut, ich werd dir schon auf die Sprünge helfen. Angenommen, ich würde dich anschauen und mir irgendein unschönes Merkmal von dir ausgucken und immer, wenn ich dich sehe, etwas dazu sagen?« Er mustert mich sehr genau. »Vielleicht ein kleiner Rotz an der Nase? Wie wär's mit ›Rotzi‹? Dein linkes Ohr ist größer als das rechte. Angenommen ich sage, immer wenn ich dich sehe, ›He, Dumpfbacke?‹ Oder wie wär's mit ›Judenbengel?‹ Na, wie wär das? Wie würde dir das gefallen?«
Ich realisiere im Traum, dass ich nicht zum ersten Mal an diesem Haus vorbeifahre, dass ich schon tagelang hier mit dem Rad vorbeikomme und Alice jedes Mal dasselbe zugerufen habe, um ins Gespräch zu kommen, um sie kennenzulernen. Und jedes Mal, wenn ich »Hallo, Masern« gerufen habe, habe ich sie beleidigt, habe ich sie gekränkt. Ich bin entsetzt, wie sehr ich sie dauernd verletzt habe, und darüber, dass mir das überhaupt nicht bewusst war.
Als ihr Vater mit mir fertig ist, kommt Alice die Veranda herunter und sagt mit sanfter Stimme: »Möchtest du reinkommen und mit mir spielen?« Sie schaut ihren Vater an. Er nickt.
»Ich fühle mich so schrecklich«, antworte ich. »Ich schäme mich so, ich schäme mich so. Ich kann nicht. Nein, ich kann nicht.«

Seit frühester Jugend lese ich mich immer in den Schlaf, und in den letzten beiden Wochen habe ich ein Buch von Steven Pinker mit dem Titel *Our Better Angels* gelesen. Gestern Abend, vor dem Traum, habe ich ein Kapitel über die Entstehung der Empathie zur Zeit der Aufklärung gelesen und wie das Aufkommen des Romans, insbesondere des britischen Briefromans à la *Clarissa* und *Pamela*, dazu beigetragen haben könnte, dass Gewalt und Grausamkeit abnahmen, weil man mit Hilfe dieser Bücher die Welt aus der Sicht eines anderen wahrzunehmen lernte. Um Mitternacht hatte ich das Licht gelöscht, und ein paar Stunden später wurde ich von meinem Alptraum über Alice geweckt.

Nachdem ich mich beruhigt habe, gehe ich wieder zu Bett, aber ich liege noch lange wach und sinne darüber nach, wie merkwürdig es ist, dass dieser frühe Abszess, diese verkapselte Schuld jetzt nach dreiundsiebzig Jahren so unvermittelt aufgebrochen ist. In der Tat, so erinnere ich mich jetzt, bin ich als zwölfjähriger Junge am Elternhaus von Alice vorbeigeradelt und habe in dem brutalen, furchtbar unsensiblen Bemühen, sie auf mich aufmerksam zu machen, »Hallo, Masern« gerufen. Ihr Vater hatte sich nie mit mir auseinandergesetzt, aber wie ich so mit fünfundachtzig hier im Bett liege und mich von diesem Alptraum erhole, kann ich mir vorstellen, wie sie sich gefühlt haben muss und welchen Schaden ich da angerichtet habe. Verzeih mir, Alice.

2

AUF DER SUCHE NACH EINEM MENTOR

Michael, ein fünfundsechzigjähriger Physiker, ist mein letzter Patient an diesem Tag. Er war vor zwanzig Jahren schon einmal bei mir in Therapie, etwa zwei Jahre lang, und ich hatte bis vor ein paar Tagen, als er mir eine E-Mail schickte, nichts mehr von ihm gehört. »Ich muss Sie unbedingt sprechen – der angehängte Artikel hat vieles aufgewühlt, Gutes und Schlechtes.« So schrieb er mir. Der Link führte zu einem Artikel in der *New York Times,* der beschrieb, wie ihm kürzlich ein bedeutender internationaler Wissenschaftspreis verliehen worden war.

Während er in meinem Praxiszimmer Platz nimmt, eröffne ich das Gespräch.

»Michael, ich habe Ihre E-Mail erhalten, in der Sie sagen, dass Sie Hilfe brauchen. Es tut mir leid, dass es Ihnen nicht gut geht, aber ich möchte auch sagen, dass ich mich freue, Sie zu sehen und von Ihrem Preis zu erfahren. Ich habe mich oft gefragt, wie es Ihnen wohl geht.«

»Danke, dass Sie das sagen.« Michael schaut sich im Sprechzimmer um – er ist drahtig, aufmerksam, fast kahlköpfig, etwa ein Meter achtzig groß, und seine leuchtend braunen Augen strahlen Kompetenz und Selbstvertrauen aus. »Sie haben die Praxis umgeräumt? Diese Stühle standen früher da drüben? Stimmt's?«

»Jawohl, ich räume alle fünfundzwanzig Jahre um.«

Er lacht. »Sie haben also den Artikel gelesen?«

Ich nicke.

»Vermutlich können Sie sich vorstellen, wie es mir damit ging: ein ziemlich kurzer Anflug von Stolz und danach beständige Wellen von Selbstzweifeln. Es ist immer noch dasselbe – tief im Innern bin ich hohl.«

»Dann lassen Sie uns gleich mal loslegen.«

Den Rest der Therapiesitzung verbrachten wir damit, die damaligen Themen nochmals durchzugehen: seine ungebildeten Eltern, die irische Immigranten waren, sein Leben in den New Yorker Wohnblocks, seine schlechte Grundschulbildung, der Mangel an einem maßgeblichen Mentor. Er ging ausführlich darauf ein, wie sehr er Menschen beneidete, die von einem erfahrenen Menschen an die Hand genommen und gefördert wurden, während er sich ohne Ende anstrengen und die besten Noten vorweisen musste, um überhaupt bemerkt zu werden. Er musste sich selbst erschaffen.

»Ja«, sage ich, »sich aus eigenen Kräften zu erschaffen, ist ein guter Grund, stolz zu sein, aber es gibt einem auch das Gefühl, keine Basis zu haben. Ich kenne viele Kinder von Immigranten, die sich vorkommen wie Lilien, die in einem Sumpf wachsen – wunderschöne Blumen, aber ohne feste Wurzeln.«

Er kann sich noch entsinnen, wie ich dies schon vor Jahren zu ihm gesagt habe, und meint, er sei froh, daran erinnert zu werden. Wir vereinbaren, dass wir uns für einige Sitzungen treffen wollen, und er erklärt, dass es ihm schon besser geht.

Ich hatte mit Michael immer gut arbeiten können. Wir hatten gleich von der ersten Therapiestunde an einen guten Kontakt zueinander, und er hatte gelegentlich bemerkt, ich sei der einzige Mensch, der ihn wirklich verstehen könne. Im ersten Jahr seiner Therapie sprach er oft von seinem diffusen Identitätsgefühl. War er wirklich der glänzende Schüler, der alle anderen überflügelte? Oder war er der Außenseiter, der sich die Freizeit im Pool-Zimmer oder mit Würfeln vertrieb?

Als er wieder einmal über sein diffuses Identitätsgefühl klagte, erzählte ich ihm eine Geschichte von meiner Abschlussfeier an der Roosevelt High School in Washington, D.C. Einerseits hatte man mir mitgeteilt, dass ich bei der Abschlussfeier mit dem Roosevelt High School Citizenship Award ausgezeichnet werden sollte. Andererseits hatte ich im letzten Schuljahr ein kleines Wettbüro für Baseballwetten laufen: Ich bot die Quote 10:1, dass je drei ausgewählte Spieler an einem Tag keine sechs Hits erzielen. Die Chancen standen zu meinen Gunsten. Ich war bekannt dafür, immer gut dazustehen, und hatte immer genug Geld, um Gardenien-Ansteckblumen für meine feste Freundin Marilyn Koenick zu kaufen. Doch ein paar Tage vor der Feier verlor ich mein Wettbuch. Wo war es nur hingekommen? Ich war verzweifelt und suchte fieberhaft danach bis kurz vor der Abschlussfeier. Sogar als ich hörte, wie mein Name aufgerufen wurde und schon die Bühne betrat, zitterte ich vor Angst: Würde ich die Auszeichnung als bester Schüler der Roosevelt High des Schuljahrgangs 1949 erhalten oder würde ich wegen Wetten der Schule verwiesen werden?

Als ich Michael diese Geschichte erzählte, lachte er schallend und murmelte: »Ein Therapeut nach meinem Geschmack.«

* * *

Nachdem ich mir zu unserer Stunde Notizen gemacht habe, ziehe ich mich um, Freizeitkleidung und Tennisschuhe, und hole mein Fahrrad aus der Garage. Mit vierundachtzig kann ich längst nicht mehr Tennis spielen und joggen, aber ich drehe fast jeden Tag auf einem Radweg in der Nähe unseres Hauses eine Runde. Ich radele zuerst durch einen Park voller Kinderwagen und Frisbees und Kinder, die auf hypermodernen Geräten herumklettern, überquere dann eine einfache Holzbrücke über den Matadero-Creek und fahre einen kleinen Hügel hinauf, der Jahr für Jahr steiler wird. Oben auf der Kuppe entspanne ich mich und beginne die lange Fahrt den Hang hinab. Ich liebe es, dahinzurollen, wenn ein warmer Luftzug mir übers Gesicht streicht. Nur in solchen Momenten beginne ich meine buddhistischen Freunde zu verstehen, die davon sprechen, den Geist zu leeren und sich dem Gefühl des einfachen Daseins hinzugeben. Aber die Ruhe ist immer von kurzer Dauer, und heute spüre ich, wie sich allmählich irgendwo im Kopf ein Tagtraum vorbereitet, auf die Bühne zu treten. In diesem Tagtraum geht es darum, dass ich mir meine Leistungen nur eingebildet habe, vielleicht Hunderte von Malen in meinem langen Leben. Der Traum schlummerte schon seit Wochen in mir, aber Michaels Klage darüber, dass er nie einen Mentor hatte, erweckt ihn nun zum Leben.

Ein Mann mit einer Aktentasche, mit Seersucker-Anzug, Strohhut, weißem Hemd und Krawatte, betritt den kleinen, schäbigen Lebensmittelladen meines Vaters. Ich bin nicht dabei: Ich schaue von oben zu, als würde ich an der Decke schweben. Ich erkenne den Besucher nicht, aber ich weiß, dass er einflussreich ist. Vielleicht ist er der Direktor meiner Grundschule. Es ist ein heißer, schwüler Junitag in Washington, D.C., und er zieht sein Taschentuch heraus, um sich den Schweiß von der Stirn zu wischen, ehe er sich meinem Vater zuwendet. »Ich habe etwas Wichtiges wegen Ihres Sohnes Irvin mit Ihnen zu besprechen.« Mein Vater ist konsterniert und erschrocken; so etwas ist ihm noch nie passiert. Mein Vater und meine Mutter, die sich nie an die amerikanische Kultur assimiliert haben, fühlten sich nur im Umgang mit ihresgleichen wohl, mit anderen Juden, die mit ihnen aus Russland emigriert waren.

Obwohl andere Kunden im Laden seine Aufmerksamkeit fordern, weiß mein Vater, dass er diesen Mann nicht warten lassen darf. Er ruft meine Mutter an – wir wohnen in einer kleinen Wohnung über dem Geschäft –, und außer Hörweite sagt er ihr auf Jiddisch, sie möge schnell herunterkommen. Ein paar Minuten später erscheint sie und kümmert sich rasch um die Kunden, während mein Vater den Fremden in einen kleinen Lagerraum im hinteren Teil des Ladens führt. Sie nehmen auf Kisten mit leeren Bierflaschen Platz und unterhalten sich. Zum Glück tauchen keine Ratten oder Kakerlaken auf. Meinem Vater ist die Situation offensichtlich unangenehm. Ihm wäre es wesentlich lieber gewesen, wenn meine Mutter das Gespräch übernommen hätte, aber es wäre nicht schicklich, öffentlich zuzugestehen, dass sie und nicht er die Geschäfte in der Hand hat und alle wichtigen Familienentscheidungen trifft.

Der Mann in dem Anzug berichtet meinem Vater erstaunliche Dinge. »Die Lehrer in meiner Schule sagen, dass Ihr Sohn Irvin ein exzellenter Schüler ist und das Zeug hat, einen außergewöhnlichen Beitrag zu unserer Gesellschaft zu leisten. Aber das wird nur dann geschehen, wenn ihm eine gute Bildung zuteil wird.« Mein Vater wirkt wie erstarrt, seine schönen Augen mit dem eindringlichen Blick sind auf den Fremden fixiert, der fortfährt: »Heutzutage ist das Schulsystem in Washington, D.C. gut aufgestellt und für den durchschnittlichen Schüler zufriedenstellend, aber es ist nicht für Ihren Sohn geeignet, nicht für einen sehr begabten Schüler.« Er öffnet seine Aktentasche und überreicht meinem Vater eine Liste von mehreren Privatschulen in D.C. und fährt fort: »Ich rate Ihnen dringend, ihn für seine weitere Schulzeit auf eine von diesen Schulen zu schicken.« Er holt aus seiner Brieftasche eine Visitenkarte und überreicht sie meinem Vater. »Wenn Sie mit mir Verbindung aufnehmen, werde ich mich dafür einsetzen, dass er ein Stipendium bekommt.«

Als er die Verwirrung meines Vaters sieht, erklärt er: »Ich werde versuchen, dass er Unterstützung für das Schulgeld bekommt – diese Schulen sind nicht kostenfrei wie die öffentlichen Schulen. Bitte, Ihrem Sohn zuliebe sollten Sie dem höchste Priorität einräumen.«

Schnitt! Der Tagtraum endet immer an dieser Stelle. Meine Phantasie scheut davor zurück, die Szene zu beenden. Nie sehe ich, wie mein Vater reagiert oder wie er anschließend das Gespräch mit meiner Mutter führt. Der Tagtraum bringt meine Sehnsucht zum Ausdruck, gerettet zu werden. Als Kind gefiel mir mein Leben gar nicht, mein Viertel, meine Schule, meine Spielgefährten – aus all dem wollte ich gerettet werden, und in dieser Geschichte werde ich zum ersten Mal als besonders erkannt, und dies von einem wichtigen Repräsentanten der Welt da draußen, der Welt jenseits des kulturellen Ghettos, in dem ich aufwuchs.

Wenn ich jetzt zurückblicke, erkenne ich diese Vision von Rettung und Anerkennung in meinem ganzen Schreiben. Im dritten Kapitel meines Romans *Das Spinoza-Problem* verliert sich Spinoza auf dem Weg zu seinem Lehrer Franciscus van den Enden in einen Tagtraum, der ihre erste Begegnung einige Monate zuvor in Erinnerung ruft. Van den Enden, ein ehemaliger Jesuit und Lehrer alter Sprachen, der eine private Lateinschule leitete, betrat Spinozas Geschäft, um Wein und Rosinen zu kaufen, und war verblüfft über die Tiefe und Weite von Spinozas Denken. Er bedrängte Spinoza, in seine Privatschule zu kommen, damit er dort die nicht-jüdische Welt der Philosophie und Literatur kennenlernt. Auch wenn der Roman natürlich fiktiv ist, habe ich versucht, die historischen Details so genau wie möglich wiederzugeben. Mit Ausnahme einer Stelle: Baruch Spinoza arbeitete nie im Geschäft seiner Familie. Es *gab* gar kein Familiengeschäft: seine Familie hatte ein Export-Import-Unternehmen, aber kein Einzelhandelsgeschäft. Ich war derjenige, der im Lebensmittelgeschäft der Familie arbeitete.

Diese Sehnsucht, erkannt und errettet zu werden, besteht bei mir in vielfacher Weise. Neulich besuchte ich eine Aufführung von David Ives' Stück *Venus im Pelz*. Der Vorhang öffnet sich und zeigt eine Backstage-Szene mit einem müden Regisseur am Ende eines langen Tages, an dem zahlreiche Schauspielerinnen vorsprachen, um die Hauptrolle zu ergattern. Erschöpft und höchst unzufrieden mit allen Schauspielerinnen, die bislang da waren, will er soeben aufbrechen, als eine forsche, ziemlich aufgeregte Schauspielerin hereinplatzt, mit einer Stunde Verspätung. Er sagt ihr, dass er für den heutigen Tag abgeschlossen hat, aber sie bittet und bettelt um ein Vorsprechen. Da er sie offensichtlich für naiv, respektlos, ungebildet und für die Rolle völlig ungeeignet hält, lehnt er dies ab. Aber sie weiß ihn um den Finger zu wickeln; sie ist sehr geschickt und hartnäckig, und schließlich gibt er nach, um sie loszuwerden, und gewährt ihr ein Vorsprechen, und sie beginnen nun, das Skript gemeinsam zu lesen. Als sie liest, ist sie wie verwandelt, ihr Akzent ändert sich, ihre Redeweise wirkt reif, sie spricht wie ein Engel. Er ist sprachlos; er ist überwältigt. Sie ist das, wonach er gesucht hat. Sie ist mehr, als er sich hätte träumen lassen. Wie kann dies dieselbe ungepflegte, vulgäre Frau sein, die ihm erst vor dreißig Minuten begegnet ist? Sie fahren fort mit dem Lesen. Sie hören nicht auf, bis sie das ganze Stück aufs Beste aufgeführt haben.

Mir gefiel alles an der Aufführung, aber jene ersten Minuten, in denen er ihre wirkliche Begabung zu schätzen lernt, gingen mir besonders nahe: Mein Tagtraum darüber, erkannt zu werden, war hier auf der Bühne ausagiert, und ich konnte die Tränen nicht zurückhalten, sie liefen mir übers Gesicht, als ich mich als Erster im Theater erhob und den Schauspielern applaudierte.

3

ICH WILL SIE LOS SEIN

Eine meiner Patientinnen, Rose, hatte in letzter Zeit im Wesentlichen über die Beziehung zu ihrer schon erwachsenen Tochter gesprochen, ihr einziges Kind. Rose war kurz davor, ihre Tochter aufzugeben, die sich nur für Alkohol, Sex und die Gesellschaft von anderen hemmungslosen Teenagern begeisterte.

Bisher hatte Rose sich mit ihrem eigenen Versagen als Mutter und Ehefrau auseinandergesetzt, mit ihrer wiederholten Untreue, wie sie die Familie vor einigen Jahren wegen eines anderen Mannes verlassen hatte und dann ein paar Jahre später zurückkam, als die Affäre zu Ende war. Rose war eine starke Raucherin gewesen und hatte dadurch ein schweres Lungenemphysem entwickelt, aber trotzdem hatte sie sich in den letzten Jahren sehr bemüht, ihr Verhalten wiedergutzumachen und sich ihrer Tochter noch einmal zu widmen. Aber es brachte nichts. Ich plädierte sehr für eine Familientherapie, aber die Tochter weigerte sich, und Rose stand jetzt an einem Wendepunkt: Jeder Hustenanfall und jeder Besuch bei ihrem Lungenarzt erinnerten sie daran, dass ihre Zeit begrenzt war. Sie wollte nur Erleichterung: »Ich will sie los sein«, sagte sie zu mir. Sie zählte die Tage, bis ihre Tochter mit der Schule fertig war und aus dem Haus ging – aufs College, zur Arbeit, irgendwohin. Inzwischen war es ihr gleichgültig, welchen Weg ihre Tochter wählen würde. Immer wieder sagte sie zu sich selbst und zu mir: »Ich will sie los sein.«

Ich setze in meiner Praxis alles daran, Familien zusammenzuführen, Brüche zwischen Geschwistern und zwischen Eltern und Kindern zu heilen. Aber meiner Arbeit mit Rose war ich allmählich müde und hatte alle Hoffnung für diese Familie fahren lassen. In den letzten Therapiesitzungen hatte ich versucht, ihre Zukunft ins Zentrum zu rücken, falls sie sich ganz von ihrer Tochter distanzieren würde. Würde sie sich nicht schuldig und einsam fühlen? Aber dies half alles nicht weiter, und jetzt wurde die Zeit knapp: Mir war klar, dass Rose nicht mehr lange leben würde. Nachdem ich ihre Tochter an einen ausgezeichneten Therapeuten überwiesen hatte, konzentrierte ich mich jetzt ganz auf Rose und schlug mich vollkommen auf ihre Seite. Mehr als einmal sagte sie: »Noch drei Monate, und dann schließt sie die Schule ab. Und dann ist sie weg. Ich will sie los sein. Ich will sie los sein.« Allmählich hoffte ich, ihr Wunsch möge sich erfüllen.

Als ich später an diesem Tag mein Fahrrad herausholte, gingen mir Rose' Worte noch einmal durch den Sinn, »Ich will sie los sein. Ich will sie los sein«, und schon bald dachte ich an meine Mutter, sah die Welt durch ihre Augen, vielleicht zum allerersten Mal. Ich stellte mir vor, wie sie in ähnlichen Worten über mich gedacht und gesprochen haben mochte. Und wenn ich jetzt so darüber nachdachte, konnte ich mich nicht erinnern, dass meine Mutter sonderlich betrübt wirkte, als ich endlich und für immer das Elternhaus verließ und zum Medizinstudium nach Boston ging. Ich erinnere mich noch an die Abschiedsszene: meine Mutter auf der Eingangstreppe des Hauses, wie sie zum Abschied winkt, während ich in meinem vollgepackten Chevrolet losfahre, und dann, als ich nicht mehr zu sehen bin, nach drinnen geht; ich stelle mir vor, wie sie die Haustür schließt und tief ausatmet. Dann, zwei oder drei Minuten später, steht sie aufrecht da, lächelt breit und lädt meinen Vater ein, mit ihr jubelnd einen »Hava Nagila« zu tanzen.

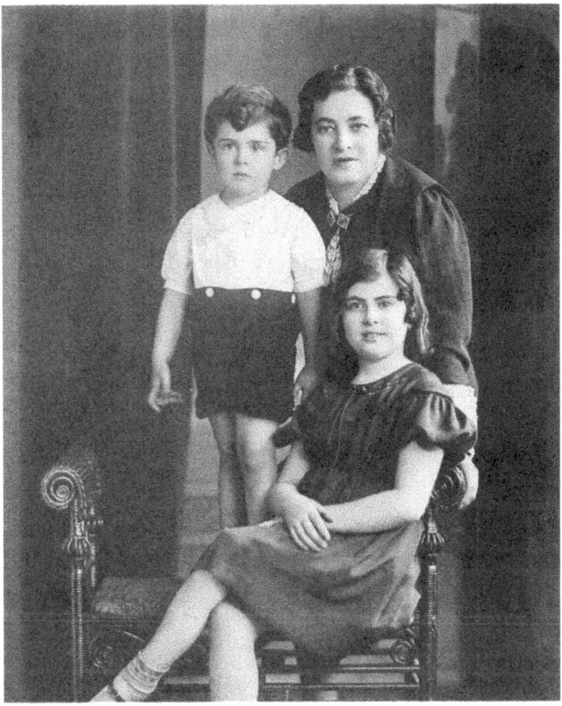

Der Autor mit seiner Mutter und seiner Schwester,
um 1934.

Ja, meine Mutter hatte allen Grund, erleichtert zu sein, als ich mit einundzwanzig für immer aus dem Haus ging. Ich war ein Störenfried. Sie hatte nie ein positives Wort für mich, und ich stand ihr da in nichts nach. Während ich auf meinem Rad eine lange Strecke abwärts fahre, schweifen meine Gedanken zurück zu der Nacht, als ich vierzehn war und mein Vater, damals sechsundvierzig Jahre alt, nachts mit heftigen Schmerzen in der Brust erwachte. In jenen Tagen machten Ärzte noch Hausbesuche, und meine Mutter rief umgehend unseren Hausarzt Dr. Manchester an. In der Stille der Nacht warteten wir drei – mein Vater, meine Mutter und ich – besorgt auf den Arzt. (Meine sieben Jahre ältere Schwester Jean war auf dem College und schon aus dem Haus.)

Immer wenn meine Mutter angespannt war, verfiel sie in primitive Denkmuster: Wenn etwas Schlimmes passierte, musste jemand die Schuld dafür haben. Und dieser Jemand war ich. Mehr als einmal an jenem Abend, als mein Vater sich in Schmerzen wand, schrie sie mich an: »Du – du hast ihn umgebracht!« Sie machte mir klar, dass mein Ungehorsam, meine Respektlosigkeit, mein Stören – all dies – ihn zugrunde gerichtet hätten.

Jahre später, als ich während meiner Analyse auf der Couch lag, brachte das Beschreiben dieses Erlebnisses meine ultraorthodoxe Psychoanalytikerin Olive Smith zu einem seltenen kurzen Ausbruch von Zärtlichkeit. Sie schnalzte mit der Zunge, tsk, tsk, beugte sich zu mir vor und sagte: »Wie schrecklich. Wie furchtbar muss das für Sie gewesen sein.« Sie war eine strenge Lehranalytikerin an einem strengen Institut, wo man Interpretation als das einzig effektive Tun des Analytikers ansah. Von ihren durchdachten, dichten und sorgfältig formulierten Interpretationen kann ich mich an keine einzige erinnern. Aber als sie damals auf diese warmherzige Art auf mich einging – das weiß ich noch heute, fast sechzig Jahre später, zu schätzen.

»Du hast ihn umgebracht, du hast ihn umgebracht.« Ich kann noch immer die schrille Stimme meiner Mutter hören. Ich erinnere mich, wie ich mich, gelähmt von Angst und Wut, zusammenkauerte. Am liebsten hätte ich zurückgeschrien: »Er ist nicht tot! Halt den Mund, du dumme Ziege.« Sie strich meinem Vater ständig über die Stirn und küsste seinen Kopf, während ich in einer Ecke auf dem Boden hockte, bis ich endlich, endlich, gegen drei Uhr morgens, hörte, wie Dr. Manchesters großer Buick die Herbstblätter auf der Straße zerknirschte, und ich flog die Treppe hinunter, drei Stufen auf einmal, um ihm die Tür zu öffnen. Ich mochte Dr. Manchester sehr, und bei dem vertrauten Anblick seines großen, runden lächelnden Gesichts verflog meine Panik. Er legte mir die Hand auf den Kopf, zerzauste mir die Haare, beruhigte meine Mutter und gab meinem Vater eine Spritze (vermutlich Morphium), hielt ihm das Stethoskop auf die Brust und sagte dann zu mir: »Schau, Sonny, es tickt weiter, kräftig und regelmäßig wie eine Uhr. Keine Sorge. Er wird wieder gesund werden.«

In jener Nacht spürte ich, wie nahe mein Vater dem Tod war, und war Zeuge der eruptiven Wut meiner Mutter und beschloss aus Selbstschutz, die Tür zu ihr zu schließen. Ich musste aus dieser Familie herauskommen. In den nächsten zwei bis drei Jahren sprach ich kaum mit ihr – wir lebten wie Fremde im selben Haus. Und vor allem erinnere ich mich an meine große, enorme Erleichterung, als Dr. Manchester unser Haus betrat. Niemand hatte mich je so beschenkt. Hier und jetzt beschloss ich, ihm nachzueifern. Ich wollte diesen Trost, den er mir gespendet hatte, an andere weitergeben.

Mein Vater erholte sich allmählich, und auch wenn er bei fast jeder Anstrengung weiterhin Schmerzen in der Brust hatte, selbst wenn er nur eine Straßenecke weiter ging und dann sofort nach seinem Nitroglycerin griff und eine Tablette schluckte, lebte er noch dreiundzwanzig Jahre. Mein Vater war ein sanfter, großzügiger Mann, dessen einziger Fehler meiner Meinung nach war, dass er sich meiner Mutter nicht widersetzte. Meine Beziehung zu meiner Mutter war mein ganzes Leben lang eine offene Wunde, und doch ist es paradoxerweise *ihr* Bild, das mir fast jeden Tag durch den Sinn geht. Ich sehe ihr Gesicht: Sie ist nie im Frieden mit sich, sie lächelt nie, ist niemals glücklich. Sie war eine intelligente Frau, und auch wenn sie jeden Tag ihres Lebens hart arbeitete, war sie ganz und gar unausgefüllt und hatte selten etwas Freundliches, Positives zu sagen. Aber inzwischen, auf meinen Radtouren, denke ich anders über sie: Ich denke daran, wie wenig Freude ich ihr gemacht habe, solange wir zusammen lebten. Ich bin dankbar, dass ich ihr später zu einem netteren Sohn wurde.

4

RÜCKBESINNUNG

Ab und zu lese ich Charles Dickens noch einmal, ein Autor, der für mich in meinem Pantheon von Schriftstellern immer eine zentrale Figur war. Kürzlich fiel mir in *Eine Geschichte zweier Städte* eine außerordentliche Passage ins Auge: »*Denn wie ich dem Ende näher und näher komme, wandere ich im Kreis, immer weiter dem Anfang zu. Das scheint eine der freundlichen Erleichterungen und Vorbereitungen des Abgangs zu sein. Jetzt rühren mir viele Erinnerungen ans Herz, die lange geschlummert hatten …*«

Diese Passage bewegt mich zutiefst: Indem ich tatsächlich dem Ende näher komme, wandere auch ich im Kreis, immer weiter dem Anfang zu. Die Erinnerungen meiner Klienten stoßen oft meine eigenen an, meine Arbeit an ihrer Zukunft appelliert an meine Vergangenheit und wühlt sie auf, und ich merke, wie ich meine eigene Geschichte noch einmal überdenke. Meine Erinnerungen an die frühe Kindheit waren immer bruchstückhaft, wahrscheinlich, so dachte ich immer, weil ich so unglücklich war und wir in solcher Armut lebten. Jetzt, da ich Mitte achtzig bin, drängen sich immer mehr Bilder aus meinen frühen Lebensjahren in meine Gedanken. Die Betrunkenen, die in ihrem Erbrochenen in unserem Windfang schliefen. Meine Einsamkeit und Isolation. Die Kakerlaken und die Ratten. Der rotbackige Friseur, der mich »Judenbengel« nannte. Meine geheimnisvollen, mich quälenden und unerfüllten sexuellen Begierden als Teenager. Fehl am Platze. Immer fehl am Platze – das einzige weiße Kind in einem schwarzen Stadtteil, der einzige Jude in einer christlichen Welt.

Ja, die Vergangenheit holt mich ein, und ich weiß, was »Glätten« bedeutet. Deutlicher als je zuvor stelle ich mir vor, wie meine verstorbenen Eltern zuschauen und es ihnen Stolz und Vergnügen bereitet, mich vor einer Menschenmenge sprechen zu sehen. Als mein Vater starb, hatte ich erst ein paar Beiträge für medizinische Zeitschriften geschrieben, Fachartikel, die er nicht verstand. Meine Mutter überlebte ihn um fünfundzwanzig Jahre, und auch wenn ihr unzureichendes Englisch und später ihre Erblindung es ihr nicht erlaubten, meine Bücher zu lesen, bewahrte sie sie neben ihrem Sessel auf und strich mit der Hand darüber, und wenn sie in ihrem Altenheim Besuch bekam, machte sie viel Aufhebens darum. So viel zwischen meinen Eltern und mir ist unvollständig. So viele Dinge unseres gemeinsamen Leben wurden nie erörtert, die Spannung und das Unglück in unserer Familie, meine Welt und ihre Welt. Wenn ich mir ihr Leben vor Augen führe, wie sie in Ellis Island ankamen, ohne einen Penny, ohne Schulbildung, ohne ein Wort Englisch, kommen mir die Tränen. Ich möchte ihnen sagen: »Ich weiß, was ihr durchgemacht habt. Ich weiß, wie hart es war. Ich weiß, was ihr für mich getan habt. Bitte, verzeiht mir, dass ich mich euretwegen geschämt habe.«

In meinem Alter jetzt auf mein Leben zurückzublicken, ist eine herausfordernde und manchmal einsame Sache. Mein Gedächtnis ist unzuverlässig, und es gibt nur noch so wenige lebende Zeugen meiner frühen Kindheit. Meine sieben Jahre ältere Schwester ist kürzlich verstorben, und viele alte Freunde und Bekannte leben auch nicht mehr.

Als ich achtzig wurde, weckten einige unerwartete Stimmen aus der Vergangenheit Erinnerungen. Zuerst einmal war da Ursula Tomkins, die mich über meine Website gefunden hatte.

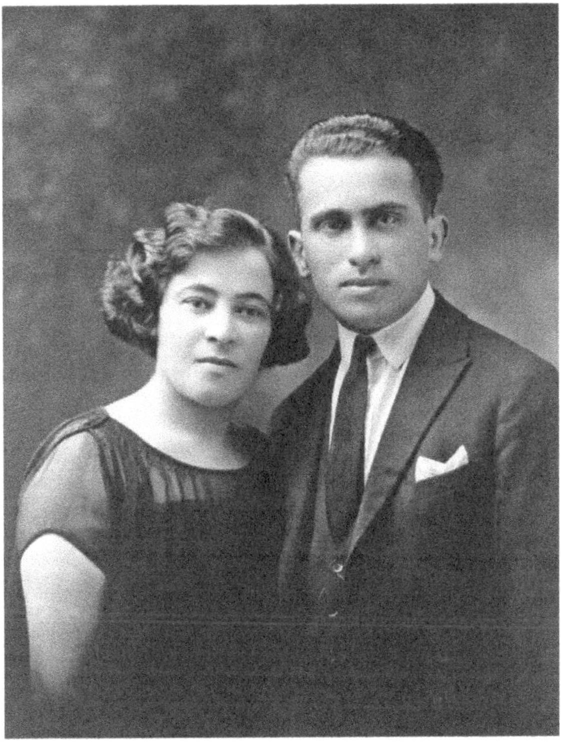

Vater und Mutter des Autors, um 1930.

Wir waren gemeinsam in Washington, D.C., auf die Grundschule gegangen, und ich hatte seitdem nicht mehr an sie gedacht. Ihre E-Mail lautete: »Herzlichen Glückwunsch zum 80. Geburtstag, Irvin. Ich habe mit Vergnügen zwei Bücher von dir gelesen und unsere Bibliothek in Atlanta gebeten, noch ein paar mehr zu bestellen. Ich erinnere mich an dich aus der vierten Klasse von Miss Fernald an der Gage Elementary School. Ich weiß nicht, ob du dich an mich erinnerst – ich war etwas mollig mit roten krausen Haaren, und du warst ein gutaussehender Junge mit kohlrabenschwarzem Haar!«

Ursula, an die ich mich gut erinnern konnte, fand also, ich sei ein gutaussehender Junge mit kohlrabenschwarzem Haar gewesen! Ich? Gutaussehend? Wenn ich das nur gewusst hätte! Nie, nicht einen Moment lang, hatte ich mich für einen gutaussehenden Jungen gehalten. Ich war schüchtern, verträumt, ohne Selbstbewusstsein und hätte nie gedacht, dass irgendwer mich attraktiv fand. Ach, Ursula, wie lieb von dir, zu sagen, dass ich gut aussah. Aber warum, warum nur hast du das nicht früher gesagt? Vielleicht hätte es meine ganze Kindheit verändert.

Und dann fand ich vor zwei Jahren eine Nachricht aus der tiefen Vergangenheit auf dem Anrufbeantworter vor, die folgendermaßen begann: »Hier spricht Jerry, dein alter Schachkumpel!« Obwohl ich seine Stimme siebzig Jahre nicht mehr gehört hatte, erkannte ich sie sofort. Es war Jerry Friedlander, dessen Vater ein Lebensmittelgeschäft an der Ecke Seaton und North Capital Street besessen hatte, eine Straße vom Laden meines Vaters entfernt. In seiner Nachricht berichtete er, dass seine Enkelin in einem Psychologiekurs ein Buch von mir las. Er konnte sich noch erinnern, dass wir zwei Jahre lang regelmäßig miteinander gespielt hatten, ich war zwölf und er vierzehn, eine Zeit, die ich nur als eine einzige Ödnis von Unsicherheit und Selbstzweifel in Erinnerung habe. Da ich mich an so wenig aus jenen Jahren erinnern konnte, ergriff ich die Chance und zapfte Jerrys Gedächtnis an und fragte nach den Eindrücken, die er von mir hatte (natürlich nachdem ich ihm meine Eindrücke von ihm mitgeteilt hatte).

»Du warst ein netter Kerl«, sagte er, »sehr friedlich. Ich erinnere mich, dass wir nie Streit hatten.«

»Erzähl mir mehr«, sagte ich gierig. »Meine Erinnerungen an die Zeit sind so blass.«

»Du hast manchmal herumgetrödelt, aber im Wesentlichen warst du wirklich ernsthaft und strebsam. Eigentlich *sehr* strebsam. Immer wenn ich zu euch kam, hast du gerade ein Buch gelesen – ich erinnere mich genau –, Irv und seine Bücher. Du hast immer schwieriges Zeug und gute Literatur gelesen – viel zu hoch für mich. Comics waren nichts für dich.«

Das stimmte nur zum Teil – eigentlich war ich damals ein großer Fan von Captain Marvel, Batman und Green Hornet. (Allerdings nicht von Superman: seine Unverletzbarkeit nahm alle Spannung aus seinen Abenteuern.) Jerrys Worte erinnerten mich daran, dass ich in jenen Jahren oft in einem Buchladen in der 7th Street unweit der Bücherei gebrauchte Bücher gekauft hatte. Während ich so in Erinnerungen schwelgte, tauchte ein Bild von einem großen, rostfarbenen, geheimnisvollen Buch über Astronomie vor meinem geistigen Auge auf. Auch wenn ich nicht viel von der Optik verstand, um die es da ging, passte das Buch genau zu einem anderen Thema: Ich ließ es gut sichtbar für die attraktiven Freundinnen meiner Schwester liegen, in der Hoffnung, dass sie es entdecken würden und von meinen frühreifen Interessen beeindruckt wären. Wenn sie mir den Kopf tätschelten oder mich gelegentlich umarmten oder küssten, genoss ich das sehr. Mir war nicht klar gewesen, dass Jerry das Buch auch bemerkt hatte – wobei es ihn weitgehend kalt gelassen hatte.

Jerry erzählte mir, dass ich unsere Schachspiele meistens gewann, aber dass ich kein guter Verlierer war: Am Ende eines Marathonspiels, das er in einem hart erkämpften Endspiel gewonnen hatte, grollte ich und bestand darauf, dass er mit meinem Vater spielte. Und das tat er dann auch. Am folgenden Sonntag kam er zu uns und schlug auch meinen Vater, war dann allerdings sicher, dass mein Vater ihn hatte gewinnen lassen.

Diese Anekdote verblüffte mich. Ich hatte eine gute, wenngleich distanzierte Beziehung zu meinem Vater, aber ich kann mir nicht vorstellen, dass ich erwartet hatte, dass er sich für mein Verlieren rächen würde. Nach meiner Erinnerung hatte er mir Schachspielen beigebracht, aber nachdem ich etwa elf war, schlug ich ihn immer und suchte nach stärkeren Gegnern, insbesondere kam da sein Bruder in Frage, mein Onkel Abe.

Ich hegte immer einen unausgesprochenen Groll gegen meinen Vater – dass er meiner Mutter nie, nicht ein einziges Mal, Kontra bot. In all den Jahren, in denen meine Mutter mich diskreditierte und kritisierte, widersprach mein Vater nie. Er ergriff nie Partei für mich. Ich war enttäuscht von seiner Passivität, von seiner Unmännlichkeit. Daher war ich erstaunt: Wie hätte ich an ihn appellieren können, mein Versagen mit Jerry wiedergutzumachen? Vielleicht täuschte sich mein Gedächtnis. Vielleicht war ich stolzer auf ihn, als ich gedacht hatte.

Diese Möglichkeit gewann Glaubwürdigkeit, als Jerry im Folgenden seine eigene Lebensodyssee erzählte. Sein Vater war als Geschäftsmann nicht erfolgreich gewesen, und dreimal zwangen Geschäftseinbrüche die Familie zum Umzug, jedes Mal ging es gesellschaftlich abwärts, in weniger angenehme Wohnviertel. Außerdem musste Jerry nach der Schule und jeden Sommer arbeiten. Mir wurde klar, dass ich viel mehr Glück gehabt hatte: Auch wenn ich oft im Geschäft meines Vaters mithalf, war dies nie eine Notwendigkeit, sondern immer zu meinem eigenen Vergnügen gewesen – ich fühlte mich erwachsen, wenn ich Kunden bediente, die Preise zusammenzählte, Geld entgegennahm und ihnen Wechselgeld herausgab. Und Jerry hatte im Sommer gearbeitet, während meine Eltern mich in zweimonatige Sommer-Camps geschickt hatten. Ich hatte meine Privilegien für selbstverständlich gehalten, aber in meinem Gespräch mit Jerry wurde mir klar, dass mein Vater viele Dinge ganz richtig gemacht hatte. Offensichtlich war er ein fleißiger, intelligenter Geschäftsmann. Seine (und meiner Mutter) harte Arbeit und sein Geschäftssinn hatten mein Leben leichter gemacht und meine Ausbildung erst ermöglicht.

Als ich nach dem Gespräch mit Jerry den Hörer auflegte,

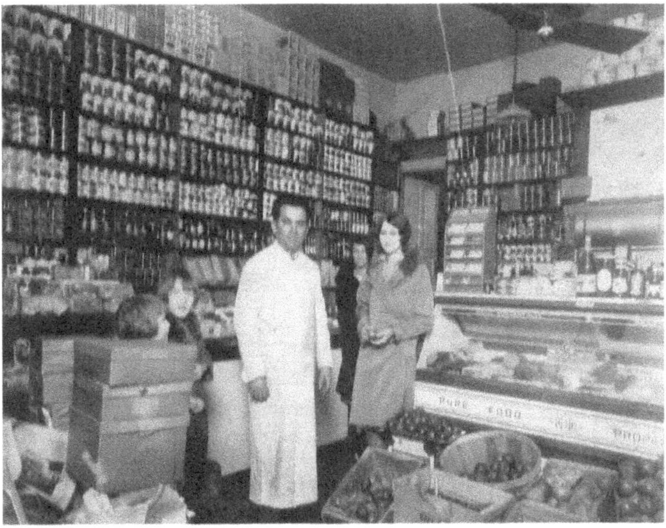

Der Vater des Autors in seinem Lebensmittelgeschäft, um 1930.

tauchten andere vergessene Erinnerungen auf. Eines regnerischen Abends, als das Geschäft voller Kunden war, schnappte sich ein riesiger, bedrohlich aussehender Mann eine Kiste Alkoholika und lief damit auf die Straße. Ohne zu zögern, ließ mein Vater alles stehen und liegen, und meine Mutter und ich blieben in einem Geschäft zurück, in dem sich die Kunden drängten. Fünfzehn Minuten später kam mein Vater mit der Kiste Alkohol zurück – der Dieb hatte nach zwei oder drei Straßenblocks aufgegeben, seine Beute fallen lassen und sich aus dem Staub gemacht. Eine reife Leistung meines Vaters. Ich bin nicht sicher, ob ich den Mut zu dieser Jagd gehabt hätte. Ich *muss* stolz auf ihn gewesen sein – wie hätte es anders sein können? Aber merkwürdigerweise hatte ich diese Erinnerung nicht zugelassen. Hatte ich mich je hingesetzt und darüber nachgedacht, wirklich darüber nachgedacht, wie sein Leben so war?

Ich weiß, dass mein Vater morgens um fünf mit der Arbeit

begann, um Ware beim Großmarkt Washington, D.C., Südost zu kaufen, und er schloss den Laden wochentags um zweiundzwanzig Uhr und freitags und samstags um Mitternacht. Sein einziger freier Tag war der Sonntag. Manchmal begleitete ich ihn auf den Großmarkt, und es war eine harte, strapaziöse Arbeit. Aber ich habe ihn nie klagen hören. Ich erinnere mich, dass ich mit meinem »Onkel Sam«, seinem besten Freund noch aus der Kindheit in Russland, sprach (für mich war jeder aus dem Kreis derer, die aus Cielz, ihrem Schtetl in Russland, emigriert waren, Onkel oder Tante). Sam erzählte mir von meinem Vater, wie er stundenlang auf dem winzigen kalten Dachboden ihres Hauses saß und Gedichte schrieb. Aber das hatte ein Ende, als er im Ersten Weltkrieg als Teenager von der russischen Armee eingezogen wurde, um beim Bau von Eisenbahngleisen zu helfen. Nach dem Krieg kam er mit Hilfe seines älteren Bruders, Meyer, der schon früher emigriert war und ein kleines Lebensmittelgeschäft in der Volta Street in Georgetown eröffnet hatte, in die Vereinigten Staaten. Seine Schwester Hannah und sein jüngerer Bruder Abe folgten. Abe kam 1937 allein und hatte vor, seiner Familie Geld zu schicken, aber es war zu spät: Die Nazis brachten alle, die zurückgeblieben waren, um, einschließlich der älteren Schwester meines Vaters und deren beiden Kinder, der Frau seines Bruder Abe und deren vier Kinder. Aber über all dies sprach mein Vater nie, auch nicht über den Holocaust oder sonst etwas aus seiner früheren Heimat. Auch seine Gedichte gehörten der Vergangenheit an. Nie sah ich ihn schreiben. Nie sah ich ihn ein Buch lesen. Nie sah ich ihn irgendetwas außer der jüdischen Tageszeitung lesen, nach der er griff, sobald sie ankam, und die er überflog. Erst jetzt wird mir klar, dass er nach Informationen über seine Familie und Freunde suchte. Ein einziges Mal spielte er auf den Holocaust an. Als ich etwa zwanzig war, gingen er und ich einmal zusammen zum Lunch, nur wir beide.

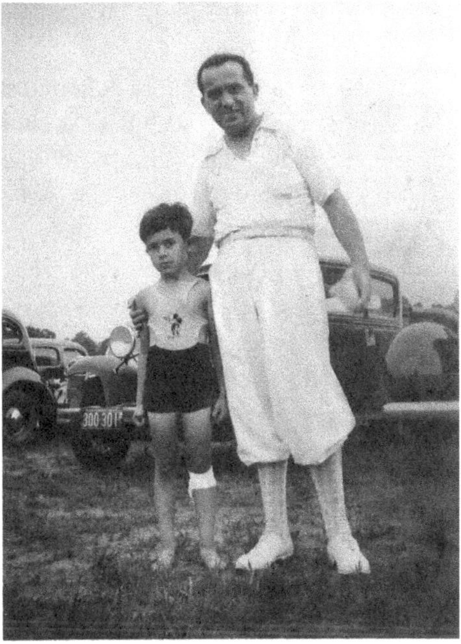

Der Vater des Autors, um 1927.

Dies war etwas Seltenes: auch wenn er zu dem Zeitpunkt das Geschäft schon verkauft hatte, war es immer noch schwer, ihn von meiner Mutter zu trennen. Er begann das Gespräch nie von sich aus. Er ging nie auf mich zu. Vielleicht fühlte er sich mir gegenüber unsicher, obgleich er bei seinen Männerfreunden keineswegs schüchtern oder gehemmt war – ich mochte es, wenn ich ihn mit ihnen lachen und Geschichten erzählen sah, wenn sie Binokel spielten. Vielleicht haben wir beide versagt: Er hat sich nie nach meinem Leben oder nach meiner Arbeit erkundigt, und ich habe ihm nie gesagt, dass ich ihn liebte. Unser Mittagsgespräch ist mir noch deutlich in Erinnerung. Wir unterhielten uns eine Stunde lang als Erwachsene, und es war ganz wunderbar. Ich erinnere mich noch, dass ich ihn fragte, ob er an Gott glaube, und er antwortete: »Wer kann denn nach der Shoah noch an Gott glauben?«

Ich weiß, dass es jetzt an der Zeit ist, schon über die Zeit, ihm sein Schweigen zu vergeben, auch dass er ein Immigrant war, seine mangelnde Bildung und seine Achtlosigkeit gegenüber den trivialen Enttäuschungen seines einzigen Sohnes. Es ist Zeit, dass ich aufhöre, ihm seine Unwissenheit vorzuwerfen, und mich an sein schönes Gesicht erinnere, an seine Sanftmut, seinen herzlichen Umgang mit seinen Freunden, seine melodiöse Stimme, mit der er jiddische Lieder sang, die er als Kind im Schtetl gelernt hatte, an sein Lachen, wenn er mit seinem Bruder und den Freunden Binokel spielte, sein elegantes Seitenschwimmen am Bay Ridge Beach und an seine liebevolle Beziehung zu seiner Schwester Hannah, meiner über alles geliebten Tante.

5

DIE BIBLIOTHEK, A–Z

Bis zu meinem Ruhestand bin ich viele Jahre lang jeden Tag zwischen Stanford und unserem Zuhause hin und zurück geradelt, und so manches Mal habe ich angehalten, um die Rodin-Statuen der Bürger von Calais oder die funkelnden Mosaiken der Memorial Church, die den Quad dominieren, als Blickfang des zentralen Platzes zu bewundern oder um in der Universitätsbuchhandlung zu stöbern. Auch nach der Pensionierung bin ich immer noch mit dem Rad durch Palo Alto gefahren, um Dinge zu erledigen oder Freunde zu besuchen. Aber seit Kurzem habe ich kein gutes Gleichgewichtsgefühl mehr, und daher vermeide ich es, im Verkehr Rad zu fahren, und beschränke mich darauf, dreißig oder vierzig Minuten in der Abenddämmerung auf den Radwegen unterwegs zu sein. Auch wenn die Strecken sich geändert haben, so verbinde ich das Radfahren doch immer mit einem Gefühl von Freiheit und Meditation, und in letzter Zeit versetzen mich der Fahrtwind im Gesicht und die langsame Bewegung in die Vergangenheit zurück.

Abgesehen von einer zehnjährigen Affäre mit einem Motorrad Ende zwanzig, Anfang dreißig bin ich dem Radfahren treu geblieben, seit ich zwölf war, als ich meine Eltern nach einer langen, mühsamen Kampagne dazu überreden konnte, mir zum Geburtstag ein leuchtend rotes American-Flyer-Rad zu schenken. Ich war ein raffinierter Bettler und entdeckte schon früh eine äußerst effektive Technik, eine Technik, die immer funk-

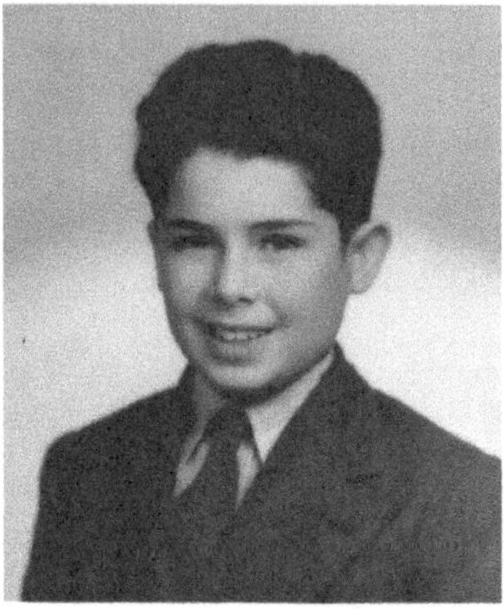

Der Autor im Alter von zehn Jahren.

tionierte: einfach einen Bezug zwischen dem begehrten Objekt und meiner Bildung herzustellen. Meine Eltern gaben kein Geld für irgendetwas Extravagantes aus, aber wenn es um etwas ging, das auch nur entfernt mit Lernen und Bildung zu tun hatte – Stifte, Papier, Lineale (erinnern Sie sich daran?) und Bücher, vor allem Bücher –, dann gaben sie mit beiden Händen. Als ich ihnen also sagte, ich würde das Fahrrad brauchen, um häufiger die wunderbare Washington Central Bibliothek an der Ecke Seventh und K Street besuchen zu können, konnten sie meinen Wunsch nicht ablehnen.

Ich hielt mein Versprechen: jeden Samstag, ohne Ausnahme, füllte ich die Satteltaschen meines Fahrrads mit sechs Büchern (das Limit der Bibliothek), die ich seit dem vorigen Samstag verschlungen hatte, und machte mich auf die vierzigminütige Fahrt, um für Nachschub zu sorgen.

Die Bibliothek wurde zu meinem zweiten Zuhause, und ich verbrachte dort jeden Samstag Stunden. Meine langen Nachmittage erfüllten einen doppelten Zweck: Die Bibliothek brachte mich mit der weiten Welt, nach der ich mich sehnte, in

Kontakt, der Gedankenwelt von Geschichte und Kultur. Und zugleich beruhigte es meine Eltern und befriedigte ihr Bedürfnis, einen Gelehrten gezeugt zu haben. Außerdem war es von ihrem Standpunkt aus umso besser, je mehr Zeit ich drinnen mit Lesen verbrachte: Unser Viertel war gefährlich. Der Laden meines Vaters und unsere Wohnung in der ersten Etage lagen in einem einfachen Stadtteil von Washington, D.C., wo noch die Rassentrennung galt, nicht weit von der Grenze zu den weißen Stadtteilen. Auf den Straßen herrschten Gewalt, Diebstahl, Rassenunruhen und Trunksucht (vieles davon angefeuert vom Alkohol aus dem Geschäft meines Vaters). Während der Sommerschulferien waren sie klug genug, mich von den gefährlichen Straßen fernzuhalten (und von sich selber), indem sie mich, ab dem Alter von sieben Jahren, zu Sommercamps nach Maryland, Virginia, Pennsylvania oder New Hampshire schickten, was mit hohen Kosten verbunden war.

Die riesige Eingangshalle der Bibliothek beeindruckte mich so, dass ich sie nur auf Zehenspitzen zu durchqueren wagte. Mitten im Erdgeschoss stand ein gewaltiges Regal mit Biographien, alphabetisch nach Themen geordnet. Erst nachdem ich viele Male darum herum geschlichen war, fasste ich mir ein Herz und bat die beflissene Bibliothekarin um Hilfe. Wortlos brachte sie mich mit einem Zeigefinger auf den Lippen zum Schweigen und zeigte auf die große Marmortreppe, die zu den Kinderbüchern in der ersten Etage führte, wo ich hingehörte. Tief enttäuscht folgte ich ihren Anweisungen, aber trotzdem inspizierte ich das Biographien-Regal jedes Mal, wenn ich in die Bibliothek kam, und nach einiger Zeit machte ich einen Plan: Ich würde jede Woche eine Biographie lesen, beginnend mit einer Persönlichkeit, deren Name mit »A« anfing, und würde mich so durch das Alphabet arbeiten. Als erstes war Henry Armstrong dran, ein Leichtgewichtboxer der 1930er Jahre. Von den Bs erinnere ich mich an Juan Belmonte, den begabten Stierkämpfer des frühen 20. Jahrhunderts, und dann Francis Bacon, den Renaissance-Gelehrten. Bei C war Ty Cobb dran, bei E Thomas Edison, bei G Lou Gehrig und Hetty Green (die »Hexe der Wall Street«), und so ging es weiter. Unter J entdeckte ich Edward Jenner, der mein Held wurde, weil er die Pocken besiegte. Bei K begegnete ich Dschingis Khan, und wochenlang fragte ich mich, ob Jenner mehr Leben gerettet als Khan vernichtet hatte. Unter K stand auch Paul de Kruifs *Mikrobenjäger*, das mich anregte, viele Bücher über die mikroskopische Welt zu lesen; und im darauffolgenden Jahr arbeitete ich an den Wochenenden als Getränkeverkäufer im Drogeriemarkt Peoples und konnte dadurch genug Geld sparen, um mir ein poliertes Messingmikroskop zu kaufen, das ich bis heute noch besitze. N bot mir den Trompeter Red Nichols und machte mich mit einem komischen Vogel namens Friedrich Nietzsche bekannt. Die Ps brachten mich auf den Heiligen Paulus und Sam Patch, den ersten, der einen Sprung in die Niagarafälle überlebte.

Ich erinnere mich, dass ich mein Biographienprojekt mit den Ts beendete, wo ich Albert Payson Terhune entdeckte. Dadurch wurde ich in den Folgewochen abgelenkt, weil ich seine vielen Bücher über so außergewöhnliche Collies namens Lad und Lassie verschlang. Heute bin ich mir sicher, dass ich durch diese ungeordneten Lektüren keinen Schaden nahm, es schadete mir nicht, das einzige zehn- oder elfjährige Kind in der Welt zu sein, das so viel über Hetty Green oder Sam Patch wusste, aber trotzdem, was für eine Verschwendung! Ich sehnte mich nach einem Erwachsenen, nach irgendeinem amerikanischen Mentor des Mainstream, jemanden wie den Mann in dem Seersucker-Anzug, der in das Lebensmittelgeschäft meines Vater käme und verkündete, dass ich ein Kind mit viel Talent sei. In der Rückschau spüre ich zärtliche Zuneigung zu diesem einsamen, verängstigten und zielstrebigen kleinen Jungen und staune, dass er ohne Ermutigung, Vorbilder oder Anleitung irgendwie seinen Weg gemacht hat.

6

RELIGIÖSER KRIEG

Schwester Miriam, eine katholische Nonne, war von ihrem Beichtvater, Bruder Alfred, der vor vielen Jahren nach dem Tod seines tyrannischen Vaters bei mir in Therapie gewesen war, an mich überwiesen worden. Bruder Alfred hatte mir eine kurze Nachricht geschickt:

> *Lieber Dr. Yalom, (Verzeihen Sie, aber ich kann Sie immer noch nicht Irv nennen – dafür wären noch ein oder zwei Jahre Therapie nötig.) Ich hoffe, Sie können Schwester Miriam behandeln. Sie ist eine liebevolle, großherzige Seele, aber ihrer Gelassenheit stehen viele Hindernisse im Wege.*

Schwester Miriam war eine sympathische, aber irgendwie mutlose Frau in mittleren Jahren, und so wie sie sich kleidete, hätte man nicht auf ihre Berufung schließen können. Offen und direkt kam sie schnell und ohne Scheu auf ihre Themen zu sprechen. Ihre ganze Laufbahn in der Kirche war für sie durch ihre praktische karitative Arbeit mit den Armen sehr befriedigend gewesen, aber wegen ihres scharfen Verstandes und ihrer entsprechenden Fähigkeiten hatte man ihr immer höhere Verwaltungsaufgaben in ihrem Orden übertragen. Auch wenn sie sich in diesen Positionen außerordentlich gut bewährte, ging dies auf Kosten ihrer Lebensqualität. Sie hatte nur noch wenig Zeit für Gebet und Meditation, und fast täglich geriet sie mit anderen Verwaltungskollegen in Konflikt, die nach mehr Macht hungerten. Sie fühlte sich sündig wegen ihrer Wut auf sie.

Ich mochte Schwester Miriam von Anfang an, und als wir uns dann wöchentlich trafen, empfand ich immer größeren Respekt vor dieser Frau, die ihr Leben – mehr als jeder andere, den ich kannte – ganz dem Dienen geweiht hatte. Ich war entschieden, mein Möglichstes zu tun, um ihr zu helfen. Sie war unglaublich intelligent und außerordentlich fromm. Sie fragte nie nach meiner religiösen Einstellung, und nach einigen Monaten Therapie hatte Schwester Miriam genug Vertrauen aufgebaut, um ihr privates Tagebuch in die Stunde mitzubringen und mir einige Passagen daraus vorzulesen. Sie gestand ihre tiefe Einsamkeit, wie plump sie sich fühlte und wie neidisch sie auf andere Schwestern war, die mit Schönheit und Anmut gesegnet waren. Als sie zu ihrer Traurigkeit darüber kam, was ihr alles entgangen war – Ehe, ein sexuelles Leben und Mutterschaft –, brach sie in Tränen aus. Sie tat mir so leid, als ich an meine Frau und meine Kinder dachte und an die wertvollen Bindungen zu ihnen.

Schwester Miriam gewann schnell wieder die Fassung und brachte ihre Dankbarkeit für die Gegenwart Christi in ihrem Leben zum Ausdruck. Sie sprach sehnsüchtig über ihre allmorgendlichen Gespräche mit ihm, die ihr seit ihren Teenagerjahren in der Klosterschule Kraft und Trost gegeben hatten. Seit Kurzem waren diese Morgenmeditationen wegen ihrer vielen Verwaltungsaufgaben zu selten geworden, und sie fehlten ihr sehr. Mir lag viel an Schwester Miriam, und ich war entschlossen, ihr zu helfen, zu ihren morgendlichen Begegnungen mit Christus zurückzufinden.

Eines Tages fiel mir nach unserer Therapiestunde auf meiner Radtour auf, wie konsequent ich meine eigene religiöse Skepsis verschwieg, wenn ich mit Schwester Miriam zusammen saß. Mir war noch nie zuvor eine solche Aufopferung und solche Hingabe begegnet. Selbst wenn ich meine therapeutische Tätigkeit ebenfalls als ein Leben im Dienst meiner Patienten ansah, war mir klar, dass diese Hingabe nicht mit ihrer vergleichbar war; ich bestimmte meinen Terminkalender und wurde für meine Leistungen bezahlt. Wie kam sie zu dieser Selbstlosigkeit? Ich dachte über ihre frühen Jahre und ihre Entwicklung nach. Ihre Eltern waren in Armut verfallen, nachdem ihr Vater durch einen Unfall in der Kohlemine eine Behinderung davongetragen hatte, und hatten sie mit vierzehn auf eine Klosterschule geschickt und sie nur selten besucht. Seither war ihr Leben morgens, mittags und abends von Gebeten, intensiven Bibelstudien und vom Katechismus bestimmt. Für Spiel, Spaß oder gesellige Aktivitäten gab es kaum Zeit, und natürlich hatte sie keinen Kontakt mit Männern.

Nach unseren Therapiesitzungen dachte ich oft über die Bruchstücke meiner eigenen religiösen Erziehung nach. Junge Juden waren in Washington, D.C., zu meiner Zeit mit einem veralteten doktrinären Ansatz konfrontiert, der in der Rückschau eher dazu geeignet war, uns sämtliches religiöse Leben zu vermiesen. Meines Wissens hat niemand aus meiner damaligen Altersgruppe irgendwelche religiösen Bindungen beibehalten. Meine Eltern waren ethnische Juden: Sie sprachen jiddisch, sie richteten sich genau nach den koscheren Essensregeln, und wir hatten in der Küche vier verschiedene Arten von Geschirr (jeweils für Milchprodukte und Fleisch im Alltag und anderes Geschirr für Pessach), sie begingen die hohen Feiertage und waren glühende Zionisten. Sie und ihre Verwandten und Freunde bildeten eine feste Gruppe und schlossen fast nie Freundschaft mit Nicht-Juden oder hatten eigentlich auch nichts mit dem amerikanischen Mainstream zu tun.

Doch trotz ihrer strengen jüdischen Identität war für mich wenig wirkliches religiöses Interesse erkennbar. Abgesehen von ihrem unerlässlichen Gang zur Synagoge an den hohen Feiertagen, dem Fasten an Yom Kippur und dem Verbot von gesäuertem Brot an Pessach, nahm keiner die Religion wirklich ernst. Niemand betete täglich oder las regelmäßig in der Bibel, niemand legte Tefillin an oder zündete am Sabbat Kerzen an.

Die meisten Familien hatten kleine Unternehmen, zumeist Lebensmittel- oder Getränkegeschäfte oder Delikatessenläden, die nur sonntags und an Weihnachten, am Neujahrstag und an den wichtigen jüdischen Feiertagen geschlossen waren. Mir ist noch sehr genau in Erinnerung, wie es in der Synagoge am höchsten Feiertag aussah: Die männlichen Freunde und Verwandten meines Vaters saßen unten in einer Reihe, und die Frauen, einschließlich meiner Schwester und meiner Mutter, oben. Ich erinnere mich noch, wie ich neben meinem Vater saß und mit den Fransen seines blau-weißen Gebetsschals spielte und dabei den Geruch von Mottenkugeln in seinem selten getragenen Festtagsanzug einatmete, während ich mich über seine Schulter beugte, wenn er auf die hebräischen Worte zeigte, die vom Kantor oder vom Rabbi gesungen wurden. Weil dies für mich nur sinnlose Silben waren, konzentrierte ich mich möglichst intensiv auf die englische Übersetzung auf der Seite gegenüber, die voll war von grausamen Kämpfen und Wundern und endlosem Gotteslob. Keine Zeile davon hatte irgendetwas mit meinem Leben zu tun. Nach einer angemessenen Zeit an der Seite meines Vaters zog es mich nach draußen in den kleinen Innenhof, wo alle Kinder sich zum Reden und Spielen und Flirten trafen.

So also sah meine religiöse Prägung in der Kindheit aus. Es ist mir nach wie vor ein Rätsel, warum meine Eltern nie, nicht ein Mal, versucht haben, mir Hebräisch beizubringen oder wichtige religiöse Lehren zu vermitteln. Aber als mein dreizehnter Geburtstag und meine Bar Mizwa nahten, änderten sich die Dinge, und ich wurde in die Sonntagsschule geschickt, wo ich für meine Verhältnisse sehr schwierig im Unterricht war und mich auf so unangemessene Fragen versteifte wie: »Wenn Adam und Eva die ersten Menschen waren, wen heirateten dann ihre Kinder?« Oder: »Wenn der Brauch, Milchprodukte und Fleisch nicht zusammen zu essen, verhindern sollte, dass das Kalb in der Milch seiner Mutter gekocht wurde, warum, Rabbi, soll diese Regel dann auch für Hühner gelten?« Und ich ging allen mit »Hühner geben keine Milch« auf die Nerven. Am Ende hatte der Rabbi es satt und verwies mich von der Schule.

Aber das war noch nicht das Ende. Um die Bar Mizwa kam man nicht herum. Meine Eltern schickten mich zu einem Privatlehrer, Mr. Darmstadt, ein aufrechter, würdiger und geduldiger Mann. Die Hauptaufgabe bei der Bar Mizwa, die jeder dreizehnjährige Junge an seinem Geburtstag bewältigen muss, besteht darin, vor der ganzen Synagogengemeinde auf Hebräisch laut das Haftarah der Woche (eine Auswahl aus dem Buch der Propheten) zu singen.

In meiner Arbeit mit Mr. Darmstadt ergab sich ein echtes Problem: Ich konnte nicht (oder wollte nicht) Hebräisch lernen! Ich war in allen anderen Bereichen ein sehr guter Schüler, immer an der Klassenspitze, aber bei dieser Aufgabe stellte ich mich plötzlich völlig dumm an: Ich konnte mir die Buchstaben oder die Laute oder die Melodie der Lesung nicht merken. Schließlich gab der geduldige und überlastete Mr. Darmstadt es auf und ließ meinen Vater wissen, dass es unmöglich sei: Ich würde die Haftarah nie lernen. Folglich sang dann bei meiner Bar Mizwa der Bruder meines Vaters, mein Onkel Abe, an meiner Stelle. Der Rabbi bat mich, die wenigen Segensworte auf Hebräisch zu lesen, aber bei der Probe wurde klar, dass ich nicht einmal dies konnte, und bei der Zeremonie hielt der Rabbi mir resigniert Stichwortkarten hin, die ich analog zum Hebräischen auf Englisch lesen musste.

Meine Eltern müssen sich an diesem Tag sehr geschämt haben. Wie hätte es anders sein können? Aber ich kann mich an nichts erinnern, was ihre Beschämung gezeigt hätte – kein Bild, kein einziges Wort, das mit meinem Vater oder meiner Mutter gewechselt wurde. Ich kann nur hoffen, dass ihre Betroffenheit einen Ausgleich fand durch die glänzende Rede (auf Englisch), die ihr Sohn danach während des festlichen Abendessens hielt. Jetzt, im Nachhinein, frage ich mich oft, warum eigentlich mein Onkel und nicht mein Vater meinen Teil übernommen hatte. War mein Vater so überwältigt vor Scham? Wie gerne würde ich ihm diese Frage stellen. Und was war mit meiner monatelangen Arbeit mit Mr. Darmstadt? Ich habe unseren Unterricht fast vollkommen vergessen. Ich erinnere mich lediglich daran, dass ich eine Haltestelle früher aus der Straßenbahn ausstieg, um bei einem Little Tavern Hamburger Stand anzuhalten – eine der Hamburger-Ketten in Washington, D.C., alle mit einem grünen Schindeldach, wo es drei Burger für 25 Cent gab. Dass sie verboten waren, machte sie erst recht köstlich: es war das erste nicht-koschere Essen, das ich aß!

Wenn ein Jugendlicher wie der junge Irvin, mitten in einer Identitätskrise, von mir professionelle psychologische Hilfe suchen und mir erzählen würde, er könne kein Hebräisch lernen (obwohl er ein glänzender Schüler ist) und sei vom Religionsunterricht verbannt worden (obwohl er sonst nie nennenswerte Verhaltensauffälligkeiten zeigte) und habe dann auch noch sein erstes nicht-koscheres Essen auf dem Weg zu seinem Hebräischlehrer gegessen, dann würde unser Therapiegespräch wohl folgendermaßen verlaufen:

Dr. Yalom: Irvin, alles, was du mir über deine Bar Mizwa gesagt hast, bringt mich zu der Frage, ob du unbewusst gegen deine Eltern und deine Kultur aufbegehrst. Du sagst, du bist ein glänzender Schüler, immer an der Klassenspitze, und dann entwickelst du, genau zu diesem wichtigen Zeitpunkt, wenn du ein jüdischer Erwachsener werden sollst, plötzlich eine unerklärliche Pseudo-Demenz und kannst keine andere Sprache lernen.

Irvin: Bei allem gebührenden Respekt, Dr. Yalom, da bin ich anderer Meinung: Es ist *durchaus* zu erklären. Tatsache ist, dass ich sehr schlecht in Sprachen bin. Tatsache ist, dass ich nie in der Lage war, eine andere Sprache zu lernen, und ich glaube, das werde ich auch nie können. Tatsache ist, dass ich in allen Fächern in der Schule sehr gut bin, außer einem Gut in Latein und einem Befriedigend in Deutsch. Und Tatsache ist auch, dass ich kein musisches Gehör habe und nicht singen kann. Beim Singen in der Klasse bat mich der Musiklehrer ausdrücklich, *nicht* zu singen, sondern leise zu summen. Alle Freunde von mir wissen das, und sie wissen auch, dass ich niemals die Melodie einer Bar Mizwa-Lesung hätte singen oder eine fremde Sprache hätte erlernen können.

Dr. Yalom: Aber, Irvin, ich möchte dich daran erinnern, dass es nicht um das *Erlernen* einer Sprache geht – vermutlich verstehen nicht einmal fünf Prozent der amerikanischen jüdischen Jungen den hebräischen Text, den sie bei ihrer Bar Mizwa lesen. Deine Aufgabe war *nicht*, Hebräisch sprechen oder verstehen zu lernen, deine einzige Aufgabe war, ein paar Laute zu lernen und ein paar Seiten vorzulesen. Wie schwer kann das sein? Es ist eine Aufgabe, die jedes Jahr Zehntausende von Dreizehnjährigen meistern. Und davon sind viele gar keine Spitzenschüler, sondern mittelmäßige oder sogar schlechte Schüler. Nein, ich wiederhole es, dies ist kein Fall von akutem Gedächtnisverlust mit fokalen Ausfällen: Ich bin sicher, es gibt eine bessere Erklärung. Erzähl mir mal mehr über deine Gefühle darüber, ein Jude zu sein, und über deine Familie und deine Kultur.

Irvin: Ich weiß nicht, wo ich anfangen soll.

Dr. Yalom: Denk einfach mal laut darüber nach, wie es ist, mit dreizehn Jahren ein Jude zu sein. Lass deinen Gedanken freien Lauf, ohne sie zu zensieren – sag, was dir in den Sinn kommt. Wir Therapeuten nennen das *freie Assoziation*.

Irvin: Freie Assoziation, puh. Einfach laut denken? Wow! Also, ich versuch's mal. Jüdisch sein ... das auserwählte Volk Gottes ... was für ein Witz für mich – *auserwählt*? Nein, im Gegenteil ... jüdisch sein hat für mich keinen einzigen Vorteil ... ständige antisemitische Äußerungen ... sogar Mr. Turner, der blonde, rotbackige Friseur nur drei Läden vom Geschäft meines Vaters entfernt, nennt mich »Judenbengel«, wenn er mir die Haare schneidet ... und Unk, der Sportlehrer, ruft »Mach schon, Judenjunge«, wenn ich vergeblich versuche, das Seil, das von der Decke der Turnhalle hängt, hochzuklettern. Und die Beschämung an Weihnachten, wenn andere Kinder in der Schule von ihren Geschenken erzählen – ich war das einzige jüdische Kind in meiner Grundschulklasse, und ich habe immer gelogen und so getan, als hätte ich Geschenke bekommen. Ich weiß, dass meine Cousinen Bea und Irene ihren Klassenkameradinnen erzählen, dass ihre Chanukka-Geschenke Weihnachtsgeschenke sind, aber meine Familie hat im Laden zu viel zu tun, so dass es an Chanukka keine Geschenke gibt. Und in meiner Familie runzeln sie die Stirn darüber, dass ich nichtjüdische Freunde habe, insbesondere schwarze Kinder, die ich nicht mit nach Hause bringen darf, obwohl ich regelmäßig bei ihnen zu Hause spiele.

Dr. Yalom: Also, mir scheint klar, dass du unbedingt dieser Kultur entfliehen willst und dass deine Weigerung, Hebräisch für deine Bar Mizwa zu lernen, und dass du Traif auf dem Weg zum Hebräischunterricht isst, alles in allem nur eines sagen, und das laut und deutlich: »Bitte. Bitte. Holt mich hier raus!«

Irvin: Dagegen lässt sich schwer etwas sagen. Und meine

Familie muss das Gefühl haben, dass sie in einem schrecklichen Dilemma ist. Sie wünschen sich etwas anderes und Besseres für mich. Sie wollen, dass ich in der Welt da draußen Erfolg habe, und zugleich haben sie Angst vor dem Ende ihrer eigenen Welt.

Dr. Yalom: Haben sie dir das je gegenüber zum Ausdruck gebracht?

Irvin: Nicht direkt, aber es gibt Hinweise darauf. Beispielsweise sprechen sie untereinander Jiddisch, aber nicht mit mir oder meiner Schwester. Sie sprechen eine Art Pidgin-Englisch-Jiddisch (wir nennen das Yinglisch) mit uns, aber jedenfalls wollen sie nicht, dass wir Jiddisch lernen. Sie tun auch sehr geheimnisvoll, was ihr Leben in der Alten Welt angeht. Ich weiß fast nichts über ihr Leben in Russland. Wenn ich versuche, herauszufinden, wo genau ihr Schtetl in der Alten Welt lag, macht mein Vater mit seinem herrlichen Sinn für Humor Scherze, wonach sie in Russland lebten, aber wenn sie den Gedanken an einen weiteren strengen russischen Winter nicht mehr aushielten, es Polen nannten. Und über den Zweiten Weltkrieg und die Nazis und den Holocaust? Kein einziges Wort! Ihre Lippen sind für immer versiegelt. Und dasselbe Schweigen herrscht durchweg in den Elternhäusern meiner Freunde.

Dr. Yalom: Wie erklärst du dir das?

Irvin: Wahrscheinlich wollen sie uns das Grauen ersparen. Ich erinnere mich an die Wochenschauen im Kino, in denen die Lager und die Leichenberge gezeigt wurden, die von einem Bulldozer bewegt wurden. Ich stand unter Schock – darauf war ich überhaupt nicht vorbereitet, und ich fürchte, diese Szenen werden mir nie mehr aus dem Kopf gehen.

Dr. Yalom: Weißt du, was sich deine Eltern für dich wünschen?

Irvin: Ja – eine gute Ausbildung zu kriegen und Amerikaner zu sein. Sie wussten nicht viel von dieser neuen Welt. Als sie in den Vereinigten Staaten ankamen, hatten sie keine säkulare Bildung – ich meine wirklich Null… außer dem Kurs, den sie mitmachten, um Bürger der Vereinigten Staaten zu werden. Wie die meisten Juden, die ich kenne, sind sie »Gläubige des Wortes«, und ich glaube, nein, *ich weiß*, dass sie, immer wenn sie mich ein Buch lesen sehen, froh sind. Sie stören mich nie beim Lesen. Aber sie zeigen keinerlei Interesse, selbst Bildung zu erwerben. Vermutlich wissen sie, dass diese Möglichkeit vorbei ist – sie sind so fertig von ihrer harten Arbeit. Sie sind jeden Abend erschöpft. Es muss so bitter-süß für sie sein: Sie arbeiten so hart, damit ich den Luxus von Bildung genießen kann, aber sie müssen auch wissen, dass jedes Buch, jede Seite, die ich lese, mich immer weiter von ihnen entfernt.

Dr. Yalom: Ich denke immer noch daran, wie du diese Little Tavern Hamburger gegessen hast – das war der erste Schritt. Das war wie das Signalhorn, das den langen Feldzug ankündigt.

Irvin: Ja, ich habe einen langen Krieg um Unabhängigkeit geführt, und bei den ersten Auseinandersetzungen ging es um Essen. Lange vor der Bar Mizwa-Rebellion habe ich mich über die orthodoxen Essensregeln lustig gemacht. Diese Regeln sind ein Witz: Sie ergeben keinen Sinn, und vor allem halten sie mich davon ab, Amerikaner zu sein. Wenn ich zu einem Washington Senators Baseball-Spiel gehe (das Griffith Stadium ist nur ein paar Straßen vom Geschäft meines Vaters entfernt), kann ich, anders als meine Freunde, kein Hot Dog essen. Sogar ein Eiersalat oder ein gegrilltes Käsesandwich vom Drugstore um die Ecke sind verboten, weil, wie mein Vater erklärt, das Messer, mit dem das Sandwich geschnitten wurde, vielleicht gerade gebraucht wurde, um ein Schinkensandwich zu schneiden. Ich protestiere dann immer und erkläre ihm: »Ich bitte darum, dass sie es nicht schneiden.«

»Nein. Denk nur an die Platte, die vielleicht für Schinken gebraucht wurde«, sagen dann mein Vater oder meine Mutter, *»nicht koscher*, es ist alles *nicht koscher.«* Können Sie sich das vorstellen, Dr. Yalom, so etwas zu hören, wenn man dreizehn ist? Das ist doch verrückt! Dieses riesige Universum – Billionen von Sternen entstehen und vergehen, auf der Erde passieren jede Minute natürliche Katastrophen, und meine Eltern bestehen darauf, dass Gott nichts Besseres zu tun hat, als die Messer im Drugstore nach Schinkenmolekülen zu überprüfen.

Dr. Yalom: Wirklich? So denkst du in deinem jugendlichen Alter?

Irvin: Exakt. Ich interessiere mich für Astronomie und habe mir selber ein Teleskop gebaut, und immer wenn ich den Nachthimmel betrachte, haut es mich um, wie winzig und unbedeutend wir angesichts der größeren Ordnung der Dinge sind. Für mich ist klar, dass unsere Vorfahren einen Gott erfanden, um mit ihren Gefühlen der Bedeutungslosigkeit zurechtzukommen, einen Gott, der uns Menschen wichtig nahm und entsprechend jede Tat aufmerksam überwachte. Für mich ist auch klar, dass wir versuchen, den Tod durch die Erfindung des Himmels und anderer Phantasien und Märchen, die ein gemeinsames Thema haben, etwas weniger bedrohlich zu machen: »Wir werden nicht sterben – wir leben weiter, indem wir in eine andere Welt übergehen.«

Dr. Yalom: Du hast in deinem Alter wirklich solche Gedanken?

Irvin: Die habe ich, so weit meine Erinnerung zurückreicht. Ich behalte das alles für mich. Aber ehrlich gestanden halte ich Religionen und die Vorstellung von einem Leben nach dem Tod für den ältesten Trick der Welt. Dies alles dient nur einem Zweck – es bietet religiösen Führern ein angenehmes Leben und hält die Angst der Menschen vor dem Tod in Grenzen. Aber es hat einen so hohen Preis – es macht uns zu Kindern, es trübt unseren Blick für die natürliche Ordnung.

Dr. Yalom: Trick? So hart! Warum so versessen darauf, Milliarden von Menschen vor den Kopf zu stoßen?

Irvin: Also, Sie haben mich gebeten, frei zu assoziieren. Erinnern Sie sich? Normalerweise behalte ich das alles für mich.

Dr. Yalom: Ganz richtig. Das habe ich *tatsächlich* gesagt. Du hast dich daran gehalten. Und dann strafe ich dich dafür. Ich entschuldige mich. Und lass mich noch etwas fragen. Du sprichst von der Angst vor dem Tod und vom Leben nach dem Tod. Ich frage dich nach deinen persönlichen Erfahrungen mit dem Tod.

Irvin: Meine erste Erinnerung ist der Tod meiner Katze. Ich war etwa zehn. Wir hatten immer ein paar Katzen im Geschäft, die Mäuse und Ratten fangen sollten, und ich spielte viel mit den Katzen. Eines Tages wurde eine von ihnen, meine Lieblingskatze – ihren Namen habe ich vergessen –, von einem Auto angefahren, und ich fand sie am Bordstein, sie atmete noch. Ich lief ins Geschäft, holte etwas Leber aus der Fleischkiste (mein Vater war auch Metzger) und schnitt eine Scheibe ab und legte sie direkt neben die Schnauze der Katze. Leber war ihr Lieblingsessen. Aber sie konnte nicht fressen, und kurz darauf schloss sie für immer ihre Augen. Wissen Sie, ich habe ein schlechtes Gefühl, dass ich ihren Namen vergessen habe und sie »Katze« nenne – wir haben endlose herrliche Stunden zusammen verbracht, sie saß laut schnurrend auf meinem Schoß, und ich streichelte sie, während ich ein Buch las.

Was den Tod eines Menschen angeht, gab es im dritten Schuljahr in meiner Klasse einen Jungen. Ich kann mich nicht an seinen Namen erinnern, aber ich glaube, wir nannten ihn

»L.E.« Er hatte weiße Haare – vielleicht war er ein Albino –, und seine Mutter packte ihm ungewöhnliche Sandwiches in seine Lunchbox – zum Beispiel Sandwiches mit Käse und sauren Gurken, ich hatte noch nie von sauren Gurken in Sandwiches gehört. Es ist so komisch, wie bestimmte merkwürdige Dinge sich in unserem Gedächtnis festsetzen. Eines Tages kam er nicht zur Schule, und am nächsten Tag teilte der Lehrer uns mit, dass er krank geworden und gestorben sei. Das war alles. Ich kann mich an keine Reaktion erinnern – nicht von mir und auch nicht von jemand anderem in der Klasse. Aber eines ist daran ganz merkwürdig: L.E.s Gesicht ist mir so genau im Gedächtnis geblieben. Ich kann ihn immer noch vor meinem geistigen Auge sehen – mit einem erstaunten Gesichtsausdruck und seinen hellblonden Haaren, die in einem kurzen Bürstenhaarschnitt hoch standen.
Dr. Yalom: Und das ist merkwürdig, weil …?
Irvin: Es ist merkwürdig, dass sein Bild so klar und deutlich ist. Es ist komisch, weil ich ihn nicht besonders gut kannte. Ich glaube, er war nur dieses eine Jahr in meiner Klasse. Außerdem hatte er irgendeine Krankheit, und seine Mutter brachte ihn immer zur Schule und holte ihn ab, und daher sind wir nie zusammen nach Hause gegangen oder haben miteinander gespielt. Viele andere Kinder in dieser Klasse kannte ich wesentlich besser, und ich kann mich an ihre Gesichter nicht mehr erinnern.
Dr. Yalom: Und das bedeutet, dass …?
Irvin: Es bedeutet wohl, dass der Tod offenbar meine Aufmerksamkeit weckte, aber dass ich lieber nicht direkt darüber nachdenken wollte.
Dr. Yalom: Hast du denn *irgendwann* direkt darüber nachgedacht?
Irvin: Es liegt irgendwie im Nebel, aber ich entsinne mich, dass ich in meinem Viertel spazierenging, nachdem ich in

einem Spielautomatenladen Flipper gespielt hatte, und die Vorstellung überkam mich wie ein Donnerschlag, dass ich wie jeder andere sterben würde, jeder Lebende oder jeder, der je leben wird. An mehr erinnere ich mich nicht, aber ich weiß, dass es meine erste Erkenntnis meines eigenen Todes war und ich den Gedanken daran nicht sehr lange festhalten konnte, und natürlich habe ich nie mit jemandem darüber gesprochen. Bis jetzt.

Dr. Yalom: Warum »natürlich?«

Irvin: Mein Leben ist sehr isoliert. Es gibt niemanden, mit dem ich solche Gedanken teilen könnte.

Dr. Yalom: Bedeutet isoliert einsam?

Irvin: Oh ja.

Dr. Yalom: Was fällt dir ein, wenn du an »einsam« denkst?

Irvin: Ich denke daran, wie ich im alten »Soldiers' Home«, einem großen Park, zehn Straßen vom Geschäft meines Vaters entfernt, Rad fahre ...

Dr. Yalom: Du sagst immer »das Geschäft meines Vaters« und nicht »bei uns zu Hause«.

Irvin: Ja, guter Punkt, Dr. Yalom. Das ist mir auch gerade aufgefallen. Mein Schamgefühl über mein Elternhaus sitzt tief. Was fällt mir dazu ein – ich soll weiter frei assoziieren?

Dr. Yalom: Richtig. Mach weiter.

Irvin: Dazu fällt mir eine Geburtstagsparty an einem Samstagabend ein, als ich elf oder zwölf war, die in einem sehr noblen Haus stattfand, dergleichen hatte ich noch nie gesehen, außer in Hollywood-Filmen. Es war das Elternhaus eines Mädchens namens Judy Steinberg, die ich in einem Sommercamp kennengelernt hatte und mit der es einen kleinen Flirt gab – ich glaube, wir haben uns sogar geküsst. Meine Mutter brachte mich zu dem Fest, konnte mich aber nicht abholen, weil im Laden samstagabends immer besonders viel los war. Als die Party zu Ende war, brachten mich also Judy und ihre Mutter nach Hause. Ich schämte mich so bei dem Gedanken, dass sie unsere armselige Hütte sehen würden. Daher bat ich sie, mich ein paar Häuser weiter an einem bescheidenen, aber präsentableren Haus abzusetzen, und tat so, als wohnte ich dort. Ich stand auf der Treppe vor dem Haus und winkte, bis sie abgefahren waren. Aber ich bezweifle, dass ich sie täuschen konnte. Mich schaudert bei dem Gedanken daran.

Dr. Yalom: Kommen wir noch einmal darauf zurück, was du vorhin gesagt hast. Erzähl mir mehr über die einsamen Radtouren durch den Soldiers' Home Park.

Irvin: Es war ein wunderschöner Park, mehrere Hektar groß und ganz verlassen, bis auf ein paar Gebäude für Kranke oder ganz alte Veteranen. Diese Radtouren sind meine allerbesten Kindheitserinnerungen … die langen Hügel hinunterzufahren, der Wind im Gesicht, mich ganz frei zu fühlen und laut Gedichte aufzusagen. Meine Schwester hatte auf dem College einen Kurs in viktorianischer Lyrik belegt. Als sie mit dem Kurs fertig war, nahm ich ihr Lehrbuch und brütete immer wieder darüber und lernte einfache Gedichte mit einem ausgeprägten Rhythmus auswendig, so wie Oscar Wildes Ballade vom *Zuchthaus zu Reading*, oder etwa *Loveliest of Trees, the Cherry Now* und *When I Was One and Twenty* aus A. E. Housmans *Shropshire*-Gedichten, einige Strophen aus Fitzgeralds Übersetzung von *Rubaiyat* von Omar Khayyam, Byrons *Der Gefangene von Chillon* und Gedichte von Tennyson. Kiplings *Gunga Din* gehörte zu meinen Lieblingsgedichten, und ich habe noch immer eine Tonaufnahme davon, die ich in einem kleinen Plattenladen in der Nähe des Baseballstadiums aufgenommen habe, als ich dreizehn war. Auf der einen Seite war da meine Bar Mizwa-Rede (natürlich auf Englisch) und auf der anderen meine Rezitation von *Gunga Din* und auch von Tennysons *Attacke*

der leichten Brigade. Je mehr ich darüber nachdenke, würde ich sagen, dass jene Augenblicke, als ich Gedichte vor mich hinsingend den Hang hinabfuhr, meine glücklichsten waren.
Dr. Yalom: Unsere Zeit ist um, aber ehe wir abschließen, möchte ich dir sagen, dass mir sehr bewusst ist, welch großen Kampf du auszufechten hast. Du bist zwischen zwei Welten gefangen: weder kennst du die Alte Welt noch respektierst du sie, andererseits siehst du noch nicht das Tor zur neuen Welt. Das macht dir große Angst, und du wirst viel Psychotherapie brauchen, um da herauszufinden. Ich bin froh, dass du beschlossen hast, mit mir zu arbeiten – du bist findig, und ich habe das sichere Gefühl, dass du es schaffen wirst.

7

DER SPIELER

Es ist acht Uhr an einem Mittwochmorgen. Ich habe gefrühstückt und gehe auf dem Kiesweg zu meiner Praxis, halte kurz inne, um meinem Bonsai Guten Morgen zu sagen, und zupfe etwas Unkraut aus. Ich weiß, dass diese kleinen Gräser ein Recht zu leben haben, aber ich kann sie nicht das Wasser aufsaugen lassen, das der Bonsai braucht. Ich bin sehr zufrieden, weil ich vier Stunden am Stück zum Schreiben vor mir habe. Ich freue mich darauf, doch wie immer kann ich nicht widerstehen, nach meinen E-Mails zu sehen, aber schwöre mir, dass ich höchstens dreißig Minuten mit Antworten verbringen werde. Die erste Nachricht begrüßt mich:

> *Erinnerung: SPIEL HEUTE ABEND bei mir. Eintritt um 18:15. Köstliche und erlesene Speisen geboten. Esst schnell – Spielbeginn ist pünktlich um 18:45. Bringt tonnenweise Kohle mit! Kevan*

In einem ersten Impuls will ich die Nachricht löschen, aber dann halte ich inne und versuche, dem wehmütigen Gefühl nachzuspüren, das in mir aufsteigt. Ich hatte vor über vierzig Jahren mit dem Pokerspielen angefangen, aber jetzt kann ich nicht mehr spielen, weil meine schlechte (und nicht behebbare) Sehfähigkeit das Spiel zu teuer macht: die Karten nicht richtig zu sehen, hat mich bei jedem Spiel mindestens ein oder zweimal einen großen Pott gekostet. Lange Zeit habe ich mich dagegen gewehrt, das Spiel aufzugeben. *Altern bedeutet, eine verflixte Sache nach der anderen aufzugeben.* Obwohl ich jetzt schon vier Jahre nicht mehr spiele, schicken die Jungs mir immer noch die Einladung, aus Höflichkeit.

Ich habe das Tennis und das Joggen und das Tauchen aufgegeben, aber Poker aufzugeben, war etwas anderes. Bei den anderen Sportarten ist man eher auf sich gestellt, aber Poker war ein soziales Erlebnis: Diese netten Kerle waren meine Spielgefährten, und ich vermisse sie sehr. Ja, ab und zu treffen wir uns zum Lunch (wir werfen am Restauranttisch eine Münze oder spielen eine kleine Runde Poker, um festzulegen, wer die Rechnung zahlt), aber das ist nicht dasselbe: Ich vermisse die Action und das Gefühl, mich einer riskanten Sache auszusetzen. Den Nervenkitzel beim Wetten mochte ich immer, und jetzt bleibt mir lediglich, meine Frau zu Wetten anzustacheln, Wetten auf völlig törichte Dinge: Sie möchte, dass ich zu einer Abendeinladung eine Krawatte trage, und ich antworte: »Ich wette um zwanzig Dollar, bei der Einladung heute Abend trägt kein einziger Herr eine Krawatte.« Früher hat sie dergleichen ignoriert, aber jetzt, seit ich mit dem Pokern aufgehört habe, lässt sie mich gewähren und geht gelegentlich auf eine Wette ein.

Diese Art Spiel ist lange ein Teil meines Lebens gewesen. Wie lange? Ein Telefonanruf vor ein paar Jahren liefert ein paar Informationen. Es war besagter Shelly Fisher, den ich seit der fünften Schulklasse nicht mehr gesprochen hatte. Seine Nichte studiert Psychologie, und bei einem seiner Besuche sah er sie neulich eines meiner Bücher lesen: *Der Panama-Hut.* »Hey, den Typ kenne ich«, sagte er. Er fand den Namen meiner Schwester im Telefonbuch von Washington, D.C., rief sie an und bat um meine Telefonnummer. Shelly und ich unterhielten uns lange und erinnerten uns daran, wie wir jeden Tag zusammen den Weg zur Schule zurücklegten, zum Bowling gingen, Karten und

Stepball spielten und Baseballkarten sammelten. Am nächsten Tag rief er wieder an. »Irv, gestern hast du gesagt, du hättest gerne etwas Feedback. Also, mir ist gerade noch etwas eingefallen: du hattest ein Spielproblem. Du hast mich immer gedrängt, mit Baseballkarten als Einsatz Gin Rummy zu spielen. Du wolltest auf alles wetten: Ich erinnere mich an einen Tag, als du auf die Farbe des nächsten Autos wetten wolltest, das die Straße entlang fuhr. Und ich erinnere mich auch, was für einen Riesenspaß dir Zahlenlotto machte.«

»Lotto« – daran hatte ich seit Jahren nicht mehr gedacht. Shelly weckte eine uralte Erinnerung. Als ich etwa elf oder zwölf war, baute mein Vater sein Lebensmittelgeschäft zu einem Getränkeladen um, und für meine Mutter und meinen Vater wurde das Leben etwas leichter: keine verdorbenen Waren mehr, die zu entsorgen waren, keine Fahrten zum Großmarkt um fünf Uhr morgens mehr, keine Rinderhälften, die zerteilt werden mussten. Aber es wurde zugleich gefährlicher: Diebstähle waren nicht selten, und samstagabends hielt sich ein bewaffneter Wachmann außer Sicht im hinteren Teil des Ladens auf. Tagsüber war der Laden oft voll mit auffälligen Gestalten: zu unseren regulären Kunden gehörten Zuhälter, Prostituierte, Diebe, nette und weniger nette Alkoholiker und die Buchmacher und Lotteriespieler.

Einmal half ich meinem Vater, eine Bestellung mit mehreren Kisten Scotch und Bourbon zu Dukes Wagen zu tragen. Duke war einer unserer besten Kunden, und ich war fasziniert von seinem Stil: ein Stock mit Elfenbeinkopf, weltmännischer blauer zweireihiger Mantel, dazu passender blauer Filzhut und sein unendlich langer, strahlend weißer Cadillac. Als wir zum Wagen kamen, der in einer Seitenstraße fast einen Kilometer entfernt geparkt war, fragte ich, ob ich die Kiste Scotch in den Kofferraum stellen solle, und mein Vater und Duke prusteten los. »Duke, warum zeigst du ihm nicht deinen Kofferraum?«, meinte mein Vater. Mit überschwänglicher Geste öffnete Duke den Kofferraum und sagte: »Nicht viel Platz hier, mein Lieber.« Ich schaute hinein und bekam große Augen. Noch siebzig Jahre später sehe ich die Szene erstaunlich klar: der Kofferraum des Cadillac war komplett mit Bargeld vollgestopft – Geldscheinpäckchen aller Währungen, mit dicken Gummibändern zusammengebunden, und mehrere große Leinensäcke, von Münzen ausgebeult und überquellend.

Duke machte in illegalen Lottogeschäften – ein in meinem Viertel in Washington, D.C., ansässiges Gewerbe. Und so funktionierte es: Jeden Tag schlossen Leute im Viertel mit ihren »Läufern« Wetten (oft nur mit einem Einsatz von 10 Cent) auf eine dreistellige Zahl ab. Wenn sie richtig getippt hatten, war das ein Treffer, und sie erhielten bei einer zehn-Cent-Wette sechzig Dollar – Chancen sechshundert zu eins. Aber natürlich waren die eigentlichen Chancen tausend zu eins, so dass die Buchhalter einen riesigen Gewinn machten. Die jeweilige Zahl des Tages konnte nicht manipuliert werden, da sie aus einer öffentlich bekannten Formel stammte, die der gewetteten Gesamtsumme von drei ausgewählten Pferderennen der örtlichen Rennbahn entsprach. Auch wenn es klar war, dass die Wahrscheinlichkeit gegen sie sprach, hatten diejenigen, die Wetten abschlossen, zwei Dinge zu ihren Gunsten: sehr geringe Einsätze und die stetige Hoffnung auf den plötzlichen riesigen Glückstreffer und dadurch auf ein großes Vermögen, was etwas Erleichterung in ihrer lebenslangen, aus der Armut resultierenden Verzweiflung bedeutete.

Ich kannte diese tägliche vorauseilende Erregung, die mit den Wetten auf die Zahlen einherging, ganz unmittelbar, weil ich gelegentlich heimlich selber eine kleine Wette abschloss (entgegen den Ermahnungen meiner Eltern), mit Kleingeld, das ich aus der Ladenkasse mitgehen ließ. (Mich schaudert noch jetzt vor Scham bei der Erinnerung an meine Klauerei.)

Mein Vater wies wiederholt darauf hin, dass nur Tölpel gegen eine so hohe Wahrscheinlichkeit wetten. Ich wusste, dass er Recht hatte, aber bis ich älter wurde, war es das einzige Spiel in der Stadt. Ich schloss diese Wetten durch William ab, einen der Schwarzen, die im Geschäft arbeiteten. Ich versprach ihm immer fünfundzwanzig Prozent meines Gewinns. William war Alkoholiker und ein lebhafter, charmanter Mann, wenngleich nicht der Inbegriff von Integrität, und ich konnte nie wissen, ob er meine Wetten wirklich abschloss oder meine Münzen in die Tasche steckte oder die Wette auf seinen Namen abschloss. Ich traf die Zahl nie, und wenn ich tatsächlich je einen Volltreffer gehabt hätte, wäre William höchstwahrscheinlich mit einer entschuldigenden Erklärung dahergekommen, dass der betreffende Läufer an dem Tag nicht erschienen sei oder mit einer ähnlichen fiktiven Geschichte. Schließlich entdeckte ich zu meinem großen Glück Baseballwetten, Würfeln, Binokel und vor allem Poker für mich und gab das Lotto auf.

8

EINE KURZE GESCHICHTE DER WUT

Meine Patientin Brenda kam heute mit einer Agenda zur Therapie. Ohne mich überhaupt anzusehen, betrat sie mein Praxiszimmer, nahm Platz, öffnete ihre Handtasche, um ihre Notizen herauszuholen, und begann eine vorbereitete Erklärung vorzulesen, in der sie ihre Beschwerden über mein Benehmen in der letzten Sitzung auflistete.

»Sie sagten, ich strenge mich in unseren Stunden nicht an und dass Ihre anderen Patienten besser vorbereitet kämen, um über ihre Probleme zu sprechen. Und Sie implizierten, dass Sie mit Ihren anderen Patienten lieber arbeiten. Und Sie haben mich beschimpft, weil ich keine Träume oder Tagträume mitbringe. Und Sie haben sich mit meinem letzten Therapeuten verschworen und gesagt, dass das Versagen all meiner bisherigen Therapien damit zusammenhängt, dass ich mich nicht öffnen wolle.«

In der vorherigen Stunde hatte Brenda wie so oft stumm da gesessen und von sich aus nichts getan, was mich dazu zwang, mich zu viel reinzuhängen: Ich hatte das Gefühl, ich müsste eine Auster aufbrechen. Als sie nun diesmal ihre Liste von Beschwerden vorlas, ging ich zunehmend in Abwehrhaltung. Mit Wut umzugehen, ist nicht meine Stärke. Mein erster Reflex war, auf ihre Verdrehungen hinzuweisen, aber aus einigen Gründen hielt ich den Mund. Zum einen war dies ein guter Anfang einer Sitzung – verdammt viel besser als letzte Woche! Sie öffnete sich allmählich, indem sie Gedanken und Gefühle herausließ, die sie bisher ganz fest unter Verschluss gehalten hatte. Außerdem war mir, auch wenn sie meine Worte verdrehte, klar, dass ich tatsächlich einiges von den Dingen, die sie mir vorwarf, *gedacht* hatte, und höchstwahrscheinlich hatten diese Gedanken unwillkürlich meine Worte beeinflusst. »Brenda, ich habe Ihren Ärger vollkommen verstanden: ich denke, Sie zitieren mich da nicht ganz richtig, aber in der Sache haben Sie völlig recht: Ich *war* letzte Woche tatsächlich frustriert und irgendwie vor den Kopf gestoßen.« Und dann fragte ich: »Wenn wir in Zukunft noch einmal eine solche Stunde haben, was raten Sie? Was ist die beste Frage, die ich stellen könnte?«

»Warum fragen Sie nicht, was in der letzten Woche passiert ist, dass ich mich so schlecht fühlte?«, antwortete sie.

Ich folgte ihrem Rat und stellte die Frage: »Was ist in der letzten Woche passiert, dass Sie sich so schlecht fühlten?« Dies führte zu einem konstruktiven Gespräch über die Enttäuschungen und Kränkungen, die sie in den letzten Tagen erlebt hatte. Gegen Ende der Stunde kam ich noch einmal auf den Anfang zurück und erkundigte mich, wie es für sie war, auf mich so wütend zu sein. Sie weinte, als sie ihre Dankbarkeit zum Ausdruck brachte, dass ich sie ernst nahm, dass ich die Verantwortung für meine Rolle dabei übernahm und dass ich sie nicht fallen ließ. Ich glaube, wir hatten beide das Gefühl, dass wir eine neue Phase der Therapie erreicht hatten.

Als ich nach der Sitzung auf dem Fahrrad durch die Schlucht nach Hause fuhr, musste ich weiter über die Sache mit der Wut nachdenken. Auch wenn ich zufrieden damit war, wie ich mit diesem Vorfall umgegangen war, weiß ich doch, dass ich in dieser Hinsicht noch an mir arbeiten muss, und es wäre mir wesentlich unangenehmer gewesen, wenn ich Brenda nicht so schätzen würde und wüsste, wie schwer es für sie war, mich zu kritisieren. Ich war mir auch sicher, dass ich mich viel mehr bedroht gefühlt hätte, wenn mein Patient ein wütender Mann gewesen wäre. Konfrontationen, gleich ob privat oder beruflich, sind mir immer unangenehm, und ich habe jegliche Verwaltungsposition vermieden, die dies erfordert hätte – zum Beispiel als Vorsitzender, Kommissionsleiter oder Dekan. Nur einmal, einige Jahre nachdem ich meine Facharztausbildung beendet hatte, ließ ich mich auf ein Vorstellungsgespräch für eine Position als Vorsitzender ein – an der Johns Hopkins University, meiner Alma Mater. Zum Glück – für mich und für sie – entschieden sie sich für einen anderen Kandidaten für die Stelle. Ich habe mir immer gesagt, dass es eine gute Entscheidung war, Verwaltungspositionen zu meiden, weil meine eigentlichen Stärken in der klinischen Forschung, in der Therapie und im Schreiben liegen, aber heute muss ich zugeben, dass meine Konfliktscheu und meine allgemeine Schüchternheit dabei eine entscheidende Rolle gespielt haben.

Meine Frau, die weiß, dass mir kleine gesellige Veranstaltungen zu viert oder höchstens zu sechst lieber sind, findet es wahnsinnig komisch, dass ich ein Experte für Gruppentherapie geworden bin. Aber tatsächlich hat sich meine Erfahrung in der Leitung von Therapiegruppen als therapeutisch erwiesen, nicht nur für meine Patienten, sondern auch für mich: dadurch sind mir Gruppensituationen wesentlich angenehmer geworden. Und lange Zeit habe ich kaum Angst gehabt, vor großem Publikum zu sprechen. Aber andererseits verlaufen solche Auftritte ja immer nach meinen Regeln: Ich will keine spontane konfrontative Debatte – in solchen Situationen kann ich nicht schnell genug denken. Einer der Vorteile des Alters ist, dass das Publikum mich mit großem Respekt behandelt: Es ist schon Jahre, Jahrzehnte her, seit mich ein Kollege oder ein Frager im Publikum verbal angegriffen hat.

Ich unterbreche meine Radfahrt für zehn Minuten, um das Gunn High School Tennisteam beim Training zu beobachten, und dabei denke ich an meine Zeit beim Tennisteam der Roosevelt High School zurück. Ich spielte als Nummer sechs im Sechser-Team, war aber ein viel besserer Spieler als Nelson auf Platz fünf. Wenn wir miteinander spielten, schüchterte er mich mit seiner Aggressivität und seinen Flüchen ein, und noch mehr dadurch, dass er in entscheidenden Momenten innehielt und für einen Augenblick in stillem Gebet verharrte. Der Coach hatte kein Verständnis für mich und meinte, ich solle »erwachsen werden und damit umgehen lernen«.

Ich fahre weiter und denke an die vielen Anwälte und Geschäftsführer, die ich in Behandlung hatte und die in Konflikten aufblühen, und ich wundere mich über ihre Streitlust. Mir ist nie klar geworden, wie sie so werden konnten, und natürlich auch nicht, warum ich selber so konfliktscheu bin. Ich denke an Jungs in der Grundschule, die drohten, mich nach der Schule zu verdreschen. Ich erinnere mich, dass ich Geschichten von Kindern gelesen habe, deren Väter ihnen das Boxen beibrachten, und wie ich mich nach solch einem Vater sehnte. Ich lebte in einer Zeit, als Juden niemals kämpften: Sie waren es, die verdroschen wurden. Außer Billy Conn, der jüdische Boxer – ich verlor eine Stange Geld, als ich auf ihn wettete, als er gegen Joe Louis antrat. Nur um später herauszufinden, dass er gar kein Jude war.

Selbstverteidigung war in meinen ersten vierzehn Lebensjahren durchaus ein Thema. Unser Viertel war nicht sicher, und selbst kurze Wege von meinem Elternhaus kamen mir gefährlich vor. Dreimal die Woche ging ich ins Sylvan-Kino, um die Ecke von unserem Geschäft. Da jede Vorführung aus einem doppelten Programm bestand, sah ich sechs Filme pro Woche, in der Regel Western oder Filme über den Zweiten Weltkrieg. Meine Eltern ließen mich bereitwillig gehen, weil sie meinten, im Kino könne nichts passieren. Ich stelle mir vor, dass sie froh waren, solange ich in der Bibliothek, im Kino oder oben in der Wohnung beim Lesen war: Wenigstens war ich für jene fünfzehn oder zwanzig Stunden pro Woche außer Gefahr.

Aber die Bedrohung war ständig da. Ich war etwa elf und arbeitete an einem Samstag im Laden, als meine Mutter mich bat, ihr aus dem Drugstore vier Häuser weiter ein Kaffee-Eis auf einem Hörnchen zu besorgen. Unmittelbar neben uns war eine chinesische Wäscherei, dann ein Friseurgeschäft mit vergilbten Bildern verschiedener Haarschnitte im Fenster, dann ein winziger, vollgestopfter Haushaltswarenladen und schließlich der Drugstore, in dem außer einer Apotheke eine kleine Lunchecke mit acht Stühlen war, wo Sandwiches und Eis angeboten wurden. Ich holte das Kaffee-Eis, zahlte meine zehn Cent (ein Bällchen kostete fünf Cent, aber meine Mutter wollte immer gerne eine doppelte Portion) und ging nach draußen, wo ich von vier jungen, kräftigen weißen Kerlen, ein oder zwei Jahre älter als ich, umringt wurde. Es war ungewöhnlich und riskant für Gruppen von Weißen, sich in unserem schwarzen Viertel herumzutreiben, und im Allgemeinen war es ein Zeichen von Gefahr.

»Na, für wen ist denn dieses Eis?«, knurrte einer mit kleinen trüben Augen, einem schmalen Gesicht, Bürstenhaarschnitt und einem roten Tuch um den Hals.

»Für meine Mutter«, murmelte ich und suchte verstohlen nach einem Fluchtweg.

»Deine Mami? Und warum probierst du nicht selber?«, sagte er, während er meine Hand ergriff und mir das Eis ins Gesicht schleuderte.

Genau in dem Moment kam eine Gruppe von schwarzen Kindern, Freunde von mir, um die Ecke und ging die Straße entlang. Sie sahen, was passierte und umringten uns. Einer von ihnen, Leon, beugte sich vor und sagte zu mir: »He, Irv, lass dir diesen Scheiß von dem Typ nicht gefallen. Du schaffst das.« Dann flüsterte er: »Mach den Aufwärtshaken, den ich dir gezeigt habe.«

Genau in dem Moment hörte ich schwere Schritte und sah meinen Vater und William, seinen Fahrer, wie sie die Straße hochliefen. Mein Vater griff nach meiner Hand und zog mich weg, zurück in den sicheren Hafen von Bloomingdale Market.

Natürlich tat mein Vater genau das Richtige. Ich hätte für meinen Sohn dasselbe getan. Das Letzte, was ein Vater für seinen Sohn will, ist, dass er der Mittelpunkt in einem Straßenkampf ist. Und doch blicke ich oft mit Bedauern auf seinen Rettungsakt zurück. Ich wünsche, ich hätte es mit dem Kerl aufgenommen und ihm meinen jämmerlichen Aufwärtshaken gezeigt. Ich hatte noch nie jemandem die Stirn gezeigt, der mich angriff, und hier, umringt von Freunden, die mich beschützten, war die ideale Gelegenheit. Der Junge war etwa so groß wie ich, vielleicht etwas älter, und ich hätte mich so viel besser gefühlt, wenn ich ein paar Schläge mit ihm ausgetauscht hätte. Was war das Schlimmste, was hätte passieren können? Eine blutige Nase, ein blaues Auge – ein kleiner Preis, um einmal den eigenen Standpunkt zu vertreten und mich zu verteidigen.

Ich weiß, dass erwachsene Verhaltensmuster komplex sind und nie auf ein einziges Ereignis zurückzuführen sind, und doch glaube ich immer noch, dass meine Unsicherheit im Umgang mit offener Wut, meine Konfliktvermeidung, sogar schon bei etwas hitzigeren Debatten, meine Abneigung gegen Verwaltungspositionen, die mit Konfrontation und Auseinandersetzung einher gegangen wären, dass all dies anders gewesen wäre, wenn mein Vater und William mich nicht aus diesem Streit an jenem Abend vor so langer Zeit herausgerissen hätten. Aber ich weiß auch, dass ich in einer Umgebung von Angst aufgewachsen bin: Eisengitter an den Ladenfenstern, Gefahr überall und über uns allen schwebend die Geschichte der Juden, die in Europa gejagt und getötet wurden. Flucht war die einzige Strategie, die mein Vater mir beibrachte.

* * *

Während ich diesen Vorfall beschreibe, kommt mir eine andere Szene ins Bewusstsein: Meine Mutter und ich gingen ins Kino, und wir betraten das Sylvan gerade, als der Film anfing. Sie ging sehr selten mit mir ins Kino, vor allem mitten am Samstagnachmittag, aber sie bewunderte Fred Astaire und ging oft in seine Filme. Mir machte es keinen Spaß mit ihr, weil sie kein Benehmen hatte, sie war oft unhöflich, und ich wusste nie, was passieren würde. Mir war es peinlich, wenn einer meiner Freunde ihr begegnete. Im Kino sah sie dann zwei Plätze in einer Mittelreihe und ließ sich nieder. Ein Junge, der neben einem der freien Plätze saß, sagte: »Dieser Platz ist besetzt, Lady.«

»*Der* hält Plätze frei, dieses Großmaul!«, verkündete sie jedem, der in der Nähe saß, während ich versuchte, mich unsichtbar zu machen, indem ich mein Hemd über den Kopf zog und mein Gesicht bedeckte. In dem Moment kam der Freund des Jungen, und die beiden begaben sich missmutig murmelnd zu einer Seitenreihe. Kurz nach dem Filmbeginn drehte ich mich zu ihnen um, und dies fiel dem Jungen ins Auge, und er zeigte mir die Faust mit den Worten: »Warte nur!«

Und *dies* war der Junge, der mir das Eis für meine Mutter ins Gesicht geschlagen hatte. Weil er meine Mutter nicht erwischen konnte, hatte er offensichtlich lange auf der Lauer gelegen, um mich allein abzufangen. Was für ein doppeltes Vergnügen für ihn zu wissen, dass das Eis für meine Mutter bestimmt war – so schlug er uns beide mit einem Streich!

Das klingt alles plausibel und ergibt eine befriedigende Geschichte. Wie stark ist unser Wunsch, Gestalten zu schaffen und schön komponierte Geschichten zu erfinden! Aber entspricht es der Wahrheit? Siebzig Jahre danach habe ich die Hoffnung aufgegeben, die »realen« Tatsachen auszugraben, aber vielleicht haben die Intensität meiner Gefühle in diesen Augenblicken, der Wunsch zu kämpfen und die Lähmung sie irgendwie zusammengefügt. Wahrheit? Leider bin ich mir jetzt nicht mehr sicher, ob es wirklich derselbe Junge war und ob die Reihenfolge so stimmt: Meines Wissens könnte die Geschichte mit dem Eis auch vor dem Kinoereignis passiert sein.

Je älter ich werde, desto schwieriger wird es, solche Fragen zu überprüfen. Ich versuche, mich an Einzelheiten aus meiner Jugend zu erinnern, aber wenn ich meine Schwester, meine Vettern und Freunde danach frage, bin ich schockiert, dass sie dieselben Dinge ganz anders in Erinnerung haben. Und in der täglichen Arbeit, wenn ich meinen Patienten helfe, ihre frühen Lebensjahre zu rekonstruieren, bin ich zunehmend überzeugt von der fragilen und sich ständig wandelnden Qualität von Realität. Erinnerungen, zweifellos auch die hier vorgelegten, sind viel fiktiver, als wir meinen möchten.

9

DER ROTE TISCH

Meine Praxis ist eine Art Studio, etwa fünfzig Meter von unserem Haus entfernt, aber von so viel Grün umgeben, dass die beiden Gebäude voneinander nicht einzusehen sind. Dort verbringe ich den längsten Teil des Tages, morgens schreibe ich, und nachmittags habe ich Patienten. Wenn ich rastlos bin, gehe ich nach draußen und gärtnere an den Bonsai, beschneide und gieße sie und bewundere ihre eleganten Formen und überlege, welche Fragen ich Christine stellen könnte, eine Bonsai-Meisterin und gute Freundin meiner Tochter, die ganz in der Nähe wohnt.

Nach meiner abendlichen Radtour oder einem Spaziergang mit Marilyn verbringen wir den restlichen Abend in unserer Bibliothek, wir lesen, unterhalten uns oder schauen uns einen Film an. Der Raum hat große Eckfenster und öffnet sich zu einer rustikalen Terrasse aus Redwood-Holz mit Gartenmöbeln und einem großen Hot Tub unter kalifornischen Eichen. Die Wände sind mit Hunderten von Büchern gepflastert, und zu der Einrichtung in lässigem kalifornischem Stil gehören ein für den Rücken bequemer Ledersessel und ein Sofa mit einem locker sitzenden rot-weißen Bezug. In hartem Kontrast zu allem anderen steht in einer Ecke der pseudo-barocke knallrote Tisch meiner Mutter, mit vier schwarz-goldenen geschwungenen Beinen und vier dazu passenden Stühlen. An diesem Tisch spiele ich mit meinen Kindern Schach und andere Spiele, genau wie ich vor siebzig Jahren sonntagmorgens mit meinem Vater Schach spielte.

Marilyn gefällt der Tisch nicht – er passt überhaupt nicht in unser Haus –, und sie wäre froh, wenn sie ihn loswerden könnte, aber diesen Kampf hat sie schon lange aufgegeben. Sie weiß, dass er mir viel bedeutet, und hat sich einverstanden erklärt, dass er in dem Zimmer bleibt, aber im permanenten Exil in der hinteren Ecke. Dieser Tisch ist mit einem der wichtigsten Ereignisse meines Lebens verbunden, und immer wenn ich ihn sehe, überkommen mich Gefühle von Nostalgie, von Schrecken und von Emanzipation.

* * *

Meine frühen Lebensjahre sind in zwei Teile geteilt: vor und nach meinem vierzehnten Geburtstag. Bis ich vierzehn war, lebte ich mit meiner Mutter, meinem Vater und meiner Schwester in unserer kleinen schäbigen Wohnung über dem Lebensmittelgeschäft. Die Wohnung lag direkt über dem Geschäft, aber der Eingang war außerhalb, nur um die Ecke. Es gab einen Windfang, wo der Kohlenmann regelmäßig die Kohlen ablieferte, und deshalb war die Tür nicht verschlossen. Bei kaltem Wetter konnte es passieren, dass man dort ein oder zwei Alkoholiker schlafend auf dem Boden vorfand.

Die Treppe führte zu zwei Wohnungen – unsere hatte die Aussicht zur First Street. Wir hatten zwei Schlafzimmer – eines für meine Eltern und eines für meine Schwester. Ich schlief in dem kleinen Esszimmer auf einem Sofa, das sich in ein Bett verwandeln ließ. Als ich zehn war, ging meine Schwester aufs College, und ich bezog ihr Zimmer. Wir hatten eine kleine Küche mit einem winzigen Tisch, an dem ich immer meine Mahlzeiten einnahm. In meiner ganzen Kindheit gab es nie, nicht ein einziges Mal, eine gemeinsame Mahlzeit mit meiner Mut-

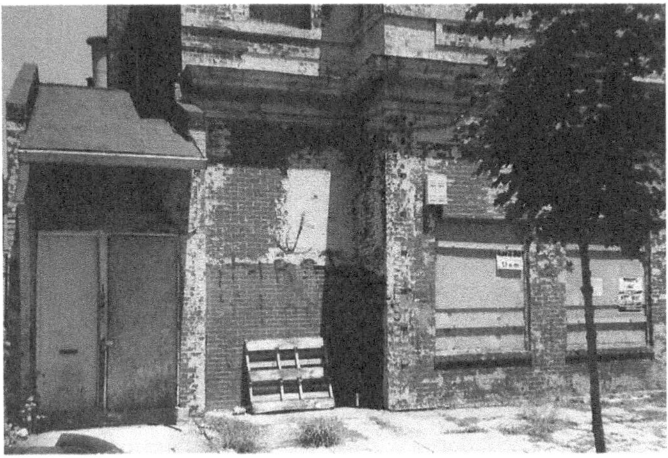

Der Eingang zur Wohnung der Familie
über dem Lebensmittelgeschäft, um 1943.

ter oder meinem Vater (außer sonntags, wenn wir mit der ganzen großen Familie, zwischen zwölf und zwanzig Personen, zu Abend aßen). Meine Mutter kochte und ließ das Essen auf dem Herd, und meine Schwester und ich aßen dann an dem kleinen Küchentisch.

Meine Freunde wohnten in ähnlichen Räumlichkeiten, so dass es mir nie in den Sinn kam, mir eine schönere Wohnung zu wünschen, aber unsere hatte einen besonderen und beständigen Schrecken: Küchenschaben. Sie waren überall, trotz der Bemühungen von Kammerjägern – ich hatte (und habe bis heute) schreckliche Angst vor ihnen. Jeden Abend stellte meine Mutter die Beine meines Bettes in Schalen mit Wasser, manchmal mit Kerosin, damit sie nicht ins Bett krabbelten. Trotzdem fielen sie oft von der Decke in mein Bett. Nachts übernahmen sie, sobald das Licht aus war, das Haus, und ich konnte hören, wie sie über den Linoleumboden unserer kleinen Küche krabbelten. Ich traute mich nicht, nachts zum Pinkeln ins Bad zu gehen, sondern hatte stattdessen dafür einen Topf neben meinem Bett stehen. Ich entsinne mich, dass einmal, als ich etwa zehn oder elf war und in unserem Wohnzimmer ein Buch las, eine riesige Kakerlake durch das Zimmer flog und in meinem Schoß landete (ja, Kakerlaken *können* fliegen – sie tun dies nicht oft, aber sie sind dazu sehr wohl in der Lage!). Ich schrie, und mein Vater kam herbeigelaufen und schlug sie zu Boden und zertrat sie. Der Anblick der zerquetschten Kakerlake war das Schlimmste von allem, und ich rannte zur Toilette und musste mich übergeben. Mein Vater versuchte, mich zu beruhigen, aber er verstand gar nicht, wie ich mich über einen toten Käfer so aufregen konnte. (Meine Schabenphobie besteht noch immer, befindet sich sozusagen im Winterschlaf, aber sie ist seit Langem irrelevant: Palo Alto ist für Schaben zu trocken, und ich habe seit einem halben Jahrhundert keine mehr gesehen – einer der großen Vorzüge des Lebens in Kalifornien.)

Und dann, als ich vierzehn war, erzählte mir meine Mutter eines Tages, fast nebenbei, dass sie ein Haus gekauft habe und wir sehr bald dort hinziehen würden. Als Nächstes erinnere ich mich daran, wie ich unser neues Haus in einer ruhigen, netten Straße einen Block vom Rock Creek Park entfernt betrat. Es war ein großes, imposantes, zweistöckiges Haus mit drei Schlafzimmern und einem holzgetäfelten Hobbyraum im Keller und einer verglasten Veranda und einem kleinen Rasen, der von einer Hecke eingefasst war. Der Umzug war fast ausschließlich das Projekt meiner Mutter: Sie kaufte das Haus, ohne dass mein Vater sich je Zeit von der Arbeit genommen hätte, um es zu besichtigen.

Wann sind wir umgezogen? Habe ich die Umzugsleute gesehen? Was war mein erster Eindruck von dem Haus? Wie war meine erste Nacht dort? Und wie war es mit dem riesigen Vergnügen, der von Kakerlaken verseuchten Wohnung auf immer Adieu zu sagen, der Schande und dem Dreck und der Armut und den Alkoholikern, die direkt in unserem Windfang schliefen? All dies *muss* ich erlebt haben, aber ich kann mich kaum daran erinnern. Vielleicht war ich zu beschäftigt und bestrebt, in die neunte Klasse einer neuen Schule zu wechseln und neue Freunde zu finden. Gedächtnis und Gefühl haben ein kurvenförmiges Verhältnis zueinander: zu viel oder zu wenig Gefühl führt oft zu einem Mangel an Erinnerung. Ich erinnere mich, wie ich voller Staunen durch unser sauberes Haus und unseren sauberen Garten spazierte. Ich *muss* stolz gewesen sein, Freunde zu uns nach Hause einzuladen, ich *muss* ruhiger und weniger verängstigt gewesen sein, besser geschlafen haben, aber dies sind bloß Vermutungen. Woran ich mich aus dieser Zeit am klarsten erinnere, ist eine Geschichte meiner Mutter, in der sie stolz erzählt, wie sie den roten Tisch erwarb.

Sie beschloss, alles neu zu kaufen und nichts von unserer alten Wohnung zu behalten – keine Möbel, keine Wäsche, nichts außer den Kochtöpfen (die ich noch heute gebrauche). Auch sie muss es satt gehabt haben, wie wir gelebt hatten, auch wenn sie mir gegenüber nie ihre inneren Sehnsüchte und Gefühle äußerte. Aber die Geschichte des roten Tisches erzählte sie mir mehr als einmal. Nachdem sie das Haus gekauft hatte, ging sie zu Mazor's Department Store, einem beliebten Möbelgeschäft, wo alle ihre Freunde einkauften, und an einem einzigen Nachmittag bestellte sie alles für ein Haus mit drei Schlafzimmern einschließlich Teppiche, Haus- und Verandamöbel sowie Gartenstühle. Es muss ein riesiger Auftrag gewesen sein, und gerade als der Verkäufer alles zusammenrechnete, fiel ihr ein extravaganter neo-barocker Spieltisch mit einer leuchtend roten Ledertischplatte und vier dazu passenden roten Lederstühlen ins Auge. Sie wies den Verkäufer an, den Tisch und die Stühle dem Auftrag hinzuzufügen. Daraufhin teilte er ihr mit, dass genau dieser Tisch mit den Stühlen schon verkauft sei, und bedauerlicherweise, höchst bedauerlicherweise, hätten sie keine solche Garnitur mehr – das Modell sei ausgelaufen. Woraufhin meine Mutter sagte, er möge den ganzen Auftrag stornieren, ihre Handtasche nahm und sich zum Gehen wandte.

Vielleicht meinte sie es ernst. Vielleicht auch nicht. Jedenfalls wirkte ihre Taktik. Der Verkäufer kapitulierte, und der Tisch gehörte ihr. Hut ab, Mutter, das war ein mutiger Bluff – ich habe viel Poker gespielt, aber dieser Bluff war der beste, von dem ich je gehört habe. Ich habe gelegentlich mit dem Gedanken gespielt, eine Geschichte aus der Sicht der Familie zu schreiben, die diesen Tisch nicht bekam. Diese Idee hatte durchaus Potential: Ich könnte die Geschichte aus beiden Perspektiven erzählen: der große Bluff und Triumph meiner Mutter und die Absage an die andere Familie.

Ich habe diesen Tisch noch immer, trotz der Klagen meiner Frau, dass er zu nichts in unserem Haus passt. Trotz seiner ästhetischen Mängel, die selbst mir deutlich sind, bedeutet der Tisch für mich Erinnerungen an meine sonntäglichen Schachspiele mit meinem Vater und den Onkeln und später mit meinen Kindern und Enkeln. In der höheren Schule war ich im Schachteam und trug mit Stolz einen Sportpullover mit einer großen Schachfigur. Das Team, bestehend aus fünf Brettern, trat gegen alle Gymnasien in Washington, D.C., an. Ich spielte am ersten Brett, und nachdem ich in meinem letzten Schuljahr unschlagbar blieb, betrachtete ich mich als Junior-Meister von Washington, D.C.. Aber ich wurde nie so viel besser, dass ich auf höherem Niveau hätte spielen können, teils wegen meines Onkels Abe, der sich über die Idee lustig machte, dass ich mich, vor allem meine Schacheröffnungszüge, durch Lehrbücher verbessern wollte. Ich erinnere mich, wie er auf meinen Kopf zeigte und mich »klug« (sic!) nannte und mich drängte, ich solle meinen guten Yalom-»Kopf« (sic!) gebrauchen und auf unorthodoxe Art spielen, um meine Gegner durcheinander zu bringen. Dies erwies sich als extrem schlechter Rat. Ich hörte in meinem vorklinischen Studium mit dem Schachspielen auf, aber nachdem ich zum Medizinstudium zugelassen wurde, versuchte ich mich beim Schachteam der Universität. Ich spielte für den Rest des Semesters als zweites Brett, und als ich dann auf die Medical School ging, gab ich es wieder auf, bis ich dann anfing, meinen Söhnen Victor und Reid Schachspielen beizubringen, die hervorragende Spieler wurden. Erst in den letzten Jahren habe ich es mit dem Schach wieder ernster genommen. Ich habe angefangen, bei einem russischen Schachmeister Unterricht zu nehmen, und merke, dass meine Internetergebnisse besser geworden sind. Aber ich fürchte, es ist zu spät – mein schlechter werdendes Gedächtnis ist ein unschlagbarer Gegner.

Wäre es nach meinem Vater gegangen, hätten wir wohl auf unbestimmte Zeit über dem Geschäft gewohnt. Ihm war seine Umgebung offenbar egal. Meine Mutter kaufte ihm alle Kleidung, und wenn wir sonntags ausgingen, sagte sie ihm, was er anziehen sollte, bis hin zur Krawatte.

Mein Vater hatte eine schöne Stimme, und ich hörte ihm gerne zu, wenn er bei unseren Familientreffen zusammen mit meiner Tante Luba jiddische Lieder sang. Meiner Mutter war nichts an Musik gelegen, und ich habe sie nie singen hören – dieses Gen muss sie an mich weitergegeben haben. Sonntagmorgens spielten mein Vater und ich fast immer an dem roten Barocktisch zusammen Schach, und er legte Schallplatten mit jiddischen Liedern auf und sang mit, bis meine Mutter kreischte: »Genug, Barel, genug!« (sic!). Und er befolgte ihren Wunsch. Bei diesen Gelegenheiten war ich besonders enttäuscht von ihm und hätte mir sehnlichst gewünscht, dass er auf seinem Standpunkt bestanden und ihr die Stirn geboten hätte. Aber das passierte nie.

* * *

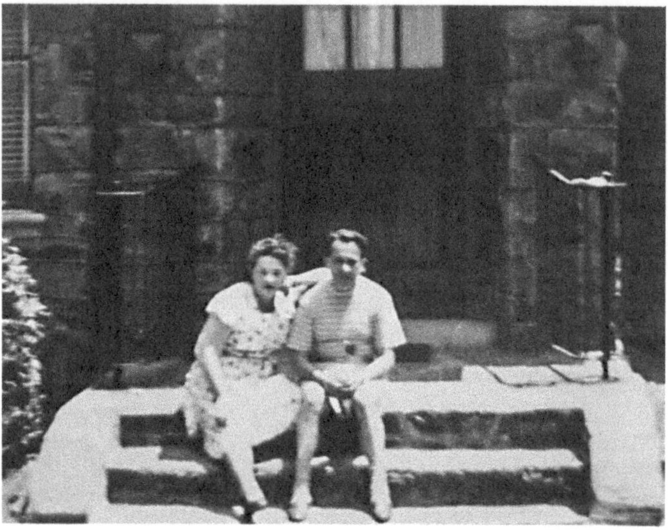

Mutter und Vater des Autors vor dem Haus in Blagden Terrace, Washington, D. C., 1947.

Meine Mutter war eine gute Köchin, und ich denke oft an ihre Gerichte. Bis zum heutigen Tag versuche ich, sie in den schweren Aluminiumtöpfen nachzukochen. Ich hänge sehr an diesen Töpfen. Das Essen schmeckt besser, wenn ich sie zum Kochen verwende. Meine Kinder hätten sie gerne, aber ich gebe sie nicht her.

Als wir in unser neues Haus zogen, kochte meine Mutter jeden Tag ein Abendessen und fuhr dann die zwanzig Minuten zum Geschäft, wo sie den Rest des Tages und Abends verbrachte. Ich wärmte mir das Essen auf und nahm meine Mahlzeiten alleine ein und las dabei ein Buch. (Meine Schwester Jean hatte ihr Studium an der Maryland University aufgenommen.) Mein Vater kam zum Essen nach Hause und hielt dann ein Schläfchen, aber unsere Essenszeiten überschnitten sich selten.

Blagden Terrace, unsere neue Straße, war gesäumt von großen Platanen, die vor den großen, imposanten Häusern standen, und überall wohnten Kinder in meinem Alter. Ich erinnere mich, wie ich an meinem ersten Tag dort willkommen geheißen wurde. Die Kinder auf der Straße, die Touch-Fußball spielten, winkten mir zu – sie brauchten mehr Spieler, und ich machte gleich mit. Später an diesem Tag sah ich auf dem Rasen vor dem Haus direkt gegenüber, wie der dreizehnjährige Billy Nolan mit seinem Großvater Fangen spielte, und später hörte ich, dass der ältere Herr früher Pitcher bei den Boston Red Sox gewesen war. Billy und ich sollten viel Baseball zusammen spielen. Ich erinnere mich auch an meinen ersten Spaziergang um den Block. Ich erspähte einen Vorgartenteich mit mehreren schwimmenden Seerosenblättern – das begeisterte mich, weil mir klar war, dass in dem Wasser allerlei Feines für mein Mikroskop aufzulesen wäre: Schwärme von Mückenlarven, die auf der Oberfläche schwammen, und Amöbenhorden, die ich von der Unterseite der Seerosenblätter kratzen konnte. Aber wie sollte ich an diese Präparate herankommen? In unserem ehemaligen Viertel hätte ich mich nachts in den Garten geschlichen und ein paar entbehrliche Viecher aus dem Teich gestohlen. Aber ich hatte keine Ahnung, wie ich mich hier benehmen sollte.

Blagden Terrace und Umgebung boten ein idyllisches Setting. Kein Schmutz, keine Gefahr, keine Kriminalität und nie eine antisemitische Bemerkung. Mein Vetter Jay, der immer mein enger Freund gewesen ist, war auch nur vier Straßen weiter eingezogen, und so trafen wir uns oft. Nur zwei Straßen von unserem Haus entfernt befand sich der Rock Creek Park mit seinem Bach, den Wegen, Baseballfeldern und Tennisplätzen. Dort fanden fast jeden Tag nach der Schule bis in die Dunkelheit Ballspiele statt.

Adieu zu den Ratten! Adieu zu den Kakerlaken, der Kriminalität, der Gefahr und den antisemitischen Bedrohungen. Alles in meinem Leben sollte sich von nun an ändern. Manchmal ging ich noch ins Geschäft, um auszuhelfen, wenn es an Arbeitskräften fehlte, aber im Wesentlichen hatte ich jene schäbige Umgebung hinter mir gelassen. Und ich brauchte nie mehr zu lügen, wo ich wohnte. Wenn nur Judy Steinberg, meine Freundin aus dem Sommercamp, mein neues Zuhause hätte sehen können!

10

BEKANNTSCHAFT MIT MARILYN

Ich mache Therapeuten in der Ausbildung immer klar, dass sie selber eine Therapie machen sollten. »Ihr eigenes ›Ich‹ ist ihr wichtigstes Instrument. Erfahren Sie darüber so viel wie möglich. Sonst stehen Ihre blinden Flecken Ihnen im Weg, wenn Sie Ihren Patienten Verständnis und Empathie entgegenbringen möchten.« Doch ich selber bin so eng mit einer Frau verbunden, seit ich fünfzehn war, und danach so in meine große Familie eingebunden, dass ich mich oft frage, wie ich die Welt eines Menschen wirklich verstehen kann, der alleine durchs Leben geht.

An meine Jahre vor Marilyn denke ich oft in hartem Schwarz und Weiß: die Farbe ist erst dazugekommen, nachdem sie in mein Leben getreten ist. Ich erinnere mich mit ganz ungewöhnlicher Klarheit an unsere erste Begegnung. Ich war in der zehnten Klasse an der Roosevelt High School und wohnte seit etwa sechs Monaten in unserer neuen Nachbarschaft. Eines Samstags am frühen Abend, nachdem ich ein paar Stunden auf der Bowlingbahn gespielt hatte, sagte Louie Rosenthal, einer meiner Bowlingkumpel, dass bei Marilyn Koenick eine Party stattfinde, und schlug vor, hinzugehen. Ich war schüchtern und nicht sonderlich auf Partys aus, und ich kannte Marilyn Koenick nicht, sie ging in die neunte Klasse, ein halbes Jahr unter mir, aber da ich keine anderen Pläne hatte, willigte ich schließlich ein.

Ihr Elternhaus war ein bescheidenes Backsteinhaus, genau wie alle Häuser auf der Fourth Street zwischen Farragut und Gallatin, mit ein paar Stufen, die zur Haustür führten. Als wir näher kamen, sahen wir eine große Gruppe von Jugendlichen in unserem Alter auf der Treppe und auf der kleinen Veranda, die versuchten, durch die Haustür hineinzukommen. Da ich soziale Situationen eher meide, drehte ich mich sofort um und machte mich auf den Nachhauseweg, aber mein immer einfallsreicher Kumpel Louie packte mich am Arm, zeigte auf das Fenster auf der Veranda und schlug vor, dass wir es hochschieben und hineinkriechen sollten. Ich folgte ihm durch das Fenster, und wir verschafften uns Platz durch den Flur in die Diele, wo genau mitten in der wirbelnden Menge ein sehr zierliches, sehr süßes, lebhaftes Mädchen mit langen hellbraunen Haaren stand und Hof hielt. »Das ist sie, die Kleine, das ist Marilyn Koenick«, sagte Louie, während er in das nächste Zimmer ging, um sich etwas zu trinken zu holen. Nun war ich, wie gesagt, grundsätzlich sehr schüchtern, aber an jenem Abend war ich über mich selber erstaunt, und statt mich umzudrehen und durch das Fenster wieder zu verschwinden, drängte ich mich durch die Menge und schlug mich zur Gastgeberin durch. Als ich zu ihr gelangte, hatte ich keine Ahnung, was ich sagen sollte, und platzte einfach heraus: »Hi, ich bin Irv Yalom, und ich bin gerade durch euer Fenster geklettert.« Was wir sonst noch redeten, ehe ihre Aufmerksamkeit von anderen abgelenkt wurde, weiß ich nicht mehr, aber ich weiß, dass es mich erwischt hatte. Ich wurde von ihr angezogen wie ein Nagel von einem Magneten und hatte unmittelbar das Gefühl, nein, mehr als ein Gefühl, die *Überzeugung*, dass sie in meinem Leben eine wichtige Rolle spielen würde.

Am nächsten Tag rief ich sie aufgeregt an, mein erster Anruf bei einem Mädchen, und lud sie ins Kino ein. Es sollte mein erstes Date sein. Worüber redeten wir? Ich erinnere mich, dass sie erzählte, sie sei kürzlich die ganze Nacht aufgeblieben und habe *Vom Winde verweht* gelesen und am nächsten Tag dann in der Schule gefehlt. Das fand ich so liebenswert, dass ich völlig durcheinander war. Wir waren beide Leser und verwickelten uns in endlose Gespräche über Bücher. Aus irgendeinem Grund war sie offenbar interessiert an meiner Begeisterung für Biographien in der Bibliothek. Wer hätte je gedacht, dass mein A-Z-Biographienprojekt sich als so nützlich erweisen würde? Wir empfahlen uns gegenseitig Bücher – ich war gerade in einer John-Steinbeck-Phase, und sie las Bücher, auf die ich nie gekommen wäre – *Jane Eyre* und *Sturmhöhe.* Mir gefiel James Farrell, ihr Jane Austen, und wir liebten beide Thomas Wolfe und lasen uns manchmal gegenseitig die melodiösen Passagen aus *Schau heimwärts, Engel* vor. Nach wenigen Treffen mit ihr schloss ich mit meinem Vetter Jay eine Wette um dreißig Dollar ab, dass ich sie heiraten würde. An unserem Hochzeitstag zahlte er!

Was war das Besondere an ihr? Während ich diese Memoiren schreibe und mich wieder mit meinem jüngeren Ich vertraut mache und merke, wie durcheinander ich war und wie ich mich mein ganzes Leben lang darüber beklagte, keinen Mentor zu haben, dämmert es mir plötzlich: Tatsächlich *hatte* ich eine Mentorin! Marilyn. Mein Unbewusstes merkte, dass sie die ideale Person dafür war, mich zu zivilisieren und zu fördern. Ihre Familiengeschichte war meiner ziemlich ähnlich, so dass ich mich mit ihr wohl fühlte, aber doch auf genau die richtige Art anders. Ihre Eltern waren ebenfalls Immigranten aus Osteuropa, aber meinen um eine viertel oder halbe Generation voraus, und hatten eine säkulare Bildung. Ihr Vater war als Teenager angekommen, aber nicht unter solch wirtschaftlich angespannten Bedingungen wie meiner. Er war gebildet, er war ein Romantiker, liebte die Oper und reiste durchs Land wie sein Held, Walt Whitman, und verrichtete für seinen

Lebensunterhalt allerlei niedrige Arbeiten. Nachdem er Celia, Marilyns Mutter, geheiratet hatte, eine schöne, reizende Frau, die in Krakau aufgewachsen war und keine Spur von der Wut und Härte meiner Mutter hatte, eröffnete er ein Lebensmittelgeschäft, das, wie wir erst Jahre nach unserem Kennenlernen herausfanden, nur eine Straße vom Geschäft meines Vaters entfernt lag! Ich muss an diesem Geschäft, das zu einer Ladenkette gehörte, Hunderte Male vorbeigegangen oder -geradelt sein. Aber ihr Vater war so klug, seine Familie nicht dieser turbulenten, unsicheren, verarmten Nachbarschaft auszusetzen. Daher wuchs Marilyn in einer bescheidenen, aber ungefährlichen Mittelschichtgegend auf und setzte kaum je einen Fuß in das Geschäft ihres Vaters.

Unsere Eltern trafen sich oft, nachdem wir uns kennengelernt hatten, und paradoxerweise hatten ihre Eltern großen Respekt vor meinen. Ihrem Vater war klar, dass mein Vater ein äußerst erfolgreicher Geschäftsmann war, und er merkte ganz zutreffend, dass meine Mutter einen scharfen Verstand hatte und eigentlich die treibende Kraft hinter dem Erfolg meines Vaters war. Leider verstarb Marilyns Vater, als ich zweiundzwanzig war, und somit hatte ich nie die Gelegenheit, ihn wirklich kennenzulernen, aber er war es, der mit mir ein erstes Mal in die Oper ging (*Die Fledermaus*).

Marilyn war in der Schule ein halbes Jahr unter mir, und damals gab es sowohl im Februar wie im Juni Abschlussfeiern. Ein paar Monate, nachdem ich sie kennenlernte, nahm ich an ihrer Abschlussfeier an der McFarland Junior High (gleich neben meinem Gymnasium) teil und hörte gebannt zu, wie Marilyn mit erstaunlicher Haltung die Abschiedsrede hielt. Wie sehr bewunderte und liebte ich dieses Mädchen!

Wir waren in den Oberstufenjahren unzertrennlich und aßen jeden Tag zusammen zu Mittag und trafen uns ausnahmslos an jedem Wochenende. Wir hatten beide eine so starke gemeinsame Liebe zur Literatur, dass unsere anderen unterschiedlichen Interessen kaum etwas ausmachten. Sie hatte sich schon sehr früh für französische Sprache, Literatur und Kultur interessiert, während mir die Naturwissenschaften lieber waren. Mir gelang es, jedes französische Wort, das ich je sah oder hörte, falsch auszusprechen, während sie ihrerseits, wenn sie durch mein Mikroskop schaute, nur ihre eigenen Augenwimpern sah. Wir liebten beide unseren Englischunterricht, und im Gegensatz zu anderen Schülern in der Schule waren wir hingerissen von den Pflichtlektüren: Nathaniel Hawthornes *Der scharlachrote Buchstabe*, George Eliots *Silas Marner* und Thomas Hardys *Die Rückkehr*.

Einmal fiel am Nachmittag in der Oberstufe der Unterricht aus, damit die ganze Schule die Vorführung des britischen Films *Große Erwartungen* von 1946 ansehen konnte. Wir saßen nebeneinander und hielten Händchen. Der Film ist immer noch einer unserer Lieblingsfilme, und im Laufe der Jahre haben wir vermutlich hundert Mal darauf angespielt. Mir eröffnete der Film die Welt von Charles Dickens, und schon bald verschlang ich jedes Buch von ihm. Ich habe sie seither alle wieder und wieder gelesen. Als ich dann Jahre später viel in den Vereinigten Staaten und in Großbritannien auf Reisen war, gewöhnte ich mir an, in Antiquariate zu gehen und Erstausgaben von Dickens zu kaufen. Dies ist das Einzige, was ich je gesammelt habe.

Marilyn war schon damals so hinreißend, intelligent und sozial kompetent, dass sie all ihre Lehrer für sich einnahm. In jenen Jahren war ich allerlei, aber niemand wäre im verwegensten Traum auf die Idee gekommen, mich für hinreißend zu halten. Ich war ein guter Schüler und glänzte in den Naturwissenschaften und auch in Englisch, wo Miss Davis meine Unbeliebtheit förderte, indem sie meine Aufsätze lobte und am Schwarzen Brett aushängte. Unglücklicherweise bekam ich in der zwölften Klasse die andere Englischlehrerin, Miss McCauley, die auch Marilyns Lehrerin war und große Stücke auf sie hielt. Eines Tages sah sie mich auf dem Flur, wie ich mich über Marilyns Schließfach beugte und mit ihr plauderte, und seither nannte sie mich einen Schürzenjäger. Sie verzieh mir nie, dass ich um Marilyn warb, und ich hatte keine Chance im Unterricht bei ihr. Sie legte es darauf an, über meine schriftlichen Aufgaben bissige Bemerkungen zu machen und sie ins Lächerliche zu ziehen. Sie machte sich lustig über mich wegen meiner ungelenken Darstellung eines Boten in der Klassenlesung von *König Lear*. Kürzlich schauten zwei meiner Kinder alte Unterlagen in unserem Schrank durch und entdeckten einen enthusiastischen Text von mir über Baseball, den Miss McCauley mit Befriedigend beurteilt hatte, und sie waren empört darüber, wie gnadenlos sie meine Seiten mit Anmerkungen wie »dumm!« oder »so viel Begeisterung für solche Lappalien« kommentiert hatte. Und dabei hatte ich über Stars wie Joltin' Joe DiMaggio, Phil Rizzuto, King Kong Keller, Smokey Joe Page und »Old Reliable« Tommy Henrich geschrieben.

Ich bin mir immer darüber im Klaren, was für ein großes Glück ich habe, dass Marilyn zu meinem Leben gehört, seit ich fünfzehn war. Sie hat mein Denken gefördert, meinen Ehrgeiz angestachelt und war mir ein Vorbild an Anstand, Großzügigkeit und Hingabe an ein intellektuelles Leben. Demnach danke ich dir, Louie, wo auch immer du bist. Danke, dass du mir geholfen hast, durch dieses Fenster zu klettern.

11

COLLEGEZEIT

Vor zwei Jahren saß ich mit meinem Freund Larry Zaroff in einem Café in Sausalito mit Blick auf die Bucht von San Francisco. Der Wind scheuchte die Seemöwen herum, und wir beobachteten, wie die Fähre von Sausalito auf die Stadt zuhielt, bis sie aus unserem Blick verschwand. Larry und ich erinnerten uns an unsere Zeit im College: Wir waren Kommilitonen an der George Washington University gewesen und hatten die meisten Seminare gemeinsam besucht – grausige Kurse wie Organische Chemie, Statistik und Vergleichende Anatomie, wo wir jedes Organ und jeden Muskel einer Katze präparierten. Wir schwelgten gerade in Erinnerungen an Tage, die für mich die anstrengendsten meines Lebens waren, als Larry sich in die Geschichte von einer wilden Studentenverbindungsparty mit rüpelhafter Sauferei und vielen netten Studentinnen stürzte.

»Studentenverbindung? Welche Studentenverbindung?«

»TEP natürlich.«

»Wovon redest du denn?«

»Tau Epsilon Pi. Was ist denn los mit dir heute, Irv?«

»Mit mir? Ich bin richtig wütend. Ich habe dich jeden Tag in unseren Collegejahren gesehen und nie von einer Studentenverbindung an der Universität gehört. Warum wurde ich nicht eingeladen, mitzumachen? Warum hast du mich nicht eingeladen?«

»Irv, wie kannst du erwarten, dass ich mich jetzt im Jahr

2014 noch daran erinnere? Wir haben 1949 an der George Washington University angefangen.«

Als Larry und ich auseinandergingen, rief ich meinen guten Freund Herb Kotz in Washington, D.C., an. Herb, Larry und ich waren auf dem College immer zusammen. Wir waren die drei Besten in jedem Seminar, das wir belegten, und wir fuhren jeden Tag zusammen zur Universität und aßen gemeinsam zu Mittag.

»Herb, ich habe gerade mit Larry gesprochen, und er hat mir erzählt, dass er zu einer Studentenverbindung gehörte, TEP an der George Washington University. Wusstest du etwas davon?«

»Na klar, ich war Mitglied bei TEP.«

»WIE BITTE? Du auch? Ich kann es nicht fassen. Warum habt ihr mich nicht gefragt, ob ich auch dazugehören will?«

»Wer weiß denn das nach so langer Zeit noch? Vermutlich habe ich dich gefragt, aber wir haben bloß freitags Bier getrunken, und du mochtest ja kein Bier und hattest damals auch überhaupt kein Interesse an Mädchen – du warst bloß immer mit Marilyn zusammen.«

Bis vor einigen Monaten grollte ich ein wenig wegen dieser Sache, bis Marilyn bei einem großen Hausputz einen Brief aus dem Jahr 1949 fand, der mich bei Tau Epsilon Pi willkommen hieß, und dazu ein Mitgliedszertifikat. Demnach war ich also Mitglied in der Studentenverbindung gewesen, hatte aber niemals an einem Treffen teilgenommen und die Erinnerung vollkommen aus meinem Gedächtnis gelöscht!

* * *

Dieses Ereignis verdeutlicht, wie zugeknöpft und verunsichert ich als junger Student an der George Washington war, die nur fünfzehn Minuten Fahrt von zu Hause entfernt war. Bis heute beneide ich all jene, die angenehme Erinnerungen an ihre Studentenzeit haben – Zusammenhalt, lebenslange Freundschaften mit Zimmergenossen, Kameradschaft im Kontext von Sportveranstaltungen, Studentenulk, Professoren, die wirkliche Mentoren waren, und die Geheimbünde in der Art, wie sie in *Club der toten Dichter* zu sehen sind. Es ist ein Teil des Lebens, den ich völlig verpasst habe, doch ich weiß auch, dass ich so ängstlich war und so wenig Selbstvertrauen hatte, dass es ganz in Ordnung war, dass ich kein Ivy League College besuchte: vermutlich hätte ich eine solche Studentenszene gar nicht genießen oder auch nur überleben können.

In meiner therapeutischen Arbeit hat mich immer erstaunt, wie oft bei meinen Patienten Erinnerungen an Phasen in ihrem eigenen Leben wach werden, wenn ihre Kinder durch die gleichen Phasen gehen. Mir ist dies vor Jahren passiert, als meine Kinder im letzten Schuljahr waren und sich Gedanken über ihr zukünftiges Studium machten, und es passierte auch, als mein Enkel Desmond das Studium aufnahm. Ich war erstaunt, wie viele Hilfsmittel es gab, die ihm und seinen Klassenkameraden halfen, das richtige College zu finden, und es machte mich auch etwas neidisch. Desmond hatte Collegeberater, Handbücher zu den hundert besten kleinen Liberal Arts Colleges und organisierte Gespräche mit College-Werbeteams. Ich kann mich nicht erinnern, dass es zu meiner Zeit irgendwelche Anleitung oder Hilfe dahingehend gab: keine Collegeberater an der Schule, und natürlich hatten meine Eltern und Verwandten keine Ahnung von dem ganzen Verfahren. Außerdem, und dies ist das Entscheidende, kannte ich niemanden an meiner Schule oder in unserem Viertel, der anderswo auf ein College gehen wollte: alle, die ich kannte, entschieden sich für eines der beiden Colleges vor Ort – die University of Maryland oder die George Washington University (beide damals riesige, mittelmäßige und unpersönliche Bildungseinrichtungen). Der Mann meiner Schwester, Morton Rose, hatte starken Einfluss auf mich. Ich hatte großen Respekt vor ihm: er war ein ausgezeichneter Arzt, der sowohl sein Grundstudium als auch das Medizinstudium an der George Washington University absolvierte, und ich ließ mich überzeugen, dass George Washington auch für mich gut genug sein würde, wenn diese Hochschule für ihn gut genug war.

Als mir meine Schule schließlich das Emma K. Karr-Stipendium verlieh – ein Stipendium, das alle Studiengebühren für die George Washington abdeckte –, war die Sache entschieden: auch wenn die Studiengebühren nur dreihundert Dollar pro Jahr betrugen.

Zu dem Zeitpunkt hatte ich das Gefühl, dass mein ganzes Leben, meine ganze Zukunft auf dem Spiel stand. Seit meiner Begegnung mit Dr. Manchester im Alter von vierzehn Jahren wusste ich, dass ich Medizin studieren wollte, aber es war allgemein bekannt, dass die Zulassung für Juden per Quotenregelung streng beschränkt war auf fünf Prozent; die Medizinische Hochschule der George Washington University nahm pro Jahr hundert Studenten auf, und davon waren nur fünf Juden. Die jüdische Schülerverbindung, zu der ich gehörte (Epsilon Lambda Phi) hatte wesentlich mehr als fünf intelligente Schüler, die nach der Schule ein Vorbereitungsstudium für Medizin planten und sich für das Medizinstudium bewerben wollten, und dies war nur eine von mehreren vergleichbaren Verbindungen in Washington. Der Wettbewerb schien ungeheuerlich, und so verschlug ich mich auf eine Strategie: Ich wollte alles andere beiseite lassen, härter als alle anderen arbeiten und so gute Noten bekommen, dass ich die Zulassung zum Medizinstudium bekommen musste.

Es sollte sich allerdings zeigen, dass ich nicht der Einzige war, der so vorging. Offenbar hielten alle mir bekannten jungen Männer, alle Söhne jüdischer Immigranten aus Europa, die nach dem Ersten Weltkrieg in die USA gekommen waren, Medizin für den idealen Beruf. Wenn einer es mit dem Medizinstudium nicht schaffte, dann gab es Zahnmedizin, Jura, Tiermedizin oder als Letztes und am wenigsten begehrenswert für die Idealisten unter uns, im Geschäft des eigenen Vaters einzusteigen. Ein beliebter Witz damals lautete: Ein Jude hat zwei Optionen – entweder er wird Arzt oder ein Versager.

Meine Eltern hatten keinen Einfluss auf meinen Entschluss, auf die George Washington University zu gehen. In jenen Jahren redeten wir nicht viel miteinander: Das Geschäft war dreißig Minuten Fahrt von unserem Haus entfernt, und ich sah außer sonntags wenig von meinen Eltern. Und selbst dann sprachen wir kaum je über etwas Wichtiges. Ich hatte jahrelang kaum mit meiner Mutter gesprochen, seit sie mich beschuldigt hatte, am Herzinfarkt meines Vaters schuld zu sein. Ich hatte mich aus Selbstschutz entschieden, Abstand zu halten. Ich hätte gerne mehr Nähe zu meinem Vater gehabt, aber er und meine Mutter hingen zu sehr aneinander.

Ich erinnere mich, wie ich in meinem letzten Schuljahr meine Mutter zum Geschäft fuhr. Gerade als wir in der Nähe des Soldiers' Home Park waren, fünf Minuten vom Geschäft entfernt, fragte sie mich nach meinen Plänen für die Zukunft. Ich berichtete ihr, dass ich im nächsten Jahr aufs College gehen würde und entschlossen war, mich für das Medizinstudium zu bewerben. Sie nickte mit dem Kopf und wirkte äußerst zufrieden, aber das war dann auch schon alles. Wir sprachen nie wieder über meine Zukunftspläne. Wenn ich jetzt darüber nachdenke, frage ich mich, ob sie und mein Vater irgendwie von mir eingeschüchtert waren, ob sie meinten, sie könnten sich nicht mehr mit mir identifizieren und hätten mich schon an eine Kultur verloren, die sie nicht verstanden.

Trotzdem ging ich davon aus, dass sie meine Studiengebühren und alle sonstigen Ausgaben für das Studium bis zum Ende übernehmen würden. Ungeachtet unserer Beziehung zueinander wäre es im Denken meiner Eltern gar nicht anders vorstellbar gewesen, und ich bin bei meinen Kindern ihrem Beispiel gefolgt.

Demnach war das Grundstudium für mich und meine engsten Freunde nicht das Traumziel: Es war ein Hindernis, das es so schnell wie möglich zu überwinden galt. Normalerweise begann man das Medizinstudium nach vier Jahren College und mit einem Bachelor, aber gelegentlich wurden hervorragende Bewerber schon nach drei Jahren Grundstudium aufgenommen, wenn sie alle für das Medizinstudium erforderlichen Kurse absolviert hatten. Ich entschied mich, wie meine Freunde, für diesen Plan und schrieb mich fast ausschließlich für die vorgeschriebenen Kurse ein (Chemie, Physiologie, Biologie, Physik, Anatomie der Wirbeltiere und Deutsch).

Woran kann ich mich aus dieser Collegezeit erinnern? In meinen drei Collegejahren habe ich nur drei Wahlkurse belegt, und dies waren ausschließlich Literaturseminare. Ich wohnte zu Hause und leistete ein brutales Pensum: harte Arbeit, pauken, Laborexperimente, die ganze Nacht durcharbeiten zur Vorbereitung auf Prüfungen, sieben Tage die Woche lernen.

Warum dieser Wahnsinn? Warum diese Eile? Es wäre für mich oder auch für alle meine engen Freunde völlig undenkbar gewesen, so etwas wie eine Auszeit zu nehmen, ein freiwilliges Jahr bei einer Organisation wie dem Peace Corps (das es damals noch nicht gab) zu machen oder humanitären Dienst in einem anderen Land zu leisten oder eine der vielen Möglichkeiten zu ergreifen, wie sie heutzutage in der Welt meiner Kinder und ihrer Freunde so selbstverständlich sind. Für uns alle galt der ständige Druck, im Bewerbungsverfahren für das Medizinstudium mitzuhalten. Niemand von uns hätte sich je länger als nötig Zeit genommen, um mit dem Medizinstudium zu beginnen. Aber ich spürte noch einen zusätzlichen Druck: Ich musste meine Beziehung mit Marilyn mit all dem vereinbaren. Ich musste erfolgreich sein und ihr zeigen, dass ich eine solide Karriere vor mir hatte und ein so beeindruckender Mann würde, den sie zu heiraten bereit wäre. Sie war ein halbes Jahr später mit dem Schulabschluss dran, und ihre Französischlehrerin drängte Marilyn, sich am Wellesley College zu bewerben, wo sie sofort angenommen wurde. In ihrem letzten Schuljahr gab ihr ihre Mentorin in der Studentinnenverbindung den Rat, dass sie zu jung sei, um sich jetzt schon festzulegen, und wenigstens gelegentlich mit anderen jungen Männern ausgehen sollte. Mir passte das natürlich gar nicht, und ich kann mich noch heute an die Namen der beiden Jungen erinnern, mit denen sie sich gelegentlich traf. Sobald sie nach Wellesley aufbrach, bekam ich furchtbare Angst, sie zu verlieren: Ich meinte, mit den Ivy League-Studenten, die sie dort kennenlernen würde, nicht mithalten zu können. Ich schrieb ihr ständig und brachte meine Sorge zum Ausdruck, dass ich für sie nicht interessant genug sein könnte, dass sie sich mit anderen Männern traf und dass ich sie verlieren würde. Damals verbrachte ich mein ganzes Leben in den Naturwissenschaften, an denen Marilyn in keiner Weise interessiert war. Ich bewahrte Marilyns Briefe auf, und vor einigen Jahren veröffentlichte *Wellesley*, die Zeitschrift ihres Colleges, einige von ihnen.

* * *

In jenen Jahren war ich so niedergeschlagen vor Angst und hatte solche Schlafstörungen, dass ich einen Therapeuten hätte aufsuchen sollen, aber damals war dies keine Option. Aber wenn ich einen Therapeuten wie mich aufgesucht hätte, stelle ich mir das Gespräch etwa folgendermaßen vor:

Dr. Yalom: Sie haben am Telefon gesagt, Ihre Angst sei fast unerträglich. Sagen Sie mehr dazu.

Irvin: Schauen Sie sich doch meine Fingernägel an, ganz

runtergekaut. Ich schäme mich dafür, und ich versuche, meine Fingernägel zu verbergen, wenn ich mit anderen zusammen bin: Schauen Sie sich das an. Ein Druck wie von einem Schraubstock in der Brust. Mein Schlafrhythmus ist vollkommen durcheinander. Ich putsche mich mit Amphetaminen und Kaffee auf, um die Nacht durchzuhalten und für die Prüfungen zu lernen, und jetzt kann ich nicht mehr ohne Schlaftabletten schlafen.

Dr. Yalom: Was nehmen Sie denn?

Irvin: Seconal, jede Nacht.

Dr. Yalom: Wer verschreibt Ihnen das?

Irvin: Ich stibitze es bei meinen Eltern. Seit ich mich erinnern kann, werfen sie beide jede Nacht Seconal ein. Ich habe mich schon gefragt, ob Schlaflosigkeit vielleicht erblich ist.

Dr. Yalom: Sie haben viel akademischen Druck in diesem Jahr erwähnt. Wie war Ihr Schlaf in den früheren Jahren, beispielsweise in der Schule?

Irvin: Manchmal hatte ich einen zu starken sexuellen Druck, und ich musste masturbieren, um einschlafen zu können. Aber ansonsten habe ich gut geschlafen, bis zu diesem Jahr.

Dr. Yalom: Das liefert die Antwort auf Ihre Frage, ob Schlaflosigkeit genetisch bedingt ist. Meinen Sie, dass Ihre Mitstudenten genauso viel Angst und dieselben Schlafprobleme haben wie Sie?

Irvin: Das bezweifle ich – die nicht-jüdischen Medizinstudenten, die ich kenne, bestimmt nicht. Sie wirken entspannter. Einer von ihnen ist Pitcher im George Washington Baseballteam, andere haben viele Dates oder sind mit Veranstaltungen ihrer Studentenverbindung beschäftigt.

Dr. Yalom: Dies legt also nahe, dass es weder genetisch noch umweltbedingt ist, sondern vielmehr eine Folge davon, wie speziell, oder sollten wir vielleicht sagen, einzigartig, Sie auf Ihre Umgebung reagieren.

Irvin: Ich weiß, ich weiß – ich bin ein Fanatiker. Ich lerne für jeden Kurs übermäßig viel, und dies für jede Prüfung, die ich je abgelegt habe. Immer wenn eine Tabelle der Bewertungen von einer Prüfung ausgehängt wird, sehe ich die Klassenkurve, und dann sehe ich meine Punktzahl, ein Ausreißer, weit über der Punktzahl, die ich gebraucht hätte für ein Sehr gut. Aber ich brauche Sicherheit: ich mache mich verrückt.
Dr. Yalom: Warum das? Was steckt Ihrer Meinung nach dahinter?
Irvin: Zum Einen ist da die Quote von fünf Prozent für Juden, die zum Medizinstudium zugelassen werden: Das ist schon Druck genug!
Dr. Yalom: Aber Sie haben gesagt, dass Sie übermäßig viel lernen. Dass ein Sehr gut nicht genug war – es musste noch besser sein. Machen sich Ihre engen jüdischen Freunde in derselben Situation genau so verrückt?
Irvin: Sie arbeiten auch hart. Wir lernen oft zusammen. Aber sie machen sich nicht so verrückt wie ich. Vielleicht ist ihr Familienleben angenehmer. Sie haben andere Dinge im Leben, sie gehen aus, spielen Basketball – ich denke, sie haben mehr Ausgleich.«
Dr. Yalom: Und *Ihr* Ausgleich? Wie sieht der aus?
Irvin: Etwa fünfundachtzig Prozent Lernen und fünfzehn Prozent Sorgen.
Dr. Yalom: Haben die fünfzehn Prozent Sorgen mit der Zulassung zum Medizinstudium zu tun?
Irvin: Ja, und noch etwas – meine Beziehung zu Marilyn. Ich möchte unbedingt, unter allen Umständen, mein Leben mit ihr teilen. Wir waren auf der High School die ganze Zeit zusammen.
Dr. Yalom: Treffen Sie sich jetzt?
Irvin: Sie geht die nächsten vier Jahre aufs Wellesley College in Massachusetts, aber wir schreiben uns fast jeden Tag. Ich

rufe manchmal an, aber Ferngespräche sind viel zu teuer. Meine Mutter macht mir die Sache sehr schwer. Marilyn liebt Wellesley und führt dort ein normales gesundes Studentenleben, wozu auch Treffen mit anderen Jungs gehören, und jedes Mal, wenn sie auf einen Studenten von Harvard anspielt, mit dem sie ausgegangen ist, flippe ich völlig aus.«

Dr. Yalom: Sie haben Angst? ...

Irvin: Das ist ja klar – dass sie einen Jungen kennenlernt, der ihr mehr zu bieten hat, der besser aussieht, Upper Class, gebildete Familie, eine bessere Zukunft vor sich hat – diese ganzen Dinge.«

Dr. Yalom: Und was bieten Sie? ...

Irvin: Genau deshalb bedeutet die Zulassung zum Medizinstudium alles für mich. Ich habe das Gefühl, dass sonst nicht viel für mich spricht.

Dr. Yalom: Gehen Sie mit anderen Frauen aus?

Irvin: Nein, dafür habe ich keine Zeit.

Dr. Yalom: Also führen Sie ein Mönchsleben? Aber das muss ja hart sein, vor allem, wenn sie es nicht tut.

Irvin: Genau! Mit anderen Worten, ich bin treu, und sie ist es nicht.

Dr. Yalom: Normalerweise sind dies auch die Jahre, in denen einen sexuelle Begierden umtreiben.

Irvin: Jawohl, ich bin ganz verrückt danach, manchmal bin ich völlig von Sex besessen. Aber was soll ich tun? Ich kann mich doch nicht mit einem Mädchen treffen und sagen, »Ich bin in eine andere verliebt, die weit weg lebt, und ich will von dir nur Sex«. Soll ich also lügen? Darin bin ich nicht gut. Ich bin nicht, was man so aalglatt nennt. Ich habe dauernd Tagträume, dass ich eine gut aussehende, richtig geile Nachbarin von nebenan kennenlerne, die sich nach Sex sehnt, während ihr Ehemann gerade verreist ist. Das wäre ideal. Vor allem dieses Nebenan – ohne Zeit zu verschwenden.

Dr. Yalom: Irvin, ich bin sicher, dass Sie sich viel unwohler in Ihrer Haut fühlen, als es sein muss. Ich glaube, dass Sie von etwas Therapie profitieren könnten – Sie tragen eine Menge Angst mit sich herum, und es gibt viel, woran sie arbeiten sollten: zu verstehen, warum Ihr Leben so aus dem Gleichgewicht geraten ist, warum Sie so ehrgeizig sind, warum Sie meinen, Sie hätten so wenig zu bieten, warum Sie für diese Frau so erstickend sind, dass Sie sie damit vielleicht abstoßen könnten. Ich glaube, ich könnte Ihnen helfen, und ich schlage vor, dass wir uns ab jetzt zwei Mal pro Woche treffen.

Irvin: Zweimal pro Woche? Ich brauche fast eine halbe Stunde, um hier herzukommen – und eine halbe Stunde zurück. Das sind vier Stunden pro Woche. Und ich habe fast jede Woche eine Prüfung.

Dr. Yalom: Ich habe geahnt, dass Sie so reagieren würden. Also möchte ich auf etwas Weiteres hinweisen. Sie haben das nicht gesagt, aber ich habe das deutliche Gefühl, dass Sie im Laufe Ihres Medizinstudiums Psychiatrie besonders interessant finden könnten, und wenn dem so sein sollte, würden die Stunden, die wir miteinander verbringen, einem doppelten Zweck dienen: Sie würden Ihnen nicht nur helfen, sondern Sie würden dadurch ein besseres Verständnis für dieses Fach gewinnen.

Irvin: Ich kann den Vorteil daran durchaus sehen, aber diese Zukunft kommt mir so … so … futuristisch vor. Im Moment lauert die Angst, und ich mache mir Sorgen, dass es mir nur noch mehr Angst einjagen würde. Dass wir das hier in unseren Gesprächen auffangen könnten, bezweifele ich. Lassen Sie mich darüber nachdenken!

In der Rückschau wünsche ich, ich hätte als junger Student tatsächlich eine Therapie begonnen, aber in den 1950er Jahren kannte ich niemanden, der eine Psychotherapie machte. Irgendwie habe ich diese drei fürchterlichen Jahre überstanden. Es half enorm, dass Marilyn und ich die Sommer gemeinsam als Tutoren verbrachten. Jene Tage im Camp waren ohne akademischen Stress, und ich sonnte mich in meiner Liebe zu ihr und kümmerte mich um die jungen Leute im Camp und spielte und unterrichtete Tennis und freundete mich mit Jungen an, die an etwas anderem interessiert waren als Medizin. In einem Jahr war mein Mittutor Paul Horn, der später ein berühmter Flötist wurde, und wir blieben bis zu seinem Tod befreundet.

Abgesehen von diesen Sommerintervallen waren meine Jahre im College gnadenlos hart, die Lehrveranstaltungen waren riesig, und es gab nur minimalen Kontakt mit den Professoren. Doch trotz der Spannung und der riesigen, geistlosen Vorlesungen fand ich den Inhalt aller naturwissenschaftlichen Kurse faszinierend. Dies traf vor allem auf Organische Chemie zu – ich fand den Benzolring mit seiner Schönheit und Schlichtheit, verbunden mit der endlosen Komplexität, faszinierend, und zweimal verdiente ich mir im Sommer Taschengeld, indem ich als Tutor für andere Studenten in Organischer Chemie arbeitete. Meine Lieblingskurse waren allerdings meine drei Wahlkurse – die Literaturkurse – *Moderne amerikanische Lyrik*, *Dramen der Welt* und *Die Entwicklung des Romans*. Ich fühlte mich in diesen Kursen lebendig und genoss die Pflichtlektüren und schriftlichen Hausarbeiten – die einzigen, die ich im College schrieb.

Mein Seminar *Dramen der Welt* habe ich besonders gut in Erinnerung. Es war das kleinste Seminar, das ich je besuchte – nur vier Studenten –, und der Inhalt war fesselnd. In diesem Seminar hatte ich den einzigen bemerkenswerten persönlichen Kontakt mit einer Dozentin, einer attraktiven Frau mittleren Alters, die ihr blondes Haar als straffen Dutt trug und mich einmal bat, in ihr Büro zu kommen. Sie besprach meine Arbeit über *Der gefesselte Prometheus* von Aischylos äußerst positiv und meinte, mein Schreiben sei hervorragend und mein Denken eigenständig, und fragte mich, ob ich mir eine Karriere in den Geisteswissenschaften vorstellen könnte. Bis zum heutigen Tag kann ich mich an ihr strahlendes Gesicht erinnern – sie war die einzige Professorin, die mich beim Namen kannte.

Abgesehen von einem *Gut plus* in einem Deutschkurs hatte ich im College einen glatten *Sehr-gut-plus*-Durchschnitt, aber trotzdem war das Bewerbungsverfahren für das Medizinstudium eine Nerven aufreibende Sache. Ich bewarb mich an neunzehn Hochschulen, und bekam achtzehn Ablehnungen und eine Zulassung (die George Washington Medical School konnte mich als Undergraduate von George Washington mit einem Durchschnitt von fast 1.0 nicht ablehnen.) Der Antisemitismus in dem Auswahlverfahren für das Medizinstudium brachte mich nicht aus der Fassung – der war so allgegenwärtig, und ich kannte nichts anderes, und nach dem Beispiel meiner Eltern nahm ich ihn einfach als gegeben hin. Ich habe nie eine aktivistische Haltung vertreten oder mich über das unfaire System aufgeregt. Wenn ich jetzt zurückschaue, glaube ich, dass es an meinem geringen Selbstwertgefühl lag, dass ich nicht aufbegehrte – ich hatte mich in die Weltsicht meiner Unterdrücker ergeben.

Ich spüre noch die Erregung, die mich überkam, als ich das Zulassungsschreiben der George Washington bekam: Ich war noch nie im Leben so aufgeregt gewesen. Ich eilte zum Telefon, um Marilyn anzurufen. Sie versuchte, begeistert zu wirken, aber sie hatte nie daran gezweifelt, dass ich zugelassen würde. Mein Leben veränderte sich von da an – plötzlich hatte ich freie Zeit. Ich nahm einen Dostojewski-Roman zur Hand und fing wieder an zu lesen. Ich bewarb mich beim Tennisteam der Universität und konnte bei einem Universitäts-Doppel-Turnier mitspielen, und ich trat dem Schachteam der Universität bei, wo ich am zweiten Brett bei mehreren Turnieren gegen andere Hochschulen mitspielte.

* * *

Das erste Jahr des Medizinstudiums empfand ich als das schlimmste Jahr meines Lebens, nicht nur wegen der akademischen Anforderungen, sondern weil Marilyn für ihr Auslandsstudium in Frankreich war. Ich zog mich zurück und lernte auswendig, was ich lernen sollte, und arbeitete vielleicht noch härter als in den Jahren zuvor. Das einzige Vergnügen im Medizinstudium war meine Beziehung zu Herb Kotz und Larry Zaroff, meinen Freunden fürs Leben. Sie waren in der Anatomie meine Partner, als wir unsere Leiche sezierten, die wir Agamemnon tauften.

Weil ich nicht länger von Marilyn getrennt leben wollte, entschied ich mich gegen Ende des ersten Studienjahrs, nach Boston zu gehen, und wurde – erstaunlicherweise – mit meinen bisherigen Leistungsnachweisen zum Medizinstudium an der Boston University zugelassen, und als Marilyn von ihrem Frankreichjahr zurückkehrte, verlobten wir uns. In Boston mietete ich ein Zimmer in einem großen vierstöckigen Boardinghouse in der Marlborough Street im Stadtteil Back Bay. Es war mein erstes Jahr weg von meinem Elternhaus, und mein Leben begann sich innerlich und äußerlich zu verbessern. Im selben Haus wohnten noch andere Medizinstudenten, und ich fand schnell Freunde. Schon bald fuhren drei oder vier von uns jeden Tag gemeinsam zur Universität. Einer von ihnen, Bob Berger, sollte mein Leben lang ein guter Freund sein. Später mehr über Bob.

Aber die pièce de résistance meines Lebens in Boston im zweiten Jahr als Medizinstudent waren meine Wochenenden

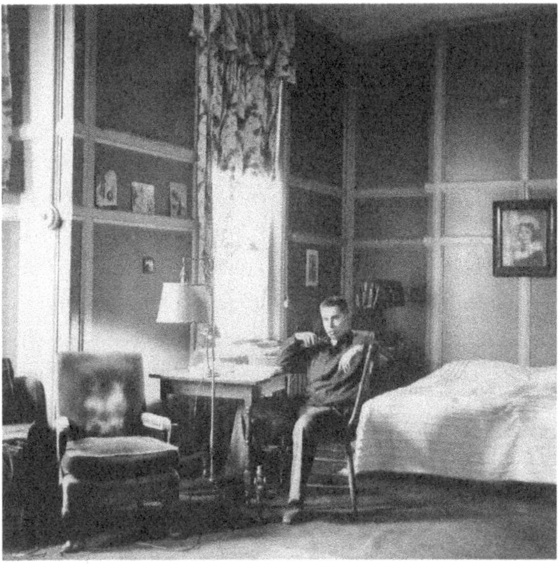

Das Zimmer des Autors in Boston während des Medizinstudiums, 1953.

mit Marilyn. Das Wellesley College hatte eine sehr strikte Regelung, wie unbegleitete Studentinnen die Nacht außerhalb des Campus verbringen durften, und so musste Marilyn jede Woche irgendeine plausibel klingende Entschuldigung erfinden, um gehen zu dürfen und eine Einladung von einem aufgeschlossenen Freund anzunehmen. Wir lernten einen Teil des Wochenendes, fuhren die Küste von Neuengland entlang, besuchten die Museen in Boston und aßen im Restaurant Durgin Park zu Abend.

Auch mein Innenleben veränderte sich. Ich machte mich nicht mehr so verrückt, war nur noch etwas ängstlich, und endlich konnte ich wieder gut schlafen. Schon im ersten Jahr des Medizinstudiums wusste ich, dass ich in die Psychiatrie gehen würde, obwohl ich nur wenige Vorlesungen in Psychiatrie hatte und nie mit einem Psychiater gesprochen hatte. Ich glaube, ich hatte mich schon vor dem Medizinstudium für die Psychiatrie entschieden: Es hatte mit meiner Leidenschaft für Literatur zu tun und mit der Erwartung, dass die Psychiatrie mich all den großen Schriftstellern, die ich liebte, näher bringen würde. Ich fühlte mich sowohl zur Medizin wie zur Literatur hingezogen. Mein größtes Vergnügen war es, mich in der Welt eines Romans zu verlieren, und ich bildete mir ein, dass ein Mensch im Leben nichts Besseres tun kann, als einen guten Roman zu schreiben. Ich war immer begierig auf Geschichten, und seit ich das erste Mal als Heranwachsender Robert Louis Stevensons *Die Schatzinsel* gelesen hatte, bin ich gerne tief in die Erzählungen eingetaucht, die uns große Literatur bietet. Selbst jetzt im Alter von fünfundachtzig kann ich es, während ich diese Zeilen schreibe, kaum erwarten, mich heute Abend wieder in Joseph Roths *Radetzkymarsch* zu vertiefen. Ich teile mir den Text ein und kämpfe gegen die Lust an, alles auf einmal zu verschlingen. Und wenn die Geschichte, wie in diesem Buch, mehr als die Erzählung einer Lebensgeschichte ist, sondern das Begehren, die Ängste und die Sinnsuche des Menschen untersucht, dann fasziniert mich das. Und auch, dass das dramatische Geschehen doppelt bedeutsam ist – nicht nur im Hinblick auf ein einzelnes Menschenleben, sondern auf einen parallelen Prozess, der sich in der gesamten Kultur abspielt, also in Österreich-Ungarn vor dem Ersten Weltkrieg.

Trotz meiner Liebe zur Literatur war die Medizin niemals eine falsche Entscheidung, weil ich mich immer für die Naturwissenschaften, insbesondere für Biologie, Embryologie und Biochemie, begeisterte. Und dann war da auch dieser dringende Wunsch zu helfen und anderen weiterzugeben, was ich damals in meiner schwierigen Situation von Dr. Manchester bekommen hatte.

12

HEIRAT MIT MARILYN

Als wir 1954 heirateten, war Marilyn schon eingeschworen frankophil. Nachdem sie im dritten Studienjahr ein Jahr in Frankreich verbracht hatte, träumte sie von einer Hochzeitsreise nach Europa, während ich als Provinzjunge, der nie über den Nordosten der Vereinigten Staaten hinausgekommen war, nicht das geringste Interesse daran hatte, eine Reise ins Ausland anzutreten. Aber sie war geschickt: »Wie wäre es mit Flitterwochen in Frankreich auf dem Motorrad?« Sie wusste, dass ich für Motorräder schwärmte, und sie wusste auch, dass man so etwas in den USA nicht mieten konnte. »Aber schau dir das mal an«, sagte sie und reichte mir eine Werbung für Vespa-Vermietungen in Paris.

Also brachen wir nach Paris auf, wo ich bei einer Mietstation in der Nähe des Arc de Triomphe recht aufgeregt eine große Vespa aussuchte. Auch wenn ich noch nie eine Vespa angefasst, geschweige denn gefahren hatte, musste ich dem misstrauischen Manager des Büros versichern, dass ich ein erfahrener Vespa-Fahrer war. Ich bestieg die Vespa und fragte den Manager so entspannt wie möglich, wo der Anlasser und das Gaspedal seien. Er blickte mich besorgt an, während er mir den kleinen Startknopf zeigte und erklärte, dass man das Gas durch Drehen der Griffe kontrollierte. »Oh, das ist in den USA anders«, bemerkte ich, und ohne ein weiteres Wort machte ich mich zu einer Übungsfahrt auf, während Marilyn klugerweise in einem Café in der Nähe der Mietstation auf mich wartete. Leider war ich in einer Einbahnstraße, die direkt in die zehnspurige hektische Hauptverkehrsstraße mündete, welche um den Arc de Triomphe herumführte. Diese Neunzig-Minuten-Fahrt gehört zu den schrecklichsten Erlebnissen meines Lebens: Autos und Taxis brausten auf beiden Seiten an mir vorbei, mit Gehupe, heruntergerollten Fenstern, Geschrei und drohenden Fäusten. Ich verstand kein Französisch, aber ich hatte das Gefühl, dass die schrillen Worte, die mir zugerufen wurden, keineswegs »Willkommen in Frankreich« bedeuteten. Ich blieb bestimmt dreißigmal während meiner heldenhaften Umfahrung des Arc de Triomphe stehen, aber eineinhalb Stunden später, als ich wieder vor dem Café neben der Mietstation vorfuhr, um meine Frau abzuholen, konnte ich Vespa fahren.

* * *

Drei Wochen zuvor, am 27. Juni 1954, hatten wir in Maryland geheiratet, und unser Hochzeitslunch fand im Indian Springs Country Club statt, der Samuel Eig, einem wohlhabenden Onkel von Marilyn, gehörte. Gleich danach bemühte ich mich darum, Geld für unsere Ferien in Europa aufzutreiben – meine Eltern unterstützten mich und zahlten die Studiengebühren für das Medizinstudium, so dass ich keinesfalls um Unterstützung für diese Reise bitten konnte. In den letzten Jahren hatten mein Vetter Jay (der um dreißig Dollar mit mir gewettet hatte, dass ich Marilyn nicht heiraten werde) und ich Feuerwerkskörper für den 4. Juli verkauft. Das vergangene Jahr war für unser Geschäft wegen schwerer Regenfälle am 3. und 4. Juli eine Katastrophe gewesen, und wir hatten die Idee, die gesamten Reste von anderen Feuerwerksständen zu einem niedrigen Preis aufzukaufen und für das Folgejahr in riesigen Ölfässern aus Stahl aufzubewahren. Im Jahr zuvor hatten wir diese Auf-

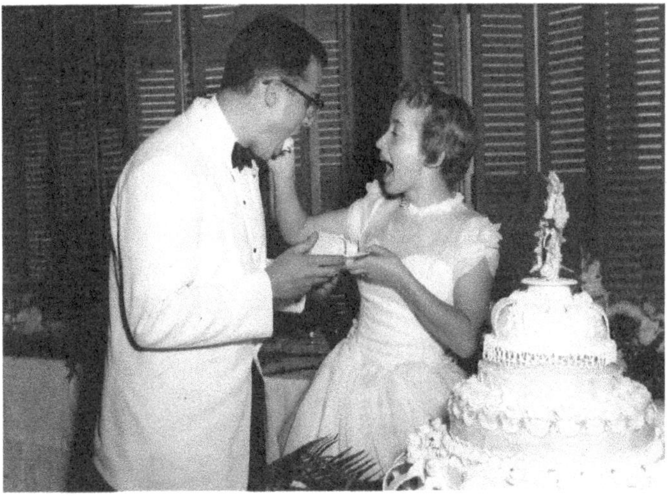

Hochzeit, 1954.

bewahrungsart getestet, und die alten Feuerwerkskörper funktionierten perfekt. Anfang Juli 1954 waren wir mit traumhaftem Wetter gesegnet, und ich verdiente mehr als genug Geld für eine Europareise mit meiner Braut.

Sobald wir die Vespa gemietet hatten, fuhren Marilyn und ich mit unseren kleinen Rucksäcken hintendrauf aufs Land. Drei Wochen lang fuhren wir durch das Loire-Tal, die Normandie und die Bretagne und besichtigten schöne Schlösser und Kirchen und waren verzaubert von dem wunderbaren Blau der Glasfenster der Kathedrale von Chartres. In Tours besuchten wir die reizende Familie, bei der Marilyn in ihren ersten zwei Monaten ihres Auslandsjahres gewohnt hatte. Jeden Tag aßen wir unterwegs auf wunderschönen Wiesenplätzen mit himmlischem Baguette, Wein und Käse zu Mittag. Marilyn aß auch gerne Schinken. Ihre Eltern waren eher säkularisiert und hielten sich nicht an religiöse Essensvorschriften, während ich zu der großen Truppe irrationaler Juden gehöre, die zwar jeglichen

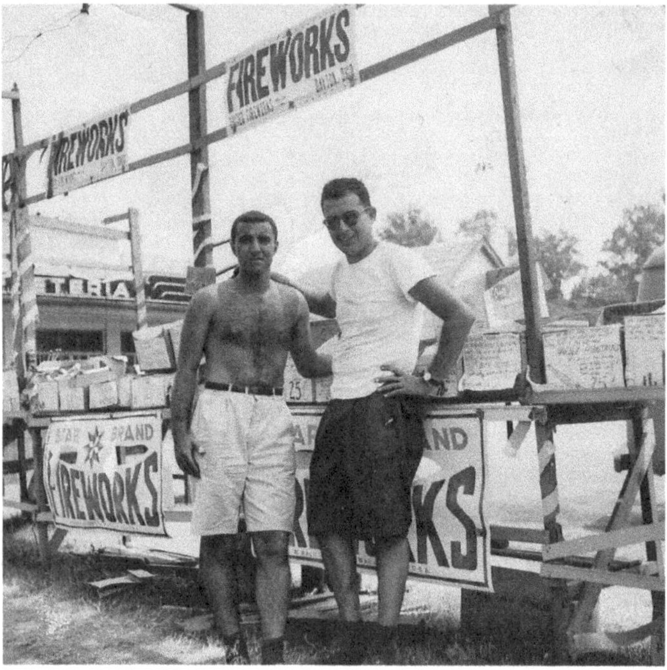

Feuerwerksstände für den 4. Juli mit Jay Kaplan und dem Autor, Washington, D.C., 1954.

religiösen Glauben ablehnen, aber trotzdem kein Schweinefleisch essen (außer natürlich Schweineohren in chinesischen Restaurants). Nach drei Wochen kehrten wir nach Paris zurück, nahmen einen Zug nach Nizza und mieteten einen winzigen Fiat Topolino, mit dem wir einen Monat lang durch Italien fuhren. Von unserer Italienreise habe ich besonders lebhaft unsere erste Nacht in einem kleinen Gasthof direkt an der Mittelmeerküste in Erinnerung. Als Nachspeise des Pauschaldinners wurde eine große Schale mit Obst auf den Tisch gestellt. Wir waren begeistert: Das Geld wurde knapp, und wir stopften uns die Taschen mit Obst für den nächsten Tag voll. Als wir am nächsten Morgen unsere Rechnung bezahlten, standen wir ziemlich dumm da, denn wir erfuhren, dass die Früchte sorgfältig abgezählt waren und wir für jedes geklaute Stück Obst heftig zur Kasse gebeten wurden.

Obgleich es eine göttliche Reise war, erinnere ich mich, dass ich oft ungeduldig und nervös war, vielleicht war es der Kulturschock, vielleicht wusste ich nicht, wie ich ohne Plackerei und Lernen leben sollte. Dieses Gefühl, mich nicht wohl in meiner Haut zu fühlen, plagte mich im jungen Erwachsenenalter ständig. Von außen betrachtet, klappte alles bestens: Ich hatte die Frau geheiratet, die ich liebte, ich war zum Medizinstudium zugelassen worden und brachte jeden Tag hervorragende Leistungen, aber tief im Inneren fühlte ich mich nie entspannt, nie meiner selbst sicher und konnte die Quelle meiner Angst nicht greifen. Ich hatte das undeutliche Gefühl, dass ich in meiner frühen Kindheit sehr verletzt worden war, dass ich nicht dazugehörte, dass ich nicht so wertvoll und der Dinge nicht so würdig wie andere wäre. Wie gerne würde ich diese Reise noch einmal machen mit der Gelassenheit meines heutigen Ich!

* * *

Heute, nach über sechzig Jahren, muss ich immer lächeln, wenn ich mich an unsere Flitterwochen erinnere. Die Einzelheiten unserer Hochzeit dagegen sind verblasst – außer einer Szene: gegen Ende des großen Hochzeitsessens kam Marilyns Onkel, Sam Eig, auf mich zu. Der strenge und unnahbare Familienpatriarch, der einen beträchtlichen Teil von Silver Spring, Maryland, gebaut hatte und mit dem Gouverneur auf gutem Fuß stand, Straßen nach seinen Kindern benannte und sich bisher nicht dazu herabgelassen hatte, mit mir zu sprechen, legte seinen Arm um meine Schultern und flüsterte mir ins Ohr, während er mit dem anderen Arm den versammelten Gästen zuwinkte: »Glückwunsch, mein Junge. Du hast das große Los gezogen.«

Onkel Sams wohlwollende Worte bewahrheiten sich noch immer: Es vergeht kaum ein Tag, ohne dass ich dankbar dafür bin, mein Leben mit Marilyn zu verbringen.

13

MEINE ERSTE PSYCHIATRISCHE PATIENTIN

Im Frühjahr 1955, im dritten Jahr meines Medizinstudiums, absolvierte ich mein klinisches Praktikum in der Psychiatrie, und zwar in der Ambulanz des Städtischen Krankenhauses von Boston. Jeder Medizinstudent hatte die Aufgabe, einen Patienten zwölf Wochen lang zu behandeln und diesen Patienten bei einer offiziellen Fallbesprechung vorzustellen, an der andere Praktikanten und ein Dutzend Fakultätsmitglieder teilnahmen, unter ihnen viele einschüchternde Mitglieder der Psychoanalytischen Vereinigung von Boston. Ich war bei den Präsentationen anderer Studenten dabei gewesen, und die brutalen Reaktionen der Professoren, die miteinander wetteiferten, ihre Kompetenz und Gelehrsamkeit zu demonstrieren, ohne einen Funken Takt oder Empathie an den Tag zu legen, fand ich furchtbar.

Ich war mit meiner Vorstellung dran, nachdem ich meine Patientin in etwa acht Sitzungen gesehen hatte, und mir war sehr bange, als ich anfing. Ich hatte mich dafür entschieden, nicht dem Beispiel meiner Vorgänger zu folgen, die nach der offiziellen, herkömmlichen Struktur die wesentlichen Beschwerden des Patienten, die Vorgeschichte, Familiengeschichte, Bildungsstand und formale psychiatrische Untersuchung vortrugen. Stattdessen tat ich, was mir am Leichtesten fiel: ich erzählte eine Geschichte. In unumwundener Sprache beschrieb ich meine acht Begegnungen mit Muriel, einer schlanken, attraktiven jungen Frau mit kräftigen roten Haaren, niedergeschlagenem Blick und zittriger Stimme. Ich beschrieb unsere erste Begegnung, bei der ich zu Beginn gesagt hatte, ich sei Medizinstudent und gerade am Anfang meiner Ausbildung und werde sie in den nächsten zwölf Wochen sehen. Ich fragte sie, warum sie unsere Klinik aufgesucht habe, und sie antwortete mit sanfter Stimme: »Ich bin eine Lesbe.«

In dem Moment zögerte ich, schluckte schwer und antwortete: »Ich weiß nicht, was das bedeutet. Könnten Sie mir das erklären?«

Und das tat sie dann auch – sie erklärte mir, was das Wort »lesbisch« bedeutet und wie ihr Leben so aussah. Ich stellte helfende Fragen und sagte, dass ich ihren Mut bewundere, so offen zu sein, und dass ich alles dazu tun würde, ihr in den nächsten drei Monaten zu helfen.

Zu Beginn meiner nächsten Sitzung mit Muriel gestand ich ihr, wie peinlich es mir gewesen war, mein Unwissen zuzugeben. Sie sagte, unser Gespräch sei für sie ein Durchbruch gewesen: Ich sei der erste Mann gewesen, dem sie ihre wahre Geschichte enthüllte, und dass es gerade meine Ehrlichkeit war, durch die sie so offen sein konnte.

Ich berichtete den Kollegen, dass Muriel und ich sehr gut miteinander auskamen, dass ich mich auf unsere Termine freute, dass wir über ihre Probleme mit ihrer Partnerin genau so redeten, wie wir jede andere menschliche Beziehung besprechen würden, dass sie mir jetzt offen in die Augen schauen könne, dass sie wieder ins Leben finde. Und ich erwähnte, dass sie nach ihren Worten bedaure, dass wir nur noch vier Stunden zusammen hätten. Am Ende meines Vortrag setzte ich mich, senkte den Kopf und machte mich auf die Angriffe gefasst.

Aber es passierte nichts. Niemand sagte etwas. Nach langem Schweigen erklärten Dr. Malamud, der Abteilungsleiter, und Dr. Bandler, ein bekannter Analytiker, einvernehmlich, meine

Präsentation spreche für sich, und sie hätten keine weiteren Anmerkungen. Alle anderen Professoren rund um den Tisch gaben nacheinander ähnliche Kommentare ab. Ich verließ die Besprechung fassungslos: Ich hatte lediglich eine Geschichte erzählt, die mir so natürlich und selbstverständlich vorkam. Es war mir leichtgefallen. In meinem bisherigen College- und Medizinstudium hatte ich mich immer unscheinbar gefühlt, aber in diesem Moment änderte sich alles. Ich verließ das Zimmer mit dem Gedanken, dass ich diesem Bereich etwas Besonderes zu bieten hätte.

* * *

Das Eheleben war in meinen letzten beiden Jahren als Medizinstudent wunderbar und anstrengend zugleich. Das Geld war knapp, und im Wesentlichen wurden wir von meinen Eltern unterstützt. Marilyn verdiente etwas Geld, indem sie Teilzeit in einer Zahnarztpraxis jobbte, während sie sich auf ihren Master in Fremdsprachendidaktik an der Harvard University vorbereitete. Ich selbst verdiente mir etwas dazu, indem ich im Krankenhaus Blut spendete. Ich hatte mich auch als Samenspender beworben, aber der Urologe teilte mir mit, dass die Gesamtzahl meiner Spermien zu gering sei, und riet mir, das Kinderkriegen nicht hinauszuschieben.

Wie falsch er lag! Marilyn war bereits in unseren Flitterwochen schwanger geworden. Der zweite Vorname unserer Tochter Eve ist »Frances«, eine Anspielung auf »made in France«, und eineinhalb Jahre später, in meinem vierten Jahr des Medizinstudiums, wurde Marilyn wieder schwanger.

Meine klinischen Praktika in den letzten beiden Studienjahren brachten lange Arbeitszeiten mit sich, aber inzwischen hatte sich meine Angst gelegt, und stattdessen stellten sich redliche Müdigkeit und das befriedigende Gefühl ein, Patienten helfen zu können. Ich verschrieb mich der Psychiatrie immer mehr und begann, mich umfassend in dieses Gebiet einzulesen. Bestimmte grausige Szenen aus meinen psychiatrischen Praktika sind mir noch in Erinnerung: ein Raum mit menschlichen Gestalten im Staatlichen Krankenhaus in Boston – eine ganze Station mit katatonischen Patienten, die ihr Leben in vollkommener Starre verbrachten. Die Patienten waren stumm und verharrten stundenlang in einer Position, manche neben ihrem Bett, andere am Fenster, manche im Sitzen, manchmal flüsternd, aber meistens schweigend. Das Personal konnte nicht mehr tun, als ihnen Essen zu geben, sie am Leben zu halten und freundlich mit ihnen zu sprechen.

Solche Szenen konnte man Mitte der 1950er Jahre in jedem größeren Krankenhaus sehen, noch gab es die ersten Tranquilizer nicht, dann zuerst Thorazin, kurz danach Stellazin, schließlich kam eine Flut neuer, noch wirksamerer Tranquilizer.

Eine weitere Szene im Staatlichen Krankenhaus von Boston ist mir in Erinnerung geblieben: Irgendwann im Praktikum konnte ich beobachten, wie Dr. Max Day, ein Psychiater von der Harvard University, eine Gruppe von etwa zwölf psychiatrischen Assistenzärzten leitete, die ihren eigenen Gruppenprozess beobachten sollten. Als Medizinstudent durfte ich bei einer Sitzung dabei sein, aber nicht teilnehmen, mit keinem Wort. Auch wenn seither ein halbes Jahrhundert vergangen ist, sehe ich noch immer diesen Raum vor mir. Die Teilnehmer und Dr. Day saßen in einem Kreis mitten in einem großen Raum. Ich saß in einer Ecke außerhalb des Kreises, und ich entsinne mich noch, wie fasziniert ich von der Idee war, dass eine Gruppe von Menschen miteinander über ihre Gefühle sprach. Was für ein großartiges Konzept! Aber es kam nicht gut an. Es gab lange Schweigeperioden, und jeder schien sich unwohl zu fühlen, während der Gruppenleiter, Dr. Day, einfach nur dasaß. Warum? Ich verstand das nicht. Warum brach er nicht das Eis oder half den Teilnehmern, sich zu öffnen? Später nahm ich einmal an einer von Dr. Days Klinikkonferenzen teil und war ganz beeindruckt von seinem Scharfsinn und seiner Wortgewandtheit. Aber das machte es umso erstaunlicher: Warum hatte er der Gruppe nicht aus diesem quälenden Zustand herausgeholfen? Noch wusste ich nicht, dass ich viele Jahre meines Berufslebens mit dieser Frage ringen würde.

14

PRAKTIKUM: DER MYSTERIÖSE DR. BLACKWOOD

Mit dem Examen waren wir ehemaligen Medizinstudenten nun Ärzte, Doktoren der Medizin, und begannen entsprechend ein einjähriges ärztliches Praktikum, in dem wir praktische Erfahrungen mit der Diagnose und Behandlung von Patienten sammelten. Im ersten Monat meines Praktikums am Mount Sinai Krankenhaus in New York wurde ich für die Geburtshilfe eingeteilt und war verblüfft darüber, wie oft ein bestimmter Arzt, Dr. Blackwood, über die Lautsprecher des Krankenhauses ausgerufen wurde. Während ich bei einer Geburt assistierte, fragte ich den Chefarzt: »Wer ist dieser Dr. Blackwood? Ich höre seinen Namen ständig, aber ich habe ihn noch nie gesehen.«

Dr. Gold lächelte, und die anderen Mitarbeiter feixten. »Ich werde Sie später miteinander bekannt machen«, sagte Dr. Gold. »Sobald wir hier fertig sind.« Später an diesem Abend begleitete mich Dr. Gold zum Ärztezimmer, wo ein lebhaftes Pokerspiel im Gange war. Ich traute meinen Augen kaum: Ich fühlte mich wie ein Kind in einem Süßwarenladen.

»Und wer ist Dr. Blackwood?«, fragte ich. »Und warum wird er immer ausgerufen?«

Wieder schallendes Gelächter von allen Seiten. Offenbar machte sich das ganze Entbindungsteam über mich lustig. Schließlich half mir der Chefarzt auf die Sprünge:

»Spielen Sie Bridge?«, fragte er.

Ich nickte.

»Kennen Sie die Blackwood-Konvention bei der Reizung?«

Ich nickte wieder.

»Also, da haben Sie's. Das ist Ihr Dr. Blackwood. Er existiert nur als ein Poker-Kürzel hier im Mount Sinai: Wenn wir beim Pokerspiel jemanden brauchen, wird Dr. Blackwood ausgerufen.«

Die meisten Spieler waren Geburtshelfer, die privat praktizierten und deren Patienten in den Wehen lagen. Klinikpersonal und Praktikanten wurden zu dem Spiel nur zugelassen, wenn sie unbedingt einen Spieler brauchten. Von da an und für den Rest des Praktikums horchte ich auf den »Dr. Blackwood«-Ausruf, wenn ich meine Runden beendet hatte und Bereitschaftsdienst hatte und somit die Nacht im Krankenhaus verbringen musste. Sobald ich frei war, stürmte ich in die Geburtshilfeabteilung. Der Einsatz war hoch, und Praktikanten wurden lediglich mit fünfundzwanzig Dollar im Monat bezahlt (zuzüglich eines kostenlosen Abendessens, bei dem es so viel gab, wie man wollte, und wir machten uns davon noch Sandwiches für den Lunch am nächsten Tag. Für das Frühstück sorgten wir, indem wir für einige Patienten extra große Frühstücksportionen bestellten).

Ich verlor in den folgenden drei oder vier Monaten mein ganzes Gehalt bei den Pokerspielen, bis ich das Spiel durchschaute. Danach konnte ich Marilyn zu mehreren Broadway-Shows einladen, dank Dr. Blackwood.

In dem Jahr am Mount Sinai kam ich in verschiedene Abteilungen: Innere Medizin, Geburtshilfe, Chirurgie, Orthopädie, Notfallaufnahme, Urologie und Pädiatrie. Ich lernte, wie man Kinder entbindet, wie man einen verstauchten Knöchel wickelt, wie man ein kongestives Herzversagen behandelt, wie man einem Kleinkind Blut aus der Oberschenkelarterie abnimmt und wie man den neurologischen Status durch Beobachtung des Gangs diagnostiziert. In der Chirurgie war es mir nur erlaubt, die Wundspreizer für den Chirurgen zu halten. Einige Male durfte ich gegen Ende die Haut zusammennähen, was der Chirurg mit Argusaugen beobachtete, nicht selten schlug er mir mit irgendeinem chirurgischen Instrument heftig auf die Fingerknöchel und bellte mich an, dass ich »Knoten wie im Lebensmittelgeschäft« band. Natürlich hätte ich gerne geantwortet: »Klar binde ich Knoten wie im Lebensmittelgeschäft – da bin ich aufgewachsen!« Aber das wagte ich nie: Die älteren Chirurgen waren eindrucksvoll und wirklich furchteinflößend.

Durch reinen Zufall bekamen drei enge Freunde von mir aus dem Medizinstudium ebenfalls ein Praktikum an Mount Sinai, und wir vier wohnten in zwei Zimmern nebeneinander – wir hatten das ganze Jahr jede zweite Nacht Dienst und schliefen dann entsprechend im Krankenhaus.

Am Ende meines ersten Monats, als ich der Geburtshilfe zugeteilt war, bekam Marilyn die Wehen, und Dr. Gutmacher, der Leiter der Abteilung, entband mit einem Kaiserschnitt unser zweites Kind, Reid Samuel Yalom. Ich wäre mit dem Assistieren im Kreißsaal an der Reihe gewesen, aber Dr. Gutmacher meinte, ich solle lieber zuschauen. Nur ein paar Schritte von Marilyn entfernt hatte ich die unglaubliche Freude, dabei zu sein, als mein Sohn Reid seinen ersten Atemzug tat.

Die öffentliche Verkehrsverbindung von unserer Wohnung zum Mount Sinai war sehr schlecht, und ein Taxi war viel zu teuer. In den ersten Monaten fuhr ich im eigenen Auto zum Krankenhaus, aber nachdem sich die Strafzettel fürs Parken häuften, kam mir die Idee, mit einem Motorroller zu fahren. Zufällig erfuhr ich von einem Kunstprofessor an der Yale University, der eine schöne neue Lambretta gekauft hatte, aber wegen eines schweren Magengeschwürs von seinem Arzt den Rat bekommen hatte, sie zu verkaufen. Ich rief ihn an, nahm an einem Sonntag den Zug nach New Haven, verliebte mich in die Lambretta und fuhr mit ihr am selben Tag zurück nach New York. Damit war das Parkproblem gelöst: Ich fuhr mit der Lambretta zur Arbeit, nahm sie mit in den Aufzug und parkte sie in meinem Zimmer. Mehrfach fuhren Marilyn und ich den Broadway entlang, parkten die Lambretta ohne Umstände und gingen ins Theater.

* * *

In die Psychiatrie kam ich als Arzt im Praktikum nicht, aber ich sah mich gerne in der psychiatrischen Abteilung um und nahm an Fallpräsentationen und Vorträgen teil. Ein Thema, das mich besonders interessierte, war ein neu entdeckter Stoff, Lysergsäurediethylamid (LSD), der psychedelische Folgen haben sollte. Zwei junge Forscher in der Abteilung untersuchten, ob LSD die subliminale Wahrnehmung (also die Wahrnehmung jenseits des Bewusstseins) veränderte, und suchten Freiwillige für ein kleines Experiment. Ich stellte mich zur Verfügung. LSD war erst vor so kurzer Zeit synthetisiert worden, dass es als Testverfahren bisher nur eine verrückte Methode mit siamesischen Kampffischen gab, mit der die Wirksamkeit von LSD gemessen wurde. Wenn sich die Fische zum Kampf bereit machten, formierten sie sich immer nach einem bestimmten Muster, und bereits wenige Tropfen LSD in ihrem Wasserbecken veränderten ihr Verhalten vollkommen. Die Anzahl der Tropfen, die notwendig war, um die Kampffische in ihrer Formation durcheinanderzubringen, wurde das Maß für die Wirksamkeit von LSD.

Wir vier Freiwilligen bekamen einen LSD-haltigen Orangensaft zu trinken, und eine Stunde später saßen wir vor einem großen Bildschirm, auf den ein Tachistoskop so schnell Bilder warf, dass wir sie mit der bewussten Wahrnehmung nicht sehen konnten. Am nächsten Morgen wurden wir gebeten, uns an alle Traumbilder zu erinnern, die wir in der Nacht gehabt hatten, und sie aufzuzeichnen. Ich malte zwei Arten von Bildern: verschiedene Gesichter mit langen Nasen und einen Mann, dem die Beine fehlten. Die Forscher projizierten dann für uns dieselben Bilder mit normaler Geschwindigkeit. Eines war eine bekannte Werbung für Life Saver Bonbons, auf der ein Seiltänzer ein Päckchen dieser Bonbons auf seiner Nase jonglierte, und das zweite zeigte einen Wächter am Buckingham Palast in einem roten Jackett und schwarzer Hose, die mit dem Hintergrund des schwarzen Wachhäuschens verschwamm. Ich war über die Ergebnisse erstaunt. Aus unmittelbarer Erfahrung verstand ich nun, was subliminale Wahrnehmung ist: Ich hatte Bilder »gesehen«, ohne etwas davon zu wissen.

Am Ende meines Praktikums blieben noch viele Phiolen mit LSD übrig, und die Forscher übergaben sie mir für private Experimente. Ich, Marilyn (nur einmal) und einige Mitpraktikanten probierten es aus, und ich war fasziniert von meinen Wahrnehmungsveränderungen während der LSD-Trips: Hören und Sehen waren merklich verändert. Ich beobachtete eine Stunde lang, wie sich die Farben meiner Tapete veränderten, und hörte Musik auf völlig neue Art und Weise. Ich hatte das merkwürdige Gefühl, der Wirklichkeit oder der Natur näher zu sein, als erlebte ich Sinneseindrücke ganz unmittelbar, so als wäre kein Filter oder Puffer dazwischen. Ich hatte das deutliche Gefühl, dass die Wirkung der Droge beträchtlich war und keine entspannende Spielerei. Ein paar Mal bekam ich Angst, weil ich merkte, dass ich die Folgen nicht willentlich steuern konnte, und befürchtete, sie könnten irreversibel sein. Als ich an einem Novemberabend meine letzte Dosis nahm, machte ich einen langen Spaziergang und fühlte mich bedroht von den kahlen Zweigen der Novemberbäume, die den unheimlichen Bäumen in dem Schneewittchen-Film von Walt Disney ähnelten. Seitdem habe ich es nicht mehr genommen, aber in den folgenden

Jahren kamen mehrere Artikel heraus, die behaupteten, dass die Folgen von LSD den Symptomen von Schizophrenie ähneln. Als ich dann zu Beginn meiner Facharztausbildung meine ersten Schizophrenie-Patienten hatte, schrieb ich einen Aufsatz über die wesentlichen Unterschiede zwischen der LSD-Erfahrung und der psychotischen Erfahrung. Dieser Text, im *Maryland State Medical Journal* erschienen, war mein erster veröffentlichter Artikel.

Das Praktikumsjahr brachte eine einschneidende Veränderung: Am Ende der zwölf Monate fühlte ich mich als Arzt und spürte eine gewisse Befriedigung, mit den meisten medizinischen Befunden umgehen zu können. Aber es war auch ein hartes Jahr mit langen Dienstzeiten, wenig Schlaf und vielen Nachtdiensten.

Doch egal wie anstrengend mein Praktikumsjahr von 1956 bis 1957 war, für Marilyn war das Jahr noch härter. Auch wenn es zu der Zeit ungewöhnlich war, dass Frauen einen Doktorgrad erwarben, waren wir beide immer davon ausgegangen, dass sie Universitätsprofessorin werden würde. Ich kannte keine andere verheiratete Frau mit derartigen Plänen, aber ich meinte immer, dass sie einen außerordentlichen Verstand hatte, und so war ihre Entscheidung für das Promotionsstudium für mich etwas ganz Natürliches. Während meiner beiden letzten Jahre als Medizinstudent in Boston erwarb sie an der Harvard University ihren Master in Französisch und Deutsch als Fremdsprache. Sobald ich für das Praktikum am Mount Sinai Krankenhaus in New York akzeptiert worden war, bewarb sie sich als Doktorandin in der Romanistik an der Columbia University.

Marilyns Aufnahmegespräch mit Norman Torrey, dem großartigen Fachbereichsleiter für Französisch an der Columbia University, gehört zu unseren Familienanekdoten. Professor Torrey betrachtete ihren im achten Monat schwangeren Bauch mit Verwunderung: Vermutlich hatte er noch nie eine schwangere Bewerberin gehabt. Und dann staunte er erst recht, als er erfuhr, dass sie bereits ein einjähriges Kind hatte. In bedauerndem Ton wies Professor Torrey auf die Bedingungen für die finanzielle Unterstützung hin: Der Student musste zwei Kurse unterrichten und vier Kurse belegen, womit für ihn das Gespräch beendet war. Doch Marilyn konterte kühl: »Das schaffe ich.«

Ein paar Wochen später bekam sie sein Schreiben, dass sie angenommen war: »Mater familias, wir haben einen Studienplatz für Sie.« Marilyn regelte die Versorgung der Kinder und stürzte sich in das härteste Jahr ihres Lebens. Ich hatte als segensreichen Ausgleich die Freundschaft mit meinen Mitpraktikanten, aber Marilyn war ganz auf sich allein gestellt. Sie sorgte für unsere beiden Kinder, mit etwas Unterstützung einer Haushälterin und wenig Hilfe von ihrem Ehemann, der jede zweite Nacht und jedes zweite Wochenende abwesend war. Danach hielt Marilyn dieses Jahr immer für das härteste ihres Lebens.

15

DIE JAHRE AN DER JOHNS HOPKINS UNIVERSITY

Ich bin auf meiner Lambretta, Marilyn sitzt hinter mir, ihre Arme umfassen mich. Ich spüre den Wind im Gesicht, während ich den Tacho beobachte. Fünfundsechzig, achtundsechzig, einundsiebzig. Gleich bin ich bei achtzig. Das schaffe ich. Acht null. Ich weiß, dass ich das schaffe. Nur das ist wichtig. Die Griffe vibrieren leicht, dann immer mehr, und ich verliere allmählich die Kontrolle. Marilyn schreit: »Halt, halt, Irv, fahr langsamer, ich habe Angst. Bitte lass es. Bitte, bitte.« Sie schreit und pocht mir auf den Rücken.

Ich wache auf. Mein Herz rast. Ich setze mich im Bett auf und taste meinen Puls – über hundert. Dieser verdammte Traum! Ich kenne den Traum nur zu gut – ich habe ihn schon oft geträumt. Ich weiß genau, was diesen Traum jetzt ausgelöst hat. Gestern Abend habe ich im Bett einen Abschnitt von Oliver Sacks Memoiren gelesen, *On the Move: Mein Leben*, wo er beschreibt, wie er Mitglied in einem Motorradclub namens »ton club« ist, einer Gruppe von jugendlichen Motorradfahrern, die mit 160 Stundenkilometern dahinbrettern!

Der Traum ist nicht nur ein Traum: er ist die Erinnerung an ein tatsächliches Ereignis, das ich zahllose Male durchgespielt habe, sowohl als Tagtraum als auch in der Nacht. Ich kenne den Traum, und ich hasse ihn! Das tatsächliche Ereignis spielte sich am Ende meines Praktikums ab, als ich eine Woche Ferien hatte, ehe meine dreijährige Facharztausbildung in der Psychiatrie am Johns Hopkins-Krankenhaus in Baltimore beginnen sollte. Marilyns Mutter hatte sich bereiterklärt, sich über ein langes Wochenende um unsere beiden Kinder zu kümmern, und wir machten uns auf der Lambretta auf die Reise an die Ostküste von Maryland; auf dieser Fahrt passierte das Ereignis, das der Traum so genau darstellt. Zum damaligen Zeitpunkt dachte ich mir nicht viel dabei – vielleicht amüsierte mich letztlich Marilyns Panik. Die Straße war frei, und ich wollte mal richtig Gas geben. Wie ein Teenager war ich von der Geschwindigkeit berauscht und fühlte mich absolut unverletzbar. Erst später wurde mir das Ausmaß meiner Gedankenlosigkeit und Dummheit klar. Wie konnte ich meine Frau nur in diese Sache hineinziehen, und zu Hause saßen zwei Kinder. Einhundertdreißig Stundenkilometer, ungeschützt, ohne Helm – damals hatte man noch keine Helme! Ich denke ungern daran, und selbst jetzt schreibe ich ungern darüber. Als meine Tochter Eve, die Ärztin ist, mir kürzlich von ihrem Besuch auf einer Station mit querschnittsgelähmten Männern erzählte, alle hatten sich das Genick in Folge von Unfällen mit dem Motorrad oder Surfboard gebrochen, war ich erschüttert. Auch sie müssen sich vorher unverletzbar gefühlt haben.

Wir hatten keinen Unfall. Schließlich kam ich wieder zur Vernunft, nahm das Tempo herunter, und für den Rest der Zeit fuhren wir sicher durch die hübschen kleinen Ortschaften an der Ostküste von Maryland. Auf dem Weg nach Hause machte ich eine Fahrt alleine, während Marilyn sich nach dem Lunch etwas hinlegte, und dabei kam ich auf einer Öllache ins Rutschen und stürzte und schlug mir ziemlich bös das Knie auf. Wir gingen in eine Notfallambulanz. Der Arzt säuberte die Wunde, gab mir eine Tetanusspritze, und wir kehrten ohne weitere Pannen nach Baltimore zurück. Zwei Tage später, als ich gerade den Bericht für meinen ersten Tag in der Facharztausbildung vorbereiten wollte, bekam ich plötzlich einen Ausschlag und dann eine schwere Nesselsucht. Dies war eine allergische Reaktion gegen das Serum in der Tetanusspritze, und ich musste sofort stationär im Hopkins aufgenommen werden, weil die Gefahr bestand, dass ich Atemprobleme entwickeln würde und ein Luftröhrenschnitt nötig wäre. Ich wurde mit Steroiden behandelt, die sofort wirkten. Am nächsten Tag fühlte ich mich wieder gut, die Steroide wurden abgesetzt, und ich wurde entlassen. Am folgenden Morgen begann ich meine Tätigkeit in der Klinik. Zu jener Zeit war den Ärzten noch nicht klar, dass Steroide langsam abgesetzt werden müssen, und ich hatte akute Entzugssymptome, die sich in Depressionen und schrecklicher Angst ausdrückten, und litt in den Folgetagen an einer solchen Schlaflosigkeit, dass ich mich mit Thorazin und Barbituraten vollpumpte, um schlafen zu können. Zum Glück sollte dies meine einzige persönliche Erfahrung mit Depressionen sein.

Am dritten Tag im Hopkins hatten wir jungen Assistenzärzte eine erste Besprechung mit dem sehr berühmten John Whitehorn, dem Vorsitzenden der Psychiatrie, der eine wichtige Rolle in meinem Leben spielen sollte. Whitehorn war ein ernster, würdevoller Mann, um dessen Glatze sich ein kurz geschnittener Halbmond grauer Haare legte. Er trug eine goldgeränderte Brille und schüchterte fast jeden ein. Später erfuhr ich, dass ihm sogar die Chefärzte anderer Abteilungen Respekt entgegenbrachten. Ich tat mein Bestes, um seinen Worten zu folgen, aber ich war durch den Schlafmangel und die Schlafmittel in meinem Körper so erschöpft, dass ich morgens kaum auf die Beine kam, und bei Dr. Whitehorns Begrüßung schlief ich auf meinem Stuhl ein. (Jahrzehnte später erinnerten Saul Spiro, ein Assistenzarztkollege von mir, und ich uns an unsere gemeinsame Zeit im Hopkins, und er sagte mir, er habe mich bewundert, dass ich die Chuzpe hatte, bei unserem ersten Treffen mit dem Chef einzuschlafen!)

Abgesehen von einer leichten Ängstlichkeit und einer milden Depression erholte ich mich innerhalb von etwa zwei Wochen von der allergischen Reaktion, aber dieses Erlebnis beunruhigte mich so, dass ich beschloss, in Therapie zu gehen. Ich bat einen älteren Kollegen, Stanley Greben, um Rat. In jener Zeit war es üblich, ja geradezu in Mode, dass Assistenzärzte in der Psychiatrie eine Lehranalyse machten, und Dr. Greben empfahl mir seine eigene Analytikerin, Olive Smith, eine ältere Lehranalytikerin am Analytischen Institut Washington-Baltimore mit königlicher Abstammung: Sie hatte eine Analyse bei Frieda Fromm-Reichmann gemacht, die wiederum bei Freud eine Analyse gemacht hatte. Ich hatte vor meinem älteren Kollegen großen Respekt, aber ehe ich eine solch weitreichende Entscheidung fällte, wollte ich Dr. Whitehorns Meinung einholen hinsichtlich meiner Entzugssymptome nach der Steroidbehandlung und ob ich wirklich eine Analyse beginnen sollte. Ich hatte den Eindruck, dass er mit wenig Interesse zuhörte, und als ich dann erwähnte, dass ich eine Analyse anfangen wollte, schüttelte er langsam den Kopf und meinte nur: »Ich glaube, Sie werden merken, dass etwas Phenobarbital wirksamer ist.« Dies waren die Vor-Valium-Tage, selbst wenn schon bald ein neuer Wirkstoff, Meprobamat, als Tranquilizer auf den Markt kommen sollte.

Später erfuhr ich, dass andere Kollegen sich ziemlich darüber lustig machten, dass ich die Dreistigkeit (oder Dummheit) besessen hatte, Dr. Whitehorn diese Frage zu stellen, war er doch bekannt für seine äußerste Skepsis gegenüber der Psychoanalyse. Er nahm eine eklektische Haltung ein, in der Nachfolge des psychobiologischen Ansatzes von Adolf Meyer, dem langjährigen vorigen Chefarzt der psychiatrischen Abteilung am Johns-Hopkins, ein Empiriker, der sich auf die psychische, soziale und biologische Befindlichkeit des Patienten konzentrierte. Danach erwähnte ich gegenüber Dr. Whitehorn meine Erfahrungen mit der Psychoanalyse nie wieder, und er fragte auch nicht danach.

Die ganze Hopkins-Psychiatrie hatte eine gespaltene Persönlichkeit: Whitehorns Standpunkt beherrschte die dreistöckige psychiatrische Klinik und die Ambulanz, während der Konsiliardienst von einer streng orthodoxen Fraktion bestimmt wurde. Ich bewegte mich wesentlich in Whitehorns Territorium, nahm aber auch an analytischen Konferenzen des Konsiliardienstes teil, vor allem an den Fallbesprechungen, die Lewis Hill und Otto Will leiteten, beide ausgezeichnete Analytiker sowie Geschichtenerzähler von Weltrang. Ihre klinischen Fallberichte fesselten mich. Beide waren klug und flexibel, und sie setzten sich sehr für ihre Patienten ein. Ich bewunderte, wie sie jeweils ihre Begegnungen mit den Patienten beschrieben: so zugewandt, so besorgt und so großzügig. Sie gehörten zu meinen ersten Vorbildern, wie ich als Psychiater praktizieren (und erzählen) wollte.

Aber die meisten Analytiker arbeiteten ganz anders. Olive Smith, zu der ich viermal pro Woche zur Analyse ging, arbeitete auf die orthodoxe freudianische Art: Sie war eine weiße Wand und gab weder durch Worte noch durch ihren Gesichtsausdruck etwas von sich preis. Jeden Tag fuhr ich um 11:00 Uhr mit meiner Lambretta vom Krankenhaus zu ihrer Praxis in der Innenstadt von Baltimore, die nur zehn Minuten entfernt lag. Oft konnte ich nicht widerstehen, noch schnell nach meiner Post zu sehen, ehe ich losfuhr, weshalb ich dann ein oder zwei Minuten zu spät kam – ein Beweis für meinen Widerstand gegen die Analyse, den wir oft und fruchtlos diskutierten.

Olive Smiths Sprechzimmer befand sich in einer Suite mit vier anderen Analytikern, die alle von ihr analysiert worden

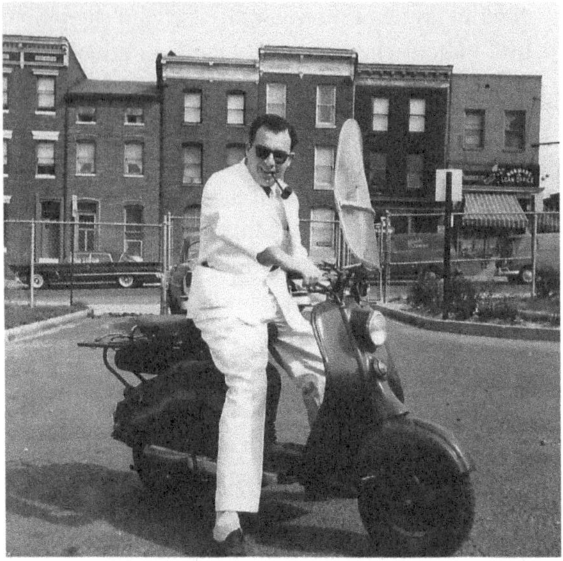

Unterwegs zur Analytikerin, Baltimore, 1958.

waren. Zum damaligen Zeitpunkt war sie aus meiner Sicht alt. Sie war mindestens siebzig, weißhaarig, etwas gebeugt und unverheiratet. Ein oder zwei Mal sah ich, wie sie in der Klinik zu einer Beratung oder einer Analytikerbesprechung ging, und da wirkte sie jünger und rüstiger. Ich lag auf der Couch, und ihr Stuhl stand am Kopfende, so dass ich mich recken und zurückschauen musste, um sie zu sehen, manchmal auch, um zu überprüfen, ob sie noch wach war. Ich wurde gebeten, frei zu assoziieren, und ihre Antworten beschränkten sich ganz auf Interpretationen, die selten hilfreich waren. Dass sie gelegentlich von dieser Neutralität abwich, war der wichtigste Teil der Behandlung. Zweifellos war sie für viele eine Hilfe – einschließlich all der Analysanden in ihrer Praxis ebenso wie für meinen Chefarzt. Mir ist nie klar gewesen, warum es bei ihnen klappte und bei mir nicht. Rückblickend denke ich, dass sie die falsche

Therapeutin für mich war – ich brauchte einfach einen interaktiven Therapeuten. Oftmals hatte ich den unschönen Gedanken, dass ich in meiner Analyse im Wesentlichen lernte, wie Psychotherapie *nicht* aussehen sollte.

Ihr Honorar betrug fünfundzwanzig Dollar pro Therapiesitzung. Einhundert Dollar pro Woche. Fünftausend pro Jahr. Das Doppelte meines Assistenzarztgehalts. Ich bezahlte meine Analyse, indem ich samstags im weißen Klinikkittel auf meiner Lambretta durch die Straßen von Baltimore flitzte und medizinische Untersuchungen für die kanadische Lebensversicherung Sun Life Insurance für jeweils 10 Dollar durchführte.

* * *

Sobald ich mich für die Assistenzzeit am Johns-Hopkins-Krankenhaus entschieden hatte, bewarb sich Marilyn für das Promotionsstudium in Vergleichender Literaturwissenschaft an der Johns Hopkins University. Sie wurde angenommen und danach von René Girard betreut, der damals einer der bedeutendsten Romanisten seiner Zeit war. Sie entschied sich, ihre Dissertation über den Prozess-Mythos im Werk von Franz Kafka und Albert Camus zu schreiben, und mit ihrer Anregung begann ich nun, auch Kafka und Camus zu lesen, ehe ich mich dann Jean-Paul Sartre, Maurice Merleau-Ponty und anderen Existentialisten zuwandte. Erstmals begegneten Marilyn und ich uns thematisch in unserer Arbeit. Ich war begeistert von Kafka, dessen *Verwandlung* mich wie kein anderer literarischer Text elektrisierte. Auch Camus' *Der Fremde* und Sartres *Der Ekel* erschütterten und beschäftigten mich. Diese Autoren ergründeten erzählerisch existentielle Tiefen, die psychiatrische Schriften bisher nicht erreicht hatten.

In diesen drei Jahren an der Johns-Hopkins-Universität gedieh unsere Familie prächtig. Die Älteste, Eve, ging in den Kindergarten gleich schräg gegenüber von unserem Wohnkomplex. Reid war ein lebhaftes, verspieltes Kind und hatte kein Problem damit, sich an die Obhut einer Haushälterin zu gewöhnen, während Marilyn ihrem Promotionsstudium auf dem Campus von Johns Hopkins fünfzehn Minuten von uns entfernt nachging. In unserem letzten Jahr in Baltimore wurde Victor, unser drittes Kind, in der Universitätsklinik von Johns Hopkins ganz in unserer Nähe geboren. Wir hatten das Glück, dass unsere Kinder gesund und entzückend waren, und ich freute mich jeden Abend und an den Wochenenden darauf, sie zu sehen und mit ihnen zu spielen. Ich hatte nie das Gefühl, dass mein Familienleben eine Belastung für mein Berufsleben war, obgleich ich sicher bin, dass dies für Marilyn anders aussah.

Ich hatte drei gute Jahre in der Facharztausbildung. Von Anfang an hatte jeder Assistenzarzt die klinische Verantwortung, eine Station zu leiten und ambulante Patienten zu versorgen. Die Umgebung der Klinik und die Mitarbeiter hatten etwas Vornehmes, Südliches, das mir jetzt wie ein Relikt der Vergangenheit vorkommt. Das Psychiatriegebäude, die Phipps-Klinik mit ihren sechs Stationen für stationäre Patienten und einer Ambulanz, war 1912 eröffnet worden, damals von Adolph Meyer geleitet, dessen Nachfolge dann 1940 John Whitehorn antrat. Das vierstöckige Backsteingebäude wirkte unverwüstlich und würdig; der Liftboy, der seit vierzig Jahren zum Haus gehörte, war zuvorkommend und freundlich. Und die Pflegekräfte, gleich ob jung oder alt, sprangen auf, wenn ein Arzt das Schwesternzimmer betrat – das waren noch Zeiten!

Auch wenn ich mich an die meisten Patienten nicht mehr erinnern kann, habe ich noch viele meiner ersten Patienten an Hopkins unheimlich klar in Erinnerung. Da war zum Beispiel Sarah B., die Frau eines Ölmagnaten aus Texas, die seit Monaten wegen katatoner Schizophrenie in der Klinik war. Sie war stumm und verharrte oft stundenlang erstarrt in einer Position.

Meine Arbeit mit ihr war völlig intuitiv: Meine Vorgesetzten konnten mir da wenig helfen, weil niemand mit solchen Patienten umgehen konnte – man wusste nicht, wie man an sie herankommen sollte.

Ich legte Wert darauf, sie jeden Tag für fünfzehn bis zwanzig Minuten in meinem kleinen Sprechzimmer auf dem langen Flur gleich außerhalb der Station zu sehen. Seit Monaten war sie völlig verstummt, und da sie auf meine Fragen nie mit einem Wort oder einer Geste reagierte, übernahm ich das Reden. Ich erzählte ihr von meinem Tag, von den Schlagzeilen in der Zeitung, meinen Gedanken zu den Gruppensitzungen auf der Station, über Dinge, denen ich in meiner eigenen Analyse gerade nachspürte, und über Bücher, die ich gerade las. Manchmal bewegten sich ihre Lippen, aber sie sagte kein Wort; ihr Gesichtsausdruck veränderte sich nie, und ihre großen, blauen, traurigen Augen blieben starr auf mein Gesicht gerichtet. Und dann, eines Tages, als ich über das Wetter plauderte, stand sie plötzlich auf, ging zu mir herüber und küsste mich fest auf die Lippen. Ich war völlig verwirrt, wusste nicht, was ich sagen sollte, wahrte aber die Fassung, und nachdem ich laut über mögliche Gründe für den Kuss gegrübelt hatte, brachte ich sie wieder zurück auf die Station und eilte zum Büro meines Vorgesetzten, um den Vorfall mit ihm zu besprechen. Was ich ihm nicht gestand, war, dass ich den Kuss durchaus genossen hatte – sie war eine attraktive Frau, und ihr Kuss erregte mich, aber ich verlor nicht für einen Moment aus dem Auge, dass es meine Rolle war, sie zu heilen. Danach ging alles wochenlang weiter wie zuvor, bis ich beschloss, eine Behandlung mit einem neuen Neuroleptikum auszuprobieren (schon lange nicht mehr im Gebrauch), das gerade unter dem Handelsnamen Pacatal auf den Markt gekommen war. Zu unser aller Überraschung war Sarah innerhalb einer Woche ein anderer Mensch, der oft und meist auch zusammenhängend sprach. In meinem Sprechzimmer gingen wir in langen Gesprächen den Stressoren in ihrem Leben vor dem Ausbruch ihrer Krankheit nach, und irgendwann kam ich dann auf meine Gefühle zu sprechen, sie so lange schweigend zu sehen, und auf meine vielen Zweifel, ob ich ihr in all den Therapiesitzungen etwas hatte bieten können. Sie antwortete sofort: »Oh nein, Dr. Yalom. Sie irren sich. Das sollten Sie nicht denken. Die ganze Zeit sind Sie für mich *mein Brot und meine Butter* gewesen.«

Ich war für sie Brot und Butter. Diesen Ausspruch und diesen Augenblick habe ich nie vergessen. Es fällt mir immer wieder ein, wenn ich bei einem Patienten keine Ahnung habe, was los ist, und keine hilfreichen oder passenden Bemerkungen machen kann. Dann denke ich an die liebe Sarah B. und rufe mir in Erinnerung, dass die Gegenwart eines Therapeuten, seine Fragen und seine Aufmerksamkeit wohltuend sein können, auch wenn wir nicht genau wissen, auf welche Weise.

Ich begann, an den wöchentlichen Seminaren von Jerome Frank teilzunehmen, auch er Professor an der Johns Hopkins University, auch er wie Dr. Whitehorn ein Empiriker, der sich nur von Logik und Fakten überzeugen ließ. Von ihm habe ich zwei wichtige Dinge gelernt: die Grundlagen des wissenschaftlichen Arbeitens und die Grundlagen der Gruppentherapie. Zu jener Zeit steckte die Gruppentherapie noch in ihren Kinderschuhen, und Dr. Frank hatte eines der wenigen guten Bücher über dieses Thema geschrieben. Jede Woche beobachteten wir Assistenzärzte seine ambulante Therapiegruppe gespannt durch die ersten doppelseitigen Beobachtungsspiegel, die in diesem Kontext gebraucht wurden, eine Öffnung in der Wand, die nur etwa neun Quadratzentimeter groß war. Nach dem Gruppentermin trafen wir uns mit Dr. Frank zu einer Nachbesprechung. Für mich war die Gruppenbeobachtung ein so nützliches didaktisches Format, dass ich es Jahre später in meiner eigenen Lehre der Gruppentherapie einsetzte.

Ich beobachtete die Gruppe auch dann weiter, als die anderen Assistenzärzte den Kurs längst beendet hatten. Am Ende des Jahres bat mich Dr. Frank darum, eine Gruppe zu leiten, während er verreist war. Von Anfang an machte mir das Arbeiten mit der Gruppe viel Spaß: es war ganz offensichtlich, dass die Therapiegruppe den Mitgliedern eine wertvolle Möglichkeit bot, über ihr soziales Ich Feedback zu geben und zu erhalten. Aus meiner Sicht war es ein einzigartiges und förderliches Setting für persönliches Wachstum, indem es den Teilnehmern erlaubte, Teile ihres interpersonalen Ichs zu erkunden und zum Ausdruck zu bringen und ihr Verhalten von den anderen zurückgespiegelt zu bekommen. Wo sonst konnte der Einzelne ein derart ehrliches und konstruktives Feedback von Gleichgestellten bekommen? Die ambulante Therapiegruppe hatte nur wenige Grundregeln: außer strenger Vertraulichkeit waren die Mitglieder verpflichtet, zum nächsten Treffen wiederzukommen, stets offen zu kommunizieren und sich nicht außerhalb der Gruppe miteinander zu treffen. Ich erinnere mich noch, wie ich die Patienten beneidete und wünschte, ich wäre Mitglied einer solchen Gruppe.

Anders als Dr. Whitehorn war Dr. Frank warmherzig und zugänglich – am Ende meines ersten Jahres schlug er vor, ich solle ihn »Jerry« nennen. Er war ein großartiger Lehrer und ein feiner Mann, ein Vorbild an Integrität, klinischer Kompetenz und wissenschaftlicher Gründlichkeit. Auch nach meinem Weggang vom Hopkins blieben wir in Kontakt und sahen uns jedes Mal, wenn er nach Kalifornien kam. Besonders ist mir eine gemeinsame Woche auf Jamaika in Erinnerung geblieben, die unsere Familien einmal miteinander verbrachten. Im Alter bekam er dann große Probleme mit dem Gedächtnis, und wenn ich an der Ostküste war, besuchte ich ihn immer in seinem Pflegeheim. Als ich ihn zum letzten Mal sah, erzählte er mir, dass er den ganzen Tag damit verbrachte, sich die interessanten Dinge draußen vor dem Fenster anzusehen. Er wischte sich mit der Hand über die Stirn, als lösche er eine Tafel, und sagte: »Alle Erinnerungen vom vergangenen Tag sind ausgelöscht. Völlig weg.« Dann lächelte er, schaute zu mir und überreichte seinem Studenten ein letztes Geschenk: »Weißt du, Irv, es ist gar nicht so schlimm.« Was für ein reizender, liebenswerter Mann. Ich muss immer lächeln, wenn ich an ihn denke. Es war eine große Ehre für mich, als ich Jahrzehnte später dazu eingeladen wurde, die erste Gedenkvorlesung für Jerome Frank an der Johns Hopkins zu halten.

Jerry Franks Methode der Gruppentherapie passte hervorragend zu dem interpersonalen Ansatz, der damals in der amerikanischen Psychodynamiktheorie vertreten wurde. Dieser »neofreudianische« Ansatz war eine Variante der älteren, orthodoxen freudianischen Auffassung; hier wurde nun die Wichtigkeit der zwischenmenschlichen Beziehungen für die Entwicklung des Individuums im Lebenszyklus betont, während der ältere Ansatz eher die ersten Lebensjahre betonte. Der interpersonale Ansatz war amerikanischer Herkunft und stützte sich insbesondere auf die Arbeiten des Psychiaters Harry Stack Sullivan ebenso wie auf europäische Theoretiker, die in die USA immigriert waren, vor allem Karen Horney und Erich Fromm. Ich las viele dieser interpersonalen theoretischen Texte und fand sie enorm einleuchtend. Karen Horneys *Neurose und menschliches Wachstum* war das am meisten mit Unterstreichungen versehene Buch meiner Zeit als Assistenzarzt. Auch wenn Sullivan viel zu sagen hatte, war er bedauerlicherweise ein derart katastrophaler Autor, dass seine Konzepte nie den Einfluss bekamen, den sie verdient hätten. Insgesamt half mir aber sein Werk zu verstehen, dass die meisten an ihrer Unfähigkeit verzweifeln, zuträgliche zwischenmenschliche Beziehungen einzugehen und aufrechtzuerhalten. Und daraus folgte, aus meiner Sicht, dass die Gruppentherapie einen idealen Raum schuf, um dieses schädliche Beziehungsverhalten zu explorieren und zu verändern. Der Gruppenprozess faszinierte mich, und so leitete ich während meiner gesamten Facharztausbildung viele Gruppen mit stationären und ambulanten Patienten.

Je mehr mein erstes Jahr voranschritt, umso deutlicher fühlte ich mich überwältigt von all den Daten, den unterschiedlichen klinischen Gegebenheiten, denen ich begegnete, den eigenwilligen Ansätzen meiner Supervisoren, und ich sehnte mich nach einem übergeordneten Erklärungssystem. Die psychoanalytische Theorie bot sich als die plausibelste Option an, und die meisten psychiatrischen Ausbildungsprogramme in den USA waren zur damaligen Zeit analytisch orientiert. Zwar sind heutzutage die Chefärzte der Psychiatrie zumeist Neurowissenschaftler, aber in den 1950er Jahren waren die meisten psychoanalytisch ausgebildet. Johns Hopkins war, abgesehen vom Konsiliardienst, eine führende Ausnahme.

Also ging ich pflichtgemäß viermal wöchentlich zu Olive Smith, las Freud und nahm an den analytisch ausgerichteten Besprechungen in der Konsiliarabteilung der Psychiatrie teil, aber im Laufe der Zeit wurde ich immer skeptischer gegenüber dem psychoanalytischen Ansatz. Die Kommentare meiner Analytikerin kamen mir irrelevant und verfehlt vor, und allmählich hatte ich den Eindruck, dass sie zwar helfen wollte, aber von dem Edikt der Neutralität so eingeschränkt war, dass sie mir gegenüber nichts von ihrem wahren Ich preisgeben konnte. Zudem kam ich zu der Überzeugung, dass die Betonung auf der frühen Kindheit, den primären sexuellen und aggressiven Trieben, äußerst einschränkend war.

Der bio-psychologische Ansatz hatte zu jener Zeit wenig zu bieten außer somatischen Behandlungsformen wie die Insulin-Koma-Therapie bei schizophrenen oder affektiven Psychosen und die Elektrokonvulsionstherapie (ECT) bei schweren Depressionen oder Schizophrenie. Auch wenn ich diese Therapien mehrfach anwendete und manchmal außerordentliche Erfolge damit erzielte, waren diese Behandlungsformen letztlich disparate Ansätze, auf die man per Zufall gestoßen war. So beobachten Kliniker beispielsweise seit Jahrhunderten, dass sich Krämpfe, ausgelöst durch so unterschiedliche Ursachen wie Fieber oder Malaria, günstig auf Psychosen oder Depressionen auswirken. Daher suchte man nach Methoden, die ein hypoglykämisches Koma und Krampfanfälle mit chemischen (Cardiazol) und elektrischen Mitteln (ECT) auslösten.

Gegen Ende meines ersten Jahres wurde ich auf ein gerade erschienenes Buch mit dem Titel *Existence* von Rollo May, einem Vertreter der Existenzpsychotherapie, aufmerksam. Es umfasste zwei lange ausgezeichnete Essays von May sowie einige übersetzte Aufsätze von europäischen Therapeuten und Philosophen, wie Ludwig Binswanger, Erwin Straus und Eugène Minkowski. Dieses Buch veränderte mein Leben. Zwar waren einige der Texte in düster anmutender Sprache geschrieben, die eher dazu angetan schien, zu vernebeln statt zu erhellen, aber Mays Beiträge waren außerordentlich klar. Er legte die Grundannahmen des existentialistischen Denkens dar und machte mich mit den wichtigsten Erkenntnissen von Søren Kierkegaard, Friedrich Nietzsche und anderen existentialistischen Denkern bekannt. Wenn ich in mein Exemplar von Rollo Mays *Existence* aus dem Jahr 1958 schaue, dann sind da fast auf jeder Seite Anmerkungen von Zustimmung oder Ablehnung zu finden. Für mich ergab sich aus diesem Buch, dass es einen *dritten Weg* geben musste, eine Alternative zum psychoanalytischen Denken einerseits und dem biologischen Modell andererseits – einen Weg, der aus der Weisheit von Philosophen und Schriftstellern aus 2500 Jahren schöpfte. Als ich beim Schreiben dieser Memoiren durch meine alte Ausgabe blätterte, fiel mir zu meinem großen Erstaunen auf, dass

Rollo etwa vierzig Jahre später eine Widmung hineingeschrieben hatte: »Für Irv, einen Kollegen, von dem *ich* die Existenzpsychotherapie lerne.« Dies rührte mich zu Tränen.

Ich besuchte eine Vorlesungsreihe über die Geschichte der Psychiatrie, angefangen bei Philippe Pinel (dem französischen Arzt des 18. Jahrhunderts, der eine menschliche Behandlung der Geistesgestörten einführte) bis zu Freud. Die Vorlesungen waren interessant, aber aus meiner Sicht von der Annahme getrübt, dass unser Wissensgebiet mit Pinel im 18. Jahrhundert seinen Anfang nahm. Beim Zuhören fielen mir immer all die Denker ein, die schon viel früher über das menschliche Verhalten und das menschliche Leid geschrieben hatten – Philosophen wie Epikur, Marc Aurel, Montaigne und John Locke. Diese Gedanken und Rollo Mays Buch brachten mich dazu, mich intensiver mit Philosophie zu befassen, und im zweiten Jahr meiner Facharztausbildung schrieb ich mich in einen einjährigen Kurs über die Geschichte der westlichen Philosophie am Homewood Campus der Johns Hopkins University ein, wo Marilyn studierte. Unser Lehrbuch war Bertrand Russells *Denker des Abendlandes*, und nach all den Jahren mit physiologischen, medizinischen, chirurgischen und Geburtshilfelehrbüchern waren diese Seiten für mich eine Labsal.

Seit diesem Überblickskurs bin ich ein Autodidakt der Philosophie und habe mich auf eigene Faust vielseitig eingelesen und sowohl an der Johns Hopkins wie später in Stanford Kurse als Gasthörer besucht. Damals hatte ich keine Ahnung, wie ich dieses Wissen auf meinem Gebiet der Psychotherapie anwenden würde, aber auf einer tieferen Ebene war mir klar, dass ich meine Lebensaufgabe gefunden hatte.

Später während meiner Facharztausbildung war ich drei Monate am nahegelegenen Institut Patuxent, einem Gefängnis für geisteskranke Straftäter. Ich hatte Patienten in Einzeltherapie und leitete eine täglich stattfindende Therapiegruppe mit Sexualstraftätern – eine der schwierigsten Gruppen, die ich je hatte. Die Teilnehmer in der Gruppe waren im Wesentlichen darauf aus, mich davon zu überzeugen, wie angepasst sie seien, statt dass sie an ihren Problemen arbeiteten. Da sie für unbestimmte Zeit einsaßen – sie waren im Gefängnis, bis die Psychiater sie für geheilt erklärten –, war ihre Weigerung, viel preiszugeben, völlig nachvollziehbar. Für mich war die Erfahrung in Patuxent faszinierend, und am Ende des Jahres beschloss ich, dass ich genug Material hatte, um zwei Artikel zu schreiben: einen über Gruppentherapie für Menschen mit sexuellen Störungen und einen zweiten über Voyeurismus.

Der Voyeurismus-Artikel war eine der ersten psychiatrischen Publikationen zu diesem Thema. Ich betonte darin, dass Voyeure nicht einfach darauf aus waren, nackte Frauen zu sehen: Wenn Voyeure wirklich Lust empfinden wollten, musste das Erlebnis verboten und im Geheimen sein. Keiner der Voyeure, mit denen ich mich näher befasst hatte, war auf Striplokale oder Prostituierte oder Pornographie aus. Zweitens hatte ich herausgefunden, dass Voyeurismus, ganz anders als bisher angenommen, keinesfalls nur ein lästiges, schrulliges und harmloses Vergehen ist. Viele Gefängnisinsassen hatten mit Voyeurismus angefangen und waren dann zu schwerwiegenderen Straftaten wie Einbrüchen und sexuellen Übergriffen übergegangen.

Beim Verfassen dieses Artikel dachte ich wieder an meine Fallvorstellung von Muriel während des Medizinstudiums, und genau wie ich damals das Interesse der Zuhörer durch die Geschichte am Anfang geweckt hatte, begann ich den Voyeurismus-Artikel mit der Geschichte des originären Peeping Tom. Meine Frau half mir, während sie ihrerseits mit ihrer Doktorarbeit beschäftigt war, frühe Fassungen der Legende von Lady Godiva zu finden, einer Adligen des 11. Jahrhunderts, die nackt durch die Straßen geritten sein soll, um die Bürger von der Steuerlast zu befreien, die ihr Mann ihnen auferlegt hatte. Alle Bürger, außer Tom, zeigten ihre Dankbarkeit, indem sie ihre Nacktheit nicht sehen wollten. Aber Tom konnte nicht widerstehen, eine nackte königliche Hoheit zu erspähen, und für dieses Vergehen wurde er auf der Stelle mit Blindheit gestraft. Der Artikel wurde sofort zur Publikation in den *Archives of General Psychiatry* angenommen.

Kurz darauf wurde mein Artikel über die Methoden, Therapiegruppen für sexuelle Straftäter zu leiten, im *Journal of Nervous and Mental Disease* veröffentlicht. Unabhängig von meiner Arbeit im Gefängnis veröffentlichte ich auch einen Artikel über die Diagnose von seniler Demenz. Da es ungewöhnlich war, dass Ärzte in der Ausbildung Publikationen herausbrachten, reagierten die Professoren an der Hopkins sehr positiv. Ihr Lob war für mich erfreulich, aber auch etwas erstaunlich, da mir das Schreiben so leicht fiel.

* * *

John Whitehorn trug immer ein weißes Hemd, Krawatte und einen braunen Anzug. Wir Assistenzärzte spekulierten, dass er zwei oder drei identische Anzüge im Kleiderschrank haben musste, da wir ihn nie anders sahen. Von uns wurde erwartet, dass wir am Anfang eines jeden akademischen Jahres an seiner jährlichen Cocktail Party teilnahmen, und wir fürchteten uns alle davor: Wir mussten stundenlang in unseren Anzügen und Krawatten dastehen und bekamen nur ein kleines Glas Sherry angeboten und sonst nichts zu essen oder zu trinken.

In unserem dritten Ausbildungsjahr verbrachte ich mit meinen fünf Kollegen jeweils den ganzen Freitag mit Dr. Whitehorn. Wir saßen in dem großen Eckkonferenzraum neben seinem Sprechzimmer, und dort führte er mit neuen Patienten ein Anamnesegespräch. Dr. Whitehorn und der betreffende Patient saßen auf gepolsterten Stühlen, während wir Mitarbeiter etwas entfernt auf Holzstühlen saßen. Einige Gespräche dauerten nur zehn oder fünfzehn Minuten, andere zogen sich eine Stunde, manchmal sogar zwei oder drei Stunden hin.

Sein *Guide to Interviewing and Clinical Personality Study* wurde in den meisten psychiatrischen Ausbildungsprogrammen benutzt und bot dem Neuling einen systematischen Zugang zum klinischen Anamnesegespräch, aber sein eigener Anamnesestil war alles andere als systematisch. Er fragte selten nach den Symptomen oder Bereichen des Leidens, sondern folgte einem Plan nach dem Motto »Der Patient soll dich lehren«. Noch heute, mehr als ein halbes Jahrhundert später, kann ich mich an einige Beispiele erinnern: Ein Patient schrieb seine Doktorarbeit über die Spanische Armada, ein anderer war Experte für die Jungfrau von Orléans, und wieder ein anderer war ein wohlhabender Kaffeeplantagenbesitzer in Brasilien. In diesen Fällen führte Dr. Whitehorn ein sehr ausführliches Gespräch, mindestens neunzig Minuten, und konzentrierte sich dabei auf die Interessen des Patienten. Wir lernten viel über den historischen Hintergrund der Spanischen Armada, das Komplott gegen die Jungfrau von Orléans und die Zielsicherheit der persischen Bogenschützen, den Lehrplan der Fachschulen für Schweißer und alles, was wir schon immer über die Beziehung zwischen Qualität und Standorthöhe der Kaffeebohne wissen wollten (und mehr). Manchmal langweilte ich mich, nur um zehn oder fünfzehn Minuten später zu merken, dass ein unwirscher, verschlossener paranoider Patient jetzt offener und persönlicher über sein Innenleben sprach. »Sie und Ihr Patient gewinnen«, sagte John Whitehorn. »Ihr Interesse und Ihre Bereitschaft, sich von ihm etwas beibringen zu lassen, stärken das Selbstbewusstsein des Patienten, und Sie fühlen sich bereichert und werden am Ende alles Notwendige über seine Erkrankung erfahren.«

Nach den Morgenanamnesen gab es in seinem großen, komfortablen Sprechzimmer einen zweistündigen Lunch auf gutem alten Südstaaten-Porzellan: einen großen Salat, Sandwiches, Kabeljaubratlinge und, meine Lieblingsspeise bis zum heutigen Tag, Chesapeake Bay-Krabbenküchlein. Die Unterhaltung fand zwischen Salat und Sandwiches bis zum Nachtisch und Kaffee statt, und es ging um vielseitige Themen. Wenn wir ihn nicht in eine bestimmte Richtung lenkten, war Whitehorn geneigt, seine neuen Einsichten über das Periodensystem zu besprechen. Er sprach zur Tafel und zog eine Karte mit dem Periodensystem herunter, die immer in seinem Sprechzimmer hing. Zwar hatte Whitehorn in Harvard seine psychiatrische Ausbildung erhalten und war der Chefarzt der Psychiatrie an der Washington-Universität in St. Louis gewesen, ehe er nach Hopkins kam, aber ursprünglich war er Biochemiker und hatte Grundlagenforschung über die Chemie des Gehirns betrieben. Ich weiß noch, dass ich ihn nach der Entstehung von Paranoia fragte, worauf er ausführlich antwortete. Als ich einmal in einer Phase deterministischen Denkens über das menschliche Verhalten war, trug ich ihm vor, dass die umfassende Kenntnis aller Reize, die auf ein Individuum einströmen, uns erlauben würden, höchst präzise seine oder ihre Reaktion vorherzusagen, sowohl im Denken wie im Handeln. Ich zog den Vergleich zu einer Kugel beim Poolbillard – wenn uns die Kraft, der Winkel und die Drehung bekannt wären, wüssten wir auch, wie die Kugel reagiert. Mein Standpunkt veranlasste ihn, die entgegensetzte Meinung zu vertreten, eine humanistische Perspektive, die ihm fremd und unangenehm war. Nach einer lebhaften Debatte sagte Dr. Whitehorn zu den anderen: »Es steht außer Frage, dass Dr. Yalom sich hier einen Scherz auf meine Kosten erlaubt.« Wenn ich zurückdenke, hatte er wohl recht: Ich erinnere mich, dass es mich amüsierte, ihn zu eben dem humanistischen Standpunkt zu manövrieren, den ich normalerweise vertrat.

Nur ein Mal war ich von ihm enttäuscht, und zwar hatte ich ihm ein Exemplar von Kafkas *Der Prozess* geliehen, ich liebte den Roman, zum Teil wegen seiner metaphorischen Darstellung von Neurotizismus und freischwebender Schuld. Eine Woche später gab mir Dr. Whitehorn das Buch zurück; er schüttelte den Kopf. Damit könne er nichts anfangen und rede lieber mit richtigen Menschen. Zu dem Zeitpunkt arbeitete ich bereits drei Jahre in der Psychiatrie und wartete immer noch auf einen Kliniker, der an den Einsichten von Philosophen oder Schriftstellern interessiert gewesen wäre.

Nach dem Lunch ging es mit der Beobachtung von Dr. Whitehorns Patientengesprächen weiter. Gegen vier oder fünf Uhr begann ich unruhig zu werden. Es drängte mich nach draußen, wo ich mit einem Medizinstudenten regelmäßig Tennis spielte. Die Tennisplätze für die Krankenhausbediensteten lagen unweit der Psychiatrie und der Kinderklinik, und an so manchem Freitagabend ließ ich erst dann die Hoffnung fahren, wenn die letzten Sonnenstrahlen verblasst waren, und wandte meine volle Aufmerksamkeit mit einem Seufzer wieder Dr. Whitehorns Gesprächen zu.

Ein letztes Mal sah ich John Whitehorn im letzten Monat meiner Facharztausbildung. Eines Nachmittags bat er mich in sein Sprechzimmer, und als ich die Tür hinter mir geschlossen hatte und ihm gegenüber saß, fiel mir auf, dass sein Gesicht weniger streng wirkte als sonst. Irrte ich mich oder erkannte ich da Freundlichkeit, vielleicht sogar eine Spur von Lächeln? Nach einer von Whitehorns typischen Pausen beugte er sich zu mir herüber und fragte: »Was sind denn Ihre Pläne für die Zukunft?« Als ich sagte, dass mein nächster Schritt die bevorstehenden zwei Jahre bei der Armee wären, verzog er das Gesicht und sagte: »Was für ein Glück Sie haben, dass wir im Frieden leben. Mein Sohn ist im Zweiten Weltkrieg bei der Schlacht von Bulge an der Westfront ums Leben gekommen – Krieg ist eine schreckliche Angelegenheit.« Ich stammelte, dass es mir leid täte, aber er schloss die Augen und schüttelte den Kopf, um deutlich zu machen, dass er nicht weiter über seinen Sohn sprechen wollte. Er fragte nach meinen Plänen nach der Armee. Ich sagte, dass ich mir über die Zukunft noch nicht klar sei und Verantwortung für meine Frau und drei Kinder habe. Vielleicht, ließ ich ihn wissen, würde ich in Washington oder Baltimore in einer Praxis einsteigen.

Er schüttelte den Kopf und zeigte auf die Artikel, die ich veröffentlicht hatte und die in einem ordentlichen Stapel auf seinem Schreibtisch lagen, und sagte: »Veröffentlichungen wie diese sagen etwas anderes. Sie stellen die Stufen der akademischen Leiter dar, die man hinaufsteigen muss. Mein Bauchgefühl sagt mir, wenn Sie weiterhin so denken und schreiben, könnte eine strahlende Zukunft vor Ihnen liegen, an der Universität in der Lehre, so wie beispielsweise an der Johns Hopkins.« Seine abschließenden Worte klangen mir noch viele Jahre im Ohr: »Es wäre ein Schlag ins Gesicht des Schicksals, wenn Sie keine akademische Laufbahn einschlagen würden.« Er beendete die Sitzung, indem er mir ein gerahmtes Foto von sich überreichte mit der Aufschrift: »Für Dr. Irvin Yalom, in Zuneigung und Bewunderung«. Heute hängt es in meinem Sprechzimmer. Während ich schreibe, sehe ich es jetzt, unpassend neben einem Bild des berühmten Baseballspielers Joe DiMaggio platziert. »Zuneigung und Bewunderung« – wenn ich heute diese Worte bedenke, bin ich erstaunt: Solche Gefühle hatte ich bei ihm damals nicht wahrgenommen. Erst jetzt, beim Schreiben, begreife ich, dass er und auch Jerome Frank tatsächlich Mentoren für mich waren – und zwar großartige Mentoren! Vielleicht ist es an der Zeit, die Vorstellung, dass ich mich vollkommen selbst erschaffen habe, fallen zu lassen.

Gegen Ende meiner dreijährigen Facharztausbildung ging Dr. Whitehorn nach einer langen Karriere an der Johns Hopkins in den Ruhestand, und ich nahm mit den anderen Assistenzärzten und allen Professoren der Medizinischen Fakultät an seiner Abschiedsparty teil. Ich erinnere mich noch genau, wie er seine Abschiedsrede begann. Nach einer humorvollen Einführung von Professor Leon Eisenberg, meinem Vorgesetzten in der Kinder-Psychiatrie, der bald Leiter des Psychiatrie in Harvard werden sollte, stand Dr. Whitehorn auf, ging zum Mikrophon hinüber und hob in seiner kontrollierten Stimme an: »Man sagt, dass die Persönlichkeit eines Menschen sich nach der Persönlichkeit seiner Freunde beurteilen lässt. Wenn dem so ist ...« Er hielt inne und blickte dann langsam und bewusst von links nach rechts über das große Publikum, »dann muss ich tatsächlich ein feiner Kerl sein.«

Danach hatte ich nur noch zweimal mit John Whitehorn Kontakt. Ein paar Jahre später, als ich in Stanford lehrte, nahm ein naher Verwandter von ihm Kontakt mit mir auf und sagte, dass John Whitehorn ihm empfohlen habe, sich wegen einer Psychotherapie an mich zu wenden, und ich war froh, ihm innerhalb weniger Monate Therapie helfen zu können. Und dann, 1974, fünfzehn Jahre nach unserer letzten Begegnung, rief mich John Whitehorns Tochter an, die ich nie kennengelernt hatte. Sie berichtete mir, ihr Vater habe einen schweren Schlaganfall gehabt, sei dem Tod nahe und habe explizit darum gebeten, dass ich ihn besuchen möge. Ich war sprachlos. Warum ich? Was hatte ich ihm zu bieten? Aber natürlich zögerte ich nicht, und am nächsten Morgen flog ich quer über den Kontinent nach Washington, wo ich wie immer bei meiner Schwester Jean und ihrem Mann Morton wohnte. Ich lieh mir ihr Auto, holte meine Mutter ab, die immer gern im Auto mitfuhr, und fuhr zu einer Reha-Klinik außerhalb von Baltimore. Ich sorgte dafür, dass meine Mutter in der Lobby angenehm saß, und nahm den Aufzug zu Dr. Whitehorns Zimmer.

Er wirkte auf mich viel kleiner, als ich ihn in Erinnerung

hatte. Er war am ganzen Körper einseitig gelähmt und litt unter einer Ausdrucksaphasie, was sein Sprechen erheblich beeinträchtigte. Was für ein Schock war es, zu sehen, wie der wortgewandteste Mann, den ich je gekannt hatte, nun Speichel sabberte und um Worte rang. Nach einigen vergeblichen Anläufen gelang es ihm schließlich zu stottern: »Ich habe ... ich habe ... ich habe Angst, solche Angst.« Und ich hatte auch Angst, Angst bei dem Anblick einer großen Statue, die fallen und in Trümmern liegen würde.

Dr. Whitehorn hatte zwei Generationen von Psychiatern ausgebildet, von denen viele inzwischen Chefärzte an führenden Universitäten waren. Ich fragte mich: Warum ich? Was könnte ich für ihn tun?

Am Ende tat ich nicht viel. Ich verhielt mich wie jeder nervöse Besucher und suchte verzweifelt nach tröstlichen Worten. Ich erinnerte ihn an meine Tage mit ihm an der Hopkins, wie sehr ich unsere gemeinsamen Freitage wertgeschätzt und wie viel er mir beigebracht habe über Patientengespräche, wie ich seinem Rat gefolgt und Universitätsprofessor geworden sei, wie ich ihn in meiner Arbeit einbeziehe, indem ich meine Patienten mit Würde und Interesse behandele, und wie ich, seinem Rat folgend, die Patienten mich belehren lasse. Er gab ein paar Laute von sich, konnte sie jedoch nicht in Worte fassen, und nach dreißig Minuten fiel er schließlich in einen tiefen Schlaf. Ich verließ ihn erschüttert und fragte mich erneut, warum er mich wohl gerufen hatte. Später erfuhr ich von seiner Tochter, dass er zwei Tage nach meinem Besuch gestorben war.

Die Frage »Warum ich?« ging mir jahrelang durch den Kopf. Warum nach einem aufgeregten, grüblerischen Sohn eines armen immigrierten Lebensmittelhändlers rufen? Vielleicht war ich der Ersatz für den Sohn, den er im Zweiten Weltkrieg verloren hatte. Dr. Whitehorn starb einen so einsamen Tod. Hätte ich ihm nur mehr geben können. Oftmals wünschte ich, ich hätte eine zweite Chance bekommen. Ich hätte ihm sagen sollen, wie wertvoll meine Zeit bei ihm für mich war und wie oft ich an ihn dachte, wenn ich Patienten aufnahm. Ich hätte versuchen sollen, die Angst, die er offenbar fühlte, zum Ausdruck zu bringen. Oder hätte ihn berühren oder ihm die Hand halten oder ihn auf die Wange küssen sollen, aber ich ließ es – ich kannte ihn zu lange als einen distanzierten Mann, und außerdem war er so hilflos, dass er meine zärtlichen Gesten als Angriff hätte empfinden können.

Etwa zwanzig Jahre später traf ich David Hamburg, den Chefarzt der Psychiatrie, der mich nach meiner Armeezeit nach Stanford gebracht hatte; er sagte, er habe beim Aufräumen zu Hause ein Empfehlungsschreiben für meine Berufung von John Whitehorn gefunden. Er zeigte mir den Brief, und ich war verblüfft über den Schlusssatz: »Ich bin überzeugt, dass Dr. Yalom eine führende Persönlichkeit der amerikanischen Psychiatrie werden wird.« Wenn ich jetzt meine Beziehung zu John Whitehorn noch einmal überdenke, verstehe ich wohl, warum ich an sein Sterbebett geholt wurde. Er muss mich für jemanden gehalten haben, der sein Werk fortsetzen würde. Jetzt, wo ich dies schreibe, drehe ich mich zu seinem Bild, das über meinem Schreibtisch hängt, und versuche, seinem Blick zu begegnen. Ich hoffe, der Gedanke, dass er durch mich in der Zukunft weiterwirken würde, hat ihn getröstet.

16

INS PARADIES VERSETZT

Im August 1960, einen Monat nach Abschluss meiner Facharztausbildung am Johns Hopkins, wurde ich zum Militär eingezogen. Damals galt die allgemeine Wehrpflicht, aber Medizinstudenten hatten nach dem Berry-Plan die Möglichkeit, sich zurückstellen zu lassen, was ihnen erlaubte, ihr Medizinstudium und die Facharztausbildung zu beenden, ehe sie ihren Militärdienst antraten. In meinen ersten sechs Wochen bei der Armee fand die Grundausbildung in Fort Sam Houston in San Antonio statt, und in dieser Zeit erhielt ich die Benachrichtigung, dass ich die nächsten zwei Jahre in Deutschland stationiert sein würde. Einige Tage später hieß es in einer anderen Notiz, stattdessen solle es Frankreich sein. Und wieder zwei Wochen später wurde ich erstaunlicherweise angewiesen, mich zum Dienst am Tripler Krankenhaus in Honolulu, Hawaii, zu melden. Und bei dieser Vereinbarung blieb es dann.

Ich erinnere mich mit großer Klarheit an meinen ersten Augenblick in Hawaii. Kaum war ich aus dem Flugzeug gestiegen, legte mir Jim Nicholas, ein Militärpsychiater und wie dazu vorherbestimmt, mein naher Vertrauter in den nächsten zwei Jahren zu werden, eine Kette mit Frangipaniblüten um den Hals. Der Duft stieg mir in die Nase, ein süßes, schweres Aroma, und in dem Moment merkte ich, wie sich etwas in mir veränderte. Meine Sinne erwachten, und schon bald war ich berauscht von dem Aroma der Frangipani, das überall war: am

Flughafen, in den Straßen und in dem kleinen Appartement in Waikiki, das Jim für uns ausgesucht und mit Lebensmitteln und Blumen ausgestattet hatte. 1960 war Hawaii ein Ort von großer Naturschönheit: die Blüten, die Palmen, der Hibiskus, der rote Ingwer, die weißen Spinnenlilien, die Paradiesvögel und natürlich das Meer mit seinen aquamarin-blauen Wellen, die sanft anrollten, um auf dem glitzernden Sand zu landen. Jeder war hier ungewöhnlich und schön gekleidet: Jim begrüßte mich in einem Blumenhemd, Shorts und Sandalen, die Zoris genannt wurden, und nahm mich in einen Laden in Waikiki mit, wo ich meine Armeeuniform ablegte, zumindest für einen Tag, und den Laden mit Zoris, einem violetten Aloha-Hemd und leuchtend blauen Shorts verließ.

Marilyn und unsere drei Kinder kamen zwei Tage später, und wir fuhren gemeinsam auf den Gipfel des Pali mit seinem überirdisch schönen Blick auf den östlichen Teil der Insel. Als wir auf die dunkelgrün gezackten Berge um uns schauten, auf die Wasserfälle und Regenbogen, das blau-grüne Meer und die endlosen Strände, zeigte Marilyn nach unten auf Kailua und Lanikai und meinte: »Dies ist das Paradies: Hier möchte ich leben.«

Ich war begeistert von ihrer Begeisterung. Sie hatte schrecklich anstrengende Wochen hinter sich. Während meiner sechswöchigen Grundausbildung in San Antonio war das Leben für uns beide hart gewesen, aber für sie erst recht. Wir kannten keinen Menschen in San Antonio, wo es jeden Tag um die vierzig Grad hatte. Ich hatte einen herausfordernden Tagesrhythmus an der Militärschule und war an fünf oder sechs Tagen in der Woche ganztags nicht zu Hause, so dass Marilyn mit unseren drei kleinen Kindern allein war. Die Dinge erreichten ihren Tiefpunkt, als ich im Rahmen der Grundausbildung eine Woche an einem Standort ein paar Stunden von San Antonio entfernt verbringen musste. Dort lernte ich so unverzichtbare

Dinge wie das Bedienen von Waffen (ich gewann für meine Zielgenauigkeit eine Scharfschützenmedaille) und wie man unter Stacheldraht durchkriecht, während man realem Maschinengewehrfeuer über sich ausgesetzt ist (zumindest sagte man uns, die Geschütze seien echt – niemand hat es überprüft). Marilyn und ich hatten in dieser Zeit, da es noch keine Mobiltelefone gab, überhaupt keinen Kontakt zueinander. Als ich zurückkehrte, erfuhr ich, dass sie, einen Tag, nachdem ich aufgebrochen war, eine akute Blinddarmentzündung bekommen hatte und als Notfall zur Blinddarmoperation ins Militärkrankenhaus gebracht worden war, während Militärbedienstete sich um unsere Kinder kümmerten. Vier Tage nach der Operation besuchte der Chefarzt Marilyn abends zu Hause, um ihr mitzuteilen, dass sie dem pathologischen Bericht zufolge Darmkrebs habe und dass deshalb ein großer Teil ihres Dickdarms entfernt werden müsse; er zeichnete eine Skizze für sie, die sie mir zeigen sollte, und erklärte ihr, welche Teile des Darms entfernt würden. Als ich am nächsten Tag nach Hause kam, war ich schockiert über diese Nachricht und über die Skizzen des Chirurgen. In aller Eile begab ich mich in die Klinik und ließ mir die Bilder der Pathologie geben, die ich dann als Eilbrief zu befreundeten Ärzten an der Ostküste schickte. Sie waren sich alle einig, dass Marilyn einen gutartigen Krebstumor hätte, der überhaupt keiner weiteren Behandlung bedurfte. Noch jetzt, nach fünfzig Jahren, spüre ich die große Wut gegenüber dem Militär, dass man mich nicht benachrichtigt hatte und dass man bei einem völlig harmlosen Befund einen schweren und irreversiblen chirurgischen Eingriff vornehmen wollte.

All dies lag nun hinter uns, als wir über die Berge und das Wasser in dieser für uns neuen Umgebung schauten, und ich war froh und erleichtert, wieder mit der lebhaften, temperamentvollen Marilyn zusammen zu sein. Ich ließ den Blick noch einmal Richtung Kailua und Lanikai schweifen. Es war völlig unrealistisch, dort zu leben: Wir hatten sehr wenig Geld, und das Militär bot am Militärstützpunkt Schofield preiswerte Wohnungen für Armeeangehörige. Aber ich war genau so verzaubert wie Marilyn, und innerhalb weniger Tage hatte ich in Lanikai ein kleines Haus angemietet, in unmittelbarer Nähe von einem der herrlichsten Strände der Welt. Der Strand von Lanikai hat sich bei uns beiden dauerhaft verankert: Es ist nach wie vor der schönste, den wir je gesehen haben, und immer wenn wir an einem Strand mit pudrigem, aber festem Sand entlanggehen, schauen wir uns an und sagen: »Lanikai-Sand.«

Noch lange, nachdem wir Hawaii verlassen hatten, kehrten wir regelmäßig an diesen Strand zurück, der heute leider ziemlich abgetragen ist. Wir lebten dort ein Jahr, bis wir erfuhren, dass ein Admiral unerwartet in den Südpazifik versetzt worden war und sein Haus an dem nahegelegenen Kailua-Strand zur Vermietung stand. Wir mieteten es umgehend und waren so nah am Wasser, dass ich surfen und schnorcheln konnte, während ich Rufbereitschaft hatte: Wenn jemand anrief, gab mir Marilyn ein Zeichen, indem sie auf der Veranda mit einem großen weißen Handtuch winkte.

Kurz nach unserer Ankunft erhielten wir Grüße von drei Generälen, die jeweils in Hawaii, Deutschland und Frankreich stationiert waren und mich alle an ihrem Stützpunkt willkommen hießen. Die anfängliche Verwirrung bezüglich meines Postens führte dazu, dass viel von unserem Hab und Gut irgendwo unterwegs verloren ging, so dass wir wirklich einen Neuanfang machten – wir erwarben alle unsere Möbel und Betten bei einem Garagenverkauf an einem einzigen Tag.

Meine militärischen Pflichten beanspruchten mich nicht übermäßig. Ich verbrachte die meiste Zeit auf einer Station mit Patienten, die von unterschiedlichen Militärstützpunkten im Pazifik kamen. 1960 stand der Vietnamkrieg noch bevor, aber viele unserer Patienten waren bei inoffiziellen Militäraktionen in Laos dabei gewesen. Die meisten, die ernsthaft psychisch erkrankt waren, waren schon ausgemustert und direkt zu Kliniken auf dem Kontinent geschickt worden. Daher waren viele unserer Patienten junge Männer, die nicht psychotisch waren, sondern nur so taten, in der Hoffnung, deswegen entlassen zu werden.

Einer meiner ersten Patienten, ein Sergeant mit neunzehn Dienstjahren und kurz vor dem Ruhestand, wurde wegen Trunkenheit im Dienst in Haft genommen – eine schwere Beschuldigung, die seinen Ruhestand und die entsprechende Pension in Frage stellte. Er kam zu einer Untersuchung zu mir und beantwortete jede einzelne Frage falsch. Aber jede seiner Antworten war der Wahrheit so nah, dass es schien, als wüsste ein Teil von ihm die richtige Antwort: sechs mal sieben war einundvierzig, der Weihnachtstag war der 26. Dezember, ein Tisch hatte fünf Beine. Einen solchen Fall hatte ich noch nie gesehen, und durch Gespräche mit Kollegen und durch Literaturrecherche fand ich heraus, dass dies ein klassischer Fall von Ganser-Syndrom (auch bekannt als Syndrom annähernder Antworten) war, eine tatsächliche Störung, bei der ein Patient eine Krankheit simuliert, während er eigentlich nicht krank ist, um für eine illegale Tat als unzurechnungsfähig erklärt zu werden. Ich verbrachte während seines viertägigen Klinikaufenthalts viel Zeit mit ihm (Patienten, die eine längere Versorgung brauchten, wurden auf den amerikanischen Kontinent zurückverschifft), aber konnte keinen Kontakt zu seinem nicht-täuschenden Selbst herstellen. Aus meinen Literaturstudien über die Langzeit-Nachsorge fand ich heraus, dass merkwürdigerweise ein hoher Prozentsatz von Ganser-Patienten Jahre später tatsächlich richtige psychotische Störungen entwickeln!

Jeden Tag mussten wir entscheiden, ob ein Soldat tatsächlich psychisch krank war oder dies nur vorgab, um aus medizinischen Gründen aus dem Militärdienst entlassen zu werden.

Fast jeder Patient, der zu uns kam, wollte nicht mehr in der Armee oder bei der Marine sein – wir waren für alle Streitkräfte zuständig –, und meine Kollegen und ich waren besorgt über die Willkürlichkeit unseres Entscheidungsprozesses: Die Anweisungen waren unklar, und manchmal waren wir uns in unseren Empfehlungen nicht einig.

Die dienstlichen Verpflichtungen waren im Vergleich zu meinem Praktikum und der Facharztausbildung nicht sehr anstrengend: nach vier Jahren, in denen ich abends und am Wochenende Rufbereitschaft gehabt hatte, war dies für mich wie ein zweijähriger Urlaub. Wir waren drei Psychiater, und jeder von uns hatte alle drei Nächte und jedes dritte Wochenende Bereitschaftsdienst; in meiner gesamten Dienstzeit dort wurde ich nur sehr selten nachts ins Krankenhaus gerufen. Wir drei kamen gut miteinander und mit unserem leitenden Offizier, Colonel Yessler, aus, ein genialer, hoch qualifizierter Kollege, der uns völlig selbstständig arbeiten ließ. Auch wenn unsere psychiatrische Abteilung, Klein-Tripler, nur etwa hundert Meter vom großen Tripler-Krankenhaus entfernt lag, herrschte bei uns eine entspannte, unmilitärische Atmosphäre. Ich ging zum Mittagessen ins große Tripler und kam auch manchmal zur konsiliarischen Beratung für andere Abteilungen dorthin, ansonsten betrat ich das große Tripler selten, und oft vergingen Wochen, ohne dass ein militärischer Gruß ausgetauscht wurde.

Nachdem ich so viel Freiheit hatte, widmete ich mich wieder meinem Interesse an Gruppenarbeit und stellte einige therapeutische Gruppen zusammen: tägliche Stationsgruppen, ambulante Gruppen für Soldatenehefrauen in Schwierigkeiten und in meiner Freizeit eine Selbsterfahrungsgruppe für zivile Ärzte in der psychiatrischen Facharztausbildung am Staatlichen Krankenhaus Kaneohe.

Am nützlichsten fühlte ich mich in meinen Gruppen für die Soldatenfrauen. Viele mussten damit zurechtkommen, nicht in ihrer gewohnten Umgebung zu sein, doch einige entschieden sich, ernsthaft an ihrer Einsamkeit zu arbeiten und an ihrer Unfähigkeit, mit anderen in ihrer Gemeinschaft Kontakte zu knüpfen. Die Assistenzärzte waren wesentlich schwieriger. Sie wollten eine Therapieerfahrung, die zugleich therapeutisch wirksam, aber auch lehrreich für sie als künftige Gruppenleiter sein sollte. Sie hatten gehört, dass ich ein erfahrener Gruppentherapeut war, und baten mich, die Gruppe zu leiten. Ich fühlte mich nicht wirklich wohl damit: Ich hatte noch nie eine solche Gruppe geleitet, und vor allem hatte ich nur ein oder zwei Jahre mehr Erfahrung als sie. Doch da die Assistenzärzte hinreichend motiviert waren, erklärte ich mich dazu bereit. Schon bald merkte ich, dass ich mich in eine schwierige Situation gebracht hatte. Eine Gruppe funktioniert nur, wenn die Mitglieder bereit sind, Risiken einzugehen und ganz persönliche Gedanken und Gefühle zu äußern, und dazu war diese Gruppe in keiner Weise bereit. Allmählich wurde mir klar, dass hier, da das wesentliche therapeutische Instrument die eigene Persönlichkeit ist, die Enthüllung persönlicher Fehler doppelt mit Risiken behaftet war: Es stand nicht nur die eigene Persönlichkeit auf dem Prüfstand, sondern auch die professionelle Kompetenz. Auch wenn ich mir dieses tatsächlichen Problems sehr bewusst war, kam ich aus der festgefahrenen Situation nicht heraus, und die Gruppenarbeit war nicht wirklich erfolgreich. Erst später wurde mir dann klar, dass man unter solchen Bedingungen die Führungsrolle nur erfolgreich übernehmen kann, wenn man bereit dazu ist, in der Gruppe selbst persönliche Risiken einzugehen und damit ein Beispiel für Selbstoffenbarung zu geben.

Ich bin ganz sicher, dass meine zwei Jahre in Hawaii mein Leben änderten. Vorher hatte ich den Plan, langfristig wieder an die Ostküste zurückzugehen, vielleicht, wie Dr. Whitehorn vorgeschlagen hatte, eine akademische Stelle zu suchen oder wieder zu Freunden und Familie in Washington, D.C. zurückzukehren und eine Privatpraxis zu eröffnen. Aber nach ein paar sonnigen Monaten auf Hawaii kam mir die graue, kalte, so förmliche Ostküste immer weniger verlockend vor. Marilyn hatte schon jahrelang den Wunsch geäußert, von Washington wegzugehen, und bald waren wir uns vollkommen einig: Wir wollten beide in oder so nah wie möglich bei Hawaii bleiben. Vor Hawaii war meine Arbeit der Mittelpunkt meines Lebens gewesen, und ich hatte zu wenig Zeit für meine Frau und die Kinder gehabt. Hawaii erschloss mir die Schönheit meiner Umgebung. Vor allem lockten die Strände, Marilyn und ich gingen stundenlang am Strand spazieren und hielten Händchen, wie früher in der Schulzeit. Ich verbrachte viel mehr Zeit mit meinen Kindern, ziemlich viel davon im warmen Meer, ich brachte ihnen Schwimmen bei, schnorchelte und vergnügte mich mit Body Surfen. (Surfen auf einem Surfbrett lernte ich nie – ich konnte das Gleichgewicht nicht halten.) Ich ging mit den Kindern freitagabends ins Kino um die Ecke, wo wir uns Samurai-Filme ansahen, und sie trugen ihre Pyjamas wie die Kinder der Einheimischen.

Die Armee wollte meine Lambretta nicht nach Hawaii verschiffen, aber sie waren bereit, ein Teleskop zu verschiffen, so dass ich noch in Baltimore die Lambretta gegen ein 8-zölliges Spiegelteleskop eintauschte, etwas, das ich mir seit meinen kindlichen Ausflügen ins Teleskopbauen sehnlichst wünschte. Abgesehen davon, dass ich es einige wenige Male auf einen Berggipfel schleppte, machte ich dann allerdings von meinem Teleskop auf Hawaii wenig Gebrauch, weil der Nachthimmel immer so dunstig war.

Einer meiner Patienten war ein Fluglotse bei der Army Air Force, und durch ihn kam ich in den Genuss, an Wochenenden auf die Philippinen und nach Japan zu fliegen. Ich konnte so in den herrlichen Gewässern vor einer kleinen Insel der Philippinen schnorcheln und sah Sonnenuntergänge in Manila, die ich für immer vor meinem geistigen Auge haben werde. In Tokio wohnte ich im Offiziersclub und erkundete die Stadt. Immer wenn ich mich verlief, winkte ich ein Taxi herbei und zeigte meine Clubkarte vor, auf der die Adresse auf Japanisch vermerkt war. Der Clubmanager hatte mich genau instruiert: Ich solle den Fahrer beobachten, wenn ich ihm die Karte zeige – atme er hörbar ein, solle ich aus dem Taxi springen, denn Taxifahrer in Tokio wollten nicht ihr Gesicht verlieren und zugeben, dass ihnen eine Adresse unbekannt sei.

Kurz nach unserer Ankunft wurde Marilyn als Professorin an die Französisch-Abteilung der Universität von Hawaii berufen. Es machte ihr besonders große Freude, einen Kurs in zeitgenössischer französischer Literatur zu halten, nachdem so viele ihrer Studenten Vietnamesen waren und fließend Französisch sprachen, auch wenn sie große Schwierigkeiten hatten, Sartres Vorstellungen von Entfremdung zu begreifen, während sie in Gedanken schon beim Schwimmen im warmen blauen Meer waren. Marilyn brauchte unseren Wagen, um zur Universität zu fahren, so dass ich mir ein schickes Yamaha Motorrad kaufte und morgens mit größtem Vergnügen dreißig Minuten über den Gipfel des Pali ins Krankenhaus fuhr. Während unserer Zeit dort wurde der Wilson Tunnel durch die Berge eröffnet, und danach nahm ich diese kürzere Strecke zur Arbeit und konnte so jeden Tag die Erfahrung machen, in strahlendem Sonnenschein hineinzufahren und fast mitten unter einer herrlich warmen hawaiischen Dusche wieder herauszukommen. In der Nähe unseres Hauses in Kailua gab es einen kleinen Tennisclub mit Rasenplätzen, wo wir am Wochenende gegen andere Clubs spielten. Einer meiner Freunde vom Militär brachte mir Schnorcheln und Sporttauchen bei, und in den folgenden vierzig Jahren hatte ich große Freude daran, in Hawaii, in der Karibik und andernorts auf der Welt über den Meeresboden zu gleiten und die Fauna und das Leben der Meerestiere zu bestaunen. Manchmal ging ich nachts zum Tauchen, was besonders viel Spaß machte, weil dann all die nachtaktiven Lebewesen, vor allem große Schalentiere, umherstreiften.

* * *

Jack Ross, einer meiner Militärkollegen, der in der Menninger-Klinik ausgebildet worden war, stellte mich seinem Kommilitonen K.Y. Lum vor, einem Psychiater mit Praxis in Honolulu. Wir beide organisierten eine Supervisionsgruppe für Kollegen aus Hawaii, in der wir monatlich unsere psychiatrischen Fälle vorstellten. Auf unsere Initiative hin entstand auch eine Psychiater-Pokerrunde, die sich alle zwei Wochen traf und die über Jahrzehnte bestand. K.Y. und ich wurden enge Freunde und sind es immer noch.

Während meiner ersten Wochen auf Hawaii kam eines Tages ein älterer Vietnamese, André Tao Kim Hai, der unweit von uns wohnte, zu mir nach Hause, mit Schachfiguren und Schachbrett bepackt, und fragte: »Spielen Sie Schach?« Ein Geschenk des Himmels! André und ich passten gut zusammen und spielten stundenlang. André war nach dem Ruhestand nach Hawaii gezogen, nachdem er viele Jahre der Ständige Vertreter Vietnams bei den Vereinten Nationen gewesen war. Als dann der Vietnamkrieg ausbrach, verließ er aus Protest die Vereinigten Staaten und zog nach Paris und von dort nach Madeira. Wir pflegten unsere Freundschaft und unsere Schachrivalität auch danach, wann immer ich ihn an seinen späteren Wohnsitzen besuchte.

Meine Eltern, Marilyns Mutter sowie meine Schwester Jean und ihre Familie besuchten uns in Hawaii. Marilyn fand Freunde an der Universität, und zum ersten Mal führten wir ein geselliges Leben, indem wir einen achtköpfigen Salon gründeten. Mitglieder waren der Soziologe Reuel Denny, Ko-Autor von *Die einsame Masse*, und seine Frau Ruth, der indonesische Philosoph und Dichter Takdir Alisjahbana und seine deutsche Ehefrau und George Barati, Dirigent des Symphonieorchesters von Hawaii, und seine bezaubernde Frau, die ebenfalls Ruth hieß und Yoga-Anhängerin war. Wir verbrachten viele glückliche Abende mit ihnen, an denen wir Übersetzungen von Takdirs Gedichten lasen, über Reuels Bücher diskutierten, Musik hörten oder, eines Abends, eine Aufnahme von T. S. Eliots *Das wüste Land* hörten, das uns alle ziemlich deprimierte. Bis heute erinnere ich mich an unsere kleine Gruppe, wie wir ein Luau am Strand feierten und es uns bei hawaiischen Getränken und Guaven, Lychees, Mangos, Ananas und meinem Lieblingsobst Papayas gut gehen ließen. Ich weiß noch genau, wie Takdirs Rinderspieße schmeckten, die man in seine indonesische Erdnusssauce tunkte.

Mit Poker, Schnorcheln, Strandspaziergängen, Motorradfahren, Spielen mit unseren Kindern und Schach führte ich nun ein so entspanntes Leben wie nie zuvor. Mir gefielen die Ungezwungenheit, die Sandalen, so etwas Einfaches zu tun, wie am Strand zu sitzen, und aufs Meer zu schauen. Ich veränderte mich: die Arbeit war nicht mehr alles. Die graue Ostküste mit ihren strengen Wintern und den drückend heißen Sommern lockte mich nicht mehr. Ich fühlte mich auf Hawaii zu Hause und stellte mir allmählich vor, dort auch den Rest meines Lebens zu verbringen.

* * *

Gegen Ende unserer zwei Jahre in Hawaii standen wir vor der Entscheidung, wo wir leben wollten. Ich hatte zwei weitere Fachartikel veröffentlicht und tendierte zu einer akademischen Laufbahn. Aber in Hawaii zu bleiben, war leider keine

Option: die Medizinische Fakultät bot nur die ersten beiden vor-klinischen Jahre an und hatte keine Vollzeit-Professoren in der Psychiatrie. Ich fühlte mich sehr auf mich allein gestellt und spürte, wie mir ein Mentor fehlte, der mir hätte raten können, wie es weitergehen sollte. Nicht ein einziges Mal kam ich auf die Idee, meine Lehrer vom Hopkins, John Whitehorn oder Jerry Frank, anzusprechen. Wenn ich jetzt auf jene Zeit zurückblicke, ist es mir ein Rätsel, warum ich nicht daran gedacht habe, sie um Rat oder um eine Empfehlung zu bitten. Offenbar ging ich davon aus, dass sie mich nicht mehr auf dem Radar hatten, nachdem ich meine Facharztausbildung beendet hatte.

Stattdessen schlug ich den am wenigsten phantasievollen Pfad ein: die Stellenausschreibungen! Ich sah mir die Anzeigen im Newsletter der American Psychiatric Association an und fand dort drei interessante Stellen: Professuren an der Medizinischen Hochschule der Stanford University und an der University of California in San Francisco (UCSF) sowie eine Anstellung am Staatlichen Krankenhaus Mendota in Wisconsin (was nur deshalb in Frage kam, weil der herausragende Psychologe Carl Rogers an dieser Klinik arbeitete). Ich bewarb mich auf alle drei Stellen, und ich wurde überall zu einem Vorstellungsgespräch eingeladen, und so flog ich mit einer Militärmaschine nach San Francisco.

Mein erstes Gespräch hatte ich an der University of California in San Francisco mit Jacob Epstein, einem hochrangigen Fakultätsmitglied, der mir am Ende des Gesprächs eine Klinikstelle anbot mit einem Jahresgehalt von 18 000 Dollar. Seit meinem dritten Jahr war mein Gehalt als Assistenzarzt 3000 Dollar gewesen, und beim Militär hatte ich 12 000 Dollar bekommen, so dass ich geneigt war, das Angebot anzunehmen, selbst wenn ich wusste, dass die zeitliche Beanspruchung hoch sein würde: Ich hätte nicht nur Lehrverpflichtungen für Medizinstudenten und psychiatrische Assistenzärzte gehabt, sondern auch eine sehr große, hektische Station geleitet.

Am nächsten Tag hatte ich das Vorstellungsgespräch in Stanford mit David Hamburg, dem neuen Chefarzt der dortigen psychiatrischen Abteilung. Die Medizinische Hochschule und das Krankenhaus von Stanford waren gerade von San Francisco in die neu errichteten Gebäude auf dem Stanford Campus in Palo Alto umgezogen, und er hatte die Aufgabe, eine völlig neue Abteilung aufzubauen. Ich war beeindruckt von Dr. Hamburgs hochgesteckten Zielen, von seinem Engagement für unser Fachgebiet und von seiner Klugheit. Und von seiner Sprache! Einen imposanten, komplizierten Satz nach dem anderen von seinen Lippen perlen zu hören, war wie ein erlesenes Konzert. Außerdem hatte ich den deutlichen Eindruck, dass mir alle Ressourcen und alle akademische Freiheit gewährt würden, die ich brauchte, und zudem wäre er mein Mentor.

Rückblickend muss ich sagen, dass ich damals wohl keine Vorstellung hatte, wie meine Zukunft aussehen würde oder wozu ich fähig war. Ich wusste, was eine privatärztliche Praxis ist, ich wusste, dass es ein sinnvolles Leben wäre, und ich wusste auch, dass es mir vermutlich das Dreifache meines Stanford-Gehalts bieten würde.

Dr. Hamburg bot mir eine Junior-Professur an, also eine Dozentenstelle, und ein Gehalt von nur 11 000 Dollar im Jahr – tausend weniger als mein Militärgehalt. Außerdem erklärte er mir die Regularien in Stanford: von Vollzeit-Professoren wurden Forschung und Lehre erwartet, und sie konnten ihr Einkommen nicht durch eine Privatpraxis aufbessern.

Der große Kontrast zwischen dem Gehalt in Stanford gegenüber der UCSF schockierte mich zuerst, aber je länger ich über die beiden Angebote nachdachte, desto weniger war es ein Kriterium. Auch wenn wir keinerlei Rücklagen hatten und von einer Gehaltszahlung zur nächsten lebten, war Geld nicht wirklich das Problem. David Hamburgs Vision beeindruckte mich, und ich wollte zu der Universitätsabteilung dazugehören, die er aufbaute. Mir wurde klar, dass ich mir sehnlichst wünschte, in meinem Leben Forschung und Lehre zu verbinden. Außerdem ging ich davon aus, dass ich im Notfall durch die finanzielle Unterstützung meiner Eltern und durch Marilyns bevorstehende Karriere und ein entsprechendes Einkommen abgesichert wäre. Nachdem ich mich mit Marilyn am Telefon beraten hatte, nahm ich die Stelle in Stanford an und stornierte meinen Flug nach Wisconsin.

17

ANKOMMEN

1964, da war ich schon drei Jahre in Stanford, beschloss ich, an einem achttägigen National Training Laboratory Institute (N.T.L.) am Lake Arrowhead in Südkalifornien teilzunehmen. Das einwöchige Programm bot viele sozialpsychologische Aktivitäten, aber das Herzstück und der Grund für meine Teilnahme war das tägliche dreistündige Kleingruppentreffen. Am Morgen des ersten Treffens kam ich ein paar Minuten zu früh, nahm auf einem der dreizehn Stühle Platz, die in einem Kreis aufgestellt waren, und schaute mich nach dem Gruppenleiter und den anderen Frühankömmlingen um. Obgleich ich viel Erfahrung mit der Leitung von Therapiegruppen hatte und intensiv mit Forschung und Lehre im Bereich der Gruppentherapie befasst war, war ich noch nie Teilnehmer einer Gruppe gewesen. Es war an der Zeit, da Abhilfe zu schaffen.

Niemand sprach, während die anderen hereinkamen und ihre Plätze einnahmen. Um 8:30 Uhr erhob sich die Leiterin, Dorothy Garwood, Therapeutin in eigener Privatpraxis mit zwei Doktortiteln (Biochemie und Psychologie), und stellte sich vor: »Willkommen beim Lake Arrowhead N.T.L. Institute 1964. Diese Gruppe trifft sich in den nächsten acht Tagen jeden Morgen um diese Zeit für drei Stunden, und ich möchte bitten, dass alles, was wir sagen, alle unsere Bemerkungen, im Hier und Jetzt bleiben.«

Darauf folgte ein langes Schweigen. Ich dachte: »Das ist

alles?« und schaute in die Runde, wo ich elf Gesichter sah, die verdutzt dreinblickten, und elf Köpfe, die vor Verwirrung geschüttelt wurden. Allmählich reagierten die Teilnehmer:

»Das ist eine ziemlich dürre Einführung.«

»Soll das irgendwie ein Witz sein?«

»Wir wissen ja nicht einmal, wie die anderen heißen.«

Keine Reaktion von der Leiterin. Allmählich entwickelte sich aus der allgemeinen Unsicherheit eine eigene Energie:

»Das ist doch verrückt. Ist das die Art Leitung, die wir hier haben?«

»Das ist unverschämt. Sie macht ihren Job. Verstehen Sie nicht, dass dies eine Selbsterfahrungsgruppe ist? Wir sollen unseren eigenen Gruppenprozess in Augenschein nehmen.«

»Genau, ich habe das Gefühl, mehr als ein Gefühl, dass sie genau weiß, was sie tut.«

»Das ist blindes Vertrauen: Blind vertraut habe ich noch nie. Die Wahrheit ist doch, wir wissen nicht weiter, und wo ist sie? Jedenfalls hilft sie uns in keiner Weise.«

Es gab ein paar Pausen zwischen den Bemerkungen, in denen man wartete, ob die Leiterin reagieren würde. Aber sie lächelte und schwieg weiter.

Andere Mitglieder schalteten sich ein.

»Und übrigens, wie sollen wir im Hier und Jetzt bleiben, wenn wir keine gemeinsame Geschichte haben? Wir sehen uns doch heute zum ersten Mal.«

»In einer solchen Stille fühle ich mich immer unwohl.«

»Puh, ich mich auch. Wir zahlen ordentlich Geld und sitzen jetzt hier rum und tun nichts und vergeuden unsere Zeit.«

»Also, mir gefällt die Stille. Hier so ruhig in dieser Runde zu sitzen, entspannt mich.«

»Mich auch, ich fange an zu meditieren. Ich fühle mich konzentriert, zu allem bereit.«

Während ich mich an diesem Austausch beteiligte und darüber nachdachte, hatte ich eine Erleuchtung – ich lernte etwas, das ich später ins Herzstück meiner Methode der Gruppentherapie integrierte. Ich hatte gerade ein einfaches, aber äußerst wichtiges Phänomen erlebt: alle Gruppenteilnehmer sind einem einzigen Reiz ausgesetzt (in diesem Fall einer Leiterin, die darum bittet, dass alles Gesagte im Hier und Jetzt bleibt), und die Mitglieder reagieren auf sehr unterschiedliche Art und Weise. *Ein einziger gemeinsamer Reiz und zwölf verschiedene Reaktionen! Warum?* Für dieses Rätsel gibt es nur eine mögliche Lösung: *Es gibt zwölf verschiedene innere Welten! Und diese zwölf verschiedenen Reaktionen können der Königsweg zu diesen verschiedenen Welten sein.*

Nach und nach stellten wir uns vor, ohne die Hilfe der Gruppenleiterin, sagten etwas dazu, was wir beruflich so machten und warum wir hier waren. Mir fiel auf, dass ich der einzige Psychiater war – es war ein Psychologe dabei, und die anderen waren Lehrer oder Sozialwissenschaftler.

Ich wendete mich der Gruppenleiterin zu und sprach sie direkt an. »Ich bin neugierig, was es mit Ihrem Schweigen auf sich hat. Könnten Sie etwas zu Ihrer Rolle hier sagen?«

Diesmal antwortete sie (kurz): »Meine Rolle ist es, die Gruppenleiterin zu sein und alle Gefühle und Vorstellungen, die die Gruppenmitglieder über Führungspersönlichkeiten haben, zu ertragen.«

Wir trafen uns an den nächsten sieben Tagen weiterhin und beobachteten genauer, wie unsere Beziehungen zueinander waren. Der Psychologe in der Gruppe war eine ausgesprochen wütende Person und schnauzte mich oft an, dass ich wichtigtuerisch und arrogant sei. Nach ein paar Tagen berichtete er von einem Traum, den er gehabt habe und in dem er von einem Riesen gejagt worden sei – der ich offenbar sein sollte. Und am Ende schafften wir beide ein gutes Stück Arbeit – ich, was seine

Wut und mein Unbehagen darüber anging, und er, was seine Konkurrenzgefühle betraf, die ich in ihm weckte –, und wir arbeiteten das Misstrauen durch, das zwischen unseren jeweiligen Berufsfeldern bestand.

Da ich der einzige Arzt bei diesem Programm war, wurde ich gebeten, mich um einen Teilnehmer einer anderen Gruppe zu kümmern, der eine psychotische Reaktion auf den Stress durch die Gruppe gezeigt hatte. Dies machte mir einmal mehr die Macht der Kleingruppe bewusst – Macht, nicht nur zu heilen, sondern auch zu schaden.

Ich lernte Dorothy Garwood gut kennen, und Jahre danach verbrachten sie und ihr Mann und Marilyn und ich gemeinsam wunderschöne Ferien auf Maui. Sie war keineswegs eine zurückhaltende Frau, aber sie war in der Tradition der Tavistock-Klinik – einem großen psychotherapeutischen Ausbildungs- und Behandlungszentrum in London – ausgebildet worden, derzufolge der Gruppenleiter außerhalb der Gruppe blieb und alle Beobachtungen einem Gruppenphänomen zuordnete. Drei Jahre später, als ich ein Sabbatjahr an der Tavistock-Klinik verbrachte, verstand ich besser, was hinter ihrem Führungsstil stand.

* * *

Als unsere fünfköpfige Familie 1962 nach meiner Zeit in der Armee in Palo Alto ankam, machte ich mich mit Marilyn daran, eine Wohnung zu finden. Wir hätten ein Haus in der Professorengegend von Stanford kaufen können, aber wie in Hawaii entschieden wir uns für eine heterogenere Nachbarschaft. Wir kauften ein dreißig Jahre altes Haus (fast historisch für kalifornische Verhältnisse) fünfzehn Minuten vom Campus entfernt. Die Wirtschaft war damals eine ganz andere: Es war auch mit einem kleinen Einkommen keine Schwierigkeit, für

32000 Dollar ein Haus auf einem 100-Quadratmeter-Grundstück zu kaufen. Der Preis entsprach dem Dreifachen meines Jahresgehalts in Stanford; heute hat sich die Wirtschaft in Palo Alto so verändert, dass ein entsprechendes Haus etwa das Dreißig- oder Vierzigfache des Gehalts eines jungen Professors kostet. Meine Eltern gaben uns 7000 Dollar als Anzahlung auf das Haus, und dies war das letzte Mal, dass ich von ihnen Geld annahm. Trotzdem bestand mein Vater, auch nachdem ich meine Ausbildung abgeschlossen hatte und wir eine sechsköpfige Familie waren, immer noch darauf, im Restaurant die Rechnung zu begleichen. Mir gefiel, wie er sich um mich kümmerte, und ich leistete nur geringen Widerstand. Und ich gebe seine Großzügigkeit weiter, indem ich mich gegenüber meinen erwachsenen Kindern genau so verhalte (die wiederum auch wenig Widerstand leisten). Es ist eine Art, sich in bleibender Erinnerung zu halten: Das Gesicht meines Vaters kommt mir oft in den Sinn, wenn ich für meine Kinder die Rechnung bezahle. (Und wir konnten unseren Kindern auch jeweils die Anzahlung für ihr erstes Haus leisten.)

Als ich zum ersten Mal in meiner Abteilung vorsprach, erfuhr ich, dass ich als medizinischer Direktor einer großen Station des neuen Stanford-Krankenhauses für Veteranen vorgesehen war, zehn Minuten von der Medizinischen Hochschule entfernt und ausschließlich von Stanford-Professoren geführt. Auch wenn ich für die Facharztausbildung zuständig war, eine Prozessgruppe für Medizinstudenten organisierte (das heißt, eine Gruppe, in der wir beobachteten, wie wir miteinander in Beziehung standen) und genug Zeit hatte, Vorträge in unserer Abteilung und Forschungssymposien zu besuchen, war ich an diesem Krankenhaus nicht glücklich. Nach meinem Eindruck waren zu viele Patienten, fast alle Veteranen des Zweiten Weltkriegs, für meinen Therapieansatz nicht offen. Möglicherweise war für sie der sekundäre Krankheitsgewinn zu groß: kostenlose medizinische Versorgung, kostenlose Unterkunft und Verpflegung und ein angenehmer Wohnort. Am Ende meines ersten Jahres sagte ich David Hamburg, dass ich hier wenig Forschungsmöglichkeiten für meine speziellen Interessen sähe. Als er fragte, wo ich arbeiten wolle, schlug ich die Ambulanz in Stanford vor, wo auch der Mittelpunkt der Facharztausbildung lag, zudem ein Ort, an dem ich ein Gruppentherapieprogramm für Lehre und Forschung einrichten könnte. Nachdem er meine Arbeit beobachtet und einige meiner Präsentationen in der großen Runde miterlebt hatte, vertraute er mir hinreichend, um meiner Bitte nachzukommen. Er war stets hilfsbereit und unterstützte mich, und viele Jahre lang hatte ich danach keine Verwaltungsaufgaben und fast vollkommene Freiheit, meinen eigenen Interessen in Klinik, Lehre und Forschung nachzugehen.

1963 schloss Marilyn ihre Promotion in Vergleichender Literaturwissenschaft an der Johns Hopkins ab (mit einer Dissertation über den Mythos des Prozesses bei Franz Kafka und Albert Camus). Für die mündlichen Prüfungen flog sie nach Baltimore, bestand die Examina und erhielt ihren Doktortitel mit Auszeichnung. Sie kam zurück mit der Hoffnung auf eine Stelle in Stanford, war aber am Boden zerstört, als ihr John Lapp, der Leiter der Französischabteilung, erklärte: »Wir stellen keine Ehefrauen von Professoren ein.«

Eine Generation später, als mein Bewusstsein für die Belange von Frauen größer war, hätte ich mir vielleicht eine Stelle an einer anderen Universität gesucht, die tolerant genug gewesen wäre, sie nur nach ihren Verdiensten zu bewerten, aber 1962 kam ich gar nicht auf diese Idee und Marilyn auch nicht. Ich hatte Mitgefühl mit ihr. Ich wusste, dass sie eine Stelle in Stanford verdiente, aber wir akzeptierten beide die Situation und machten uns daran, nach Alternativen zu suchen. Kurz danach kontaktierte der Dekan der Geisteswissenschaften des brandneuen California State Colleges in Hayward Marilyn, er kam zu uns nach Hause und bot ihr eine Stelle als Assistenzprofessorin für Fremdsprachen an. In Hayward zu lehren, würde ein Pendeln von fast einer Stunde an vier Tagen in der Woche bedeuten, was sie in den nächsten dreizehn Jahren auf sich nahm. Marilyns Einstiegsgehalt betrug 8000 Dollar – 3000 Dollar weniger als mein Einstiegsgehalt in Stanford. Aber von unseren beiden Gehältern zusammen konnten wir in Palo Alto gut leben, uns ganztags eine Haushälterin leisten und sogar einige unvergessliche Reisen unternehmen. Marilyn hatte eine erfüllende Karriere in Hayward, sie wurde bald zu einer außerordentlichen und dann zu einer vollen Professur befördert.

* * *

In den nächsten fünfzehn Jahren in Stanford beschäftigte ich mich vorwiegend mit Gruppentherapie, als Kliniker, Lehrer, Forscher und Lehrbuchautor. Ich begann mit einer Therapiegruppe in der Ambulanz, die meine Studenten, die zwölf psychiatrischen Assistenzärzte im ersten Jahr ihrer Facharztausbildung, durch einen Doppelspiegel beobachteten – genau wie ich Jerry Franks Gruppe während meiner Ausbildung beobachtet hatte. Zuerst leitete ich die Gruppe mit einem Ko-Therapeuten, der auch Professor war, aber im Folgejahr begann ich damit, sie gemeinsam mit einem Assistenzarzt zu leiten, der ein Jahr dabei blieb und dann von einem anderen Assistenzarzt ersetzt wurde.

Mein Konzept hatte sich stetig mehr hin zu einer persönlicheren und transparenten Art der Gruppenleitung entwickelt anstelle eines distanzierten professionellen Stils. Da alle Gruppenmitglieder ungezwungene Kalifornier waren, die sich gegenseitig mit ihrem Vornamen ansprachen, fühlte es sich immer merkwürdiger an, dass ich sie mit ihrem Nachnamen ansprach oder sie mit Vornamen ansprach und erwartete, dass sie mich »Dr. Yalom« nannten. Daher wagte ich den mutigen Schritt, die Gruppe zu bitten, mich »Irv« zu nennen. Doch ich hielt noch viele Jahre an meiner professionellen Identität fest, indem ich wie das ganze medizinische Personal im Stanford-Krankenhaus meinen weißen Klinikkittel trug. Schließlich verzichtete ich auch darauf und merkte, dass es Aufrichtigkeit und Transparenz waren, worauf es in der Therapie ankam, und nicht professionelle Autorität. (Den weißen Kittel habe ich nie weggegeben – er hängt noch immer hinten in einem Schrank zu Hause – ein Souvenir an meine Arztidentität.) Doch auch wenn ich die Berufskleidung abgelegt habe, halte ich weiterhin uneingeschränkt an meinem Respekt vor der Medizin und dem hippokratischen Eid fest, mit seinen diversen Elementen wie: »Ich werde meinen Beruf mit Gewissenhaftigkeit und Würde ausüben« und »Die Gesundheit meines Patienten soll oberstes Gebot meines Handelns sein«.

Nach jeder Gruppentherapiesitzung diktierte ich zu meinem eigenen Verständnis und für meine Lehre ausführliche Zusammenfassungen. (Großzügigerweise stellte mir Stanford eine Sekretärin zur Verfügung.) Irgendwann einmal – ich weiß nicht mehr, was der Auslöser dafür war – kam mir die Idee, dass es für die Patienten nützlich sein könnte, meine Zusammenfassung der Sitzung und meine Gedanken dazu nachzulesen. Dies führte zu einem mutigen, ganz ungewöhnlichen Experiment von Therapeuten-Transparenz: am Tag nach jedem Treffen schickte ich eine Zusammenfassung an alle Teilnehmer. Jede Zusammenfassung beschrieb die wichtigsten Themen der Sitzung (in der Regel waren dies zwei oder drei) sowie die Beiträge und das Verhalten aller Teilnehmer. Ich nannte auch jeweils den Grund für meine Äußerungen in der Gruppe und fügte oft noch Bemerkungen zu Dingen hinzu, die ich gerne gesagt hätte oder die ich bedauerte, gesagt zu haben.

Oft begann die Gruppe nun die Sitzung damit, dass meine

Zusammenfassung des vorherigen Treffens kritisiert wurde. Manchmal waren sich die Mitglieder darin uneins, manchmal wiesen sie auf etwas hin, was fehlte, aber fast immer begann das Treffen mit mehr Energie und Interaktion als früher. Dies fand ich so nützlich, dass ich die Berichte beibehielt, so lange ich Gruppen leitete. Wenn Assistenzärzte mit mir zusammen die Gruppe leiteten, schrieben sie alle zwei Wochen den Bericht. Die Berichte sind allerdings so zeitraubend und verlangen so viel Selbstoffenbarung, dass meines Wissens wenige Gruppentherapeuten im Land dieses Verfahren übernommen haben. Auch wenn einige Therapeuten meiner Selbstoffenbarung gegenüber kritisch eingestellt waren, kann ich mich an keinen Fall erinnern, in dem es nicht hilfreich für den Patienten war, dass ich meine Gedanken und meine persönlichen Gefühle mitteilte. Warum fiel mir diese Offenheit so leicht? Zum einen hatte ich keine Ausbildung an einem der Psychoanalytischen Institute à la Freud oder Jung oder Lacan durchlaufen. Ich war vollkommen frei von Regeln und ließ mich ausschließlich von meinen Ergebnissen leiten, die ich jeweils sorgfältig dokumentierte. Eine ganze Reihe von Dingen mögen mitgespielt haben: eine Anlage zum Ikonoklasmus (sichtbar schon in meinen frühen Reaktionen auf Glaubensangelegenheiten und religiöse Rituale), meine eigene negative persönliche Analyse-Erfahrung mit einer ungerührten und unpersönlichen Analytikerin, sowie die experimentelle Atmosphäre in unserer jungen Abteilung, die von einem aufgeschlossenen Chef geleitet wurde.

Die wöchentlichen Abteilungsmeetings waren nicht mein Ding: ich nahm zwar immer teil, sagte aber kaum je etwas. Keines der Themen – Finanzierung, Eintreiben von Geldern, Raumverteilung oder der Streit darum, Beziehungen zu anderen Abteilungen, Berichte des Dekans – interessierte mich. Allerdings interessierte mich sehr, Dave Hamburg sprechen zu hören. Ich bewunderte seine durchdachten Überlegungen, seine Methoden zur Konfliktlösung und vor allem seine exzellente Rhetorik. Ich liebe das gesprochene Wort so, wie andere vielleicht Musik lieben, und ich kann mich für einen wirklich wortgewandten Redner begeistern.

Es war klar, dass ich keine Verwaltungsfähigkeiten hatte, und ich stellte mich nie für dergleichen zur Verfügung oder wurde damit beauftragt. Ehrlich gestanden wollte ich nur in Ruhe gelassen werden, um mich meiner Forschung, dem Schreiben sowie der Therapie und der Lehre zu widmen. Und sehr bald schon begann ich, Beiträge in Fachzeitschriften zu veröffentlichen. Dies machte mir Spaß, und ich hatte das Gefühl, hier etwas bieten zu können. Manchmal frage ich mich, ob ich nicht Verwaltungsunfähigkeit vortäuschte. Es ist durchaus möglich, dass ich mich unfähig fühlte, mit all den anderen Aspiranten in der Abteilung zu konkurrieren, die alle um Macht und Anerkennung rangen.

* * *

An der Lake Arrowhead-Konferenz wollte ich nicht nur teilnehmen, um die Erfahrung als Mitglied einer Gruppe zu machen, sondern auch um so viel wie möglich über die T-Gruppe zu lernen, ein wichtiges, nicht-medizinisches Gruppenphänomen, das in den 1960er Jahren entstand und sich im ganzen Land verbreitete. (Das T stand hier für »Training«, das heißt, es sollten Fertigkeiten in zwischenmenschlichen Beziehungen und in gruppendynamischen Prozessen geübt werden.) Die Gründer dieses Ansatzes, führende Mitglieder der National Education Association, waren keine Kliniker, sondern Forscher, die sich mit Gruppendynamik befassten und Einstellungen und Verhalten in Organisationen ändern und später dann dem Einzelnen helfen wollten, sensibler gegenüber anderen zu sein. Ihre Organisation, die N.T.L., bot Seminare, oder vielmehr soziale Labors, an, die über mehrere Tage in Bethel und Plymouth in Maine stattfanden, und später dann das Seminar in Lake Arrowhead, California, an dem ich teilnahm.

Das N.T.L.-Seminar bestand aus vielen Aktivitäten: die »small skills trainings groups«, (die später »T-Gruppen« genannt wurden), Diskussions- und Problemlösungsgruppen, Teambuilding-Gruppen, Großgruppen. Aber bald wurde klar, dass die kleinen T-Gruppen, bei denen man sich gegenseitig unmittelbare Rückmeldung gab, bei Weitem das dynamischste und überzeugendste Übungsformat waren.

Als die N.T.L.-Gruppen im Laufe der Jahre gen Westen zogen und als Carl Rogers dazu kam, verlagerte sich allmählich die Betonung auf die individuelle persönliche Weiterentwicklung. »Persönliche Weiterentwicklung!« Das klingt eher nach Therapie. Die Teilnehmer wurden angeregt, Feedback zu geben und anzunehmen, beobachtend teilzunehmen, authentisch zu sein und Risiken einzugehen. Am Ende entwickelte sich das Ganze zu einer Art Psychotherapie. Die Gruppen sollten Einstellungen und Verhalten verändern und zwischenmenschliche Beziehungen verbessern – und schon bald hörte man Slogans wie: »Therapie ist zu gut, um nur für Kranke da zu sein.« Die T-Gruppe entwickelte sich zu etwas Neuem: »Gruppentherapie für Normale«, und wurde dann Encountergruppe genannt.

Es erstaunt wenig, dass diese spätere Entwicklung für die Psychiater eine Bedrohung darstellte, denn sie meinten, die Psychotherapie gehöre ihnen, und die Encountergruppen seien eine wilde, unrechtmäßige Form der Therapie, die in ihr Gebiet eindrang. Ich war da ganz anderer Meinung. Zum einen war ich von dem Forschungsansatz der Begründer dieser Richtung beeindruckt. Einer der frühen Pioniere war der Sozialwissenschaftler Kurt Lewin, dessen Glaubenssatz: »Keine Forschung ohne Praxis, keine Praxis ohne Forschung« ein riesiges wissenschaftliches Datenvolumen hervorbrachte, das ich wesentlich interessanter fand als die medizinisch verortete Gruppentherapieforschung.

Eines der wichtigen Dinge, die ich aus meiner Gruppenerfahrung von Lake Arrowhead mitnahm, war die Konzentration auf das Hier und Jetzt, und ich begann sie konsequent in meine eigene Arbeit einzubringen. Wie ich am Lake Arrowhead lernte, genügt es nicht, den Gruppenmitgliedern mitzuteilen, sie sollten sich auf das Hier und Jetzt konzentrieren: Wir brauchen Begründungen und einen Leitfaden. Im Laufe der Zeit entwickelte ich eine kurze Einführung, die ich den Patienten vortrug, ehe sie in die Gruppe kamen, und ich betonte dabei, dass sich viele ihrer zwischenmenschlichen Probleme in der Gruppe wiederholen würden und dass dies eine wunderbare Möglichkeit sei, mehr über sich zu lernen und an Veränderungen zu arbeiten. Daraus folgte (und dies wiederholte ich nicht nur einmal), dass es ihre Aufgabe in der Gruppe war, *ihre Beziehung zu jedem Patienten in der Gruppe und mit den Gruppenleitern möglichst gut zu verstehen*. Viele neue Gruppenmitglieder fanden manches an der Vorbereitung verwirrend und entgegneten oft, dass sie ein Problem mit ihrem Chef oder ihrem Ehepartner oder mit Freunden oder mit ihrer Wut hätten und dass es sinnlos sei, sich auf ihre Beziehungen mit den Gruppenmitgliedern zu konzentrieren, weil sie diese Leute nie wiedersehen würden.

Als Antwort auf diese häufig gestellten Fragen erklärte ich, dass *die Gruppe ein sozialer Mikrokosmos* sei und dass die in der Therapiegruppe aufkommenden Probleme *die zwischenmenschlichen Probleme wiederholen oder ihnen ähneln, derentwegen Sie in die Therapie gekommen sind*. Ich merkte, wie essentiell dieser Schritt war. Später führte ich dazu Studien durch und veröffentlichte die Ergebnisse, dass es Patienten, die angemessen auf die Gruppentherapie vorbereitet waren, wesentlich besser in der Therapie erging als jenen, die nicht vorbereitet waren.

Ich blieb der T-Gruppen-Bewegung einige Jahre verbunden und gehörte zum Lehrkörper der N.T.L.-Workshops in Lincoln, New Hampshire, und bei einem einwöchigen Workshop für Führungskräfte in Sandusky, Ohio. Bis heute bin ich den T-Gruppen-Pionieren dankbar, dass sie mir den Weg gewiesen haben, wie man interpersonale Gruppen leitet und erforscht.

* * *

Im Laufe der Jahre entwickelte ich für die psychiatrische Facharztausbildung ein intensives Trainingsprogramm für Gruppentherapie, das sich aus mehreren Modulen zusammensetzte: eine Vorlesung pro Woche, Beobachtung und Nachbesprechung meiner wöchentlichen Therapiegruppe, eigene Leitung einer Therapiegruppe unter wöchentlicher Supervision und schließlich Teilnahme an einer wöchentlichen Prozessgruppe, die ich mit einem Kollegen leitete.

Wie haben überarbeitete Assistenzärzte im ersten Jahr ihrer Facharztausbildung darauf reagiert, dass sie so viel Zeit aufbringen sollten, um etwas über Gruppentherapie zu lernen? Mit ziemlich viel Nörgelei! Einige schwer beschäftigte Assistenzärzte wehrten sich besonders gegen die zwei Stunden, die sie jede Woche damit verbringen sollten, meine Gruppe zu beobachten, und kamen oft zu spät oder blieben diesen Sitzungen ganz fern. Aber im Laufe der Wochen ergab sich ein unerwartetes Phänomen: weil die Gruppenmitglieder zunehmend miteinander in Kontakt kamen und offener wurden, interessierten sich die Ärzte in Ausbildung immer mehr für das Drama, das sich vor ihnen abspielte, und die Teilnahmeraten stiegen. Schon bald nannten sie die Gruppe »Yaloms Peyton Place« (in Anspielung auf eine Fernseh-Serie in den 1960ern). Für mich ähnelt dieser Effekt der fesselnden Lektüre einer gut gebauten Geschichte oder eines Romans, und ich erachte es als gutes Zeichen, wenn Therapeuten gespannt darauf sind, was als Nächstes passiert. Sogar heute, nach einem halben Jahrhundert praktischer Erfahrung, freue ich mich meistens auf jede neue Sitzung, ob nun Einzel- oder Gruppentherapie, in der Erwartung, dass sich neue Entwicklungen zeigen. Fehlt dieses Gefühl, gehe ich mit wenig Erwartung an eine Sitzung heran, vermute ich, dass es dem Patienten ähnlich geht, und versuche dann, bewusst etwas zu ändern.

Welche Auswirkungen hatte die Beobachtung auf die Patienten? Diese Riesenfrage beschäftigte mich besonders, denn mir fiel auf, wie angespannt sich manche Gruppenmitglieder verhielten, wenn Studenten hinter dem Spiegel waren. Ich versuchte, den Patienten zu versichern, dass für die psychiatrischen Assistenzärzte dieselben Vertraulichkeitsregeln galten wie für die professionellen Therapeuten, aber das half nicht viel. Dann machte ich ein Experiment: ich wollte versuchen, die störende Gegenwart der Beobachter in etwas Positives zu verwandeln. Ich bat Gruppenmitglieder und Assistenzärzte, am Ende des Treffens für je zwanzig Minuten die Plätze zu tauschen. So beobachteten nun die Gruppenmitglieder im Beobachtungsraum meine Nachbesprechung mit den angehenden Psychiatern. Dieser Schritt belebte umgehend sowohl den Therapieprozess als auch die Lehre! Die Mitglieder der Therapiegruppe verfolgten die Beobachtungen der Assistenzärzte mit wachem Interesse, und diese wiederum fühlten sich gezwungen, die Gruppe mit größerer Aufmerksamkeit zu beobachten. Schließlich ging ich noch einen Schritt weiter: die Gruppenmitglieder reagierten mit so vielen Gefühlen auf die Bemerkungen der Beobachter und auf die Beobachter selber (die sie oft angespannter fanden als ihre Gruppenmitglieder), so dass sie sich zusätzlich Zeit wünschten, um ihre Beobachtungen der Beobachter zu besprechen. Also hängte ich noch zwanzig Minuten an, in denen die Assistenzärzte in den Beobachtungsraum zurückkehrten, während ich mit den Patienten im Gruppenraum die Anmerkungen der Beobachter diskutierte. Mir ist klar, dass dies im praktischen Alltag viel zu zeitaufwendig wäre, aber ich glaube, dass dieses Format die Wirksamkeit sowohl der Therapiegruppe als auch des Unterrichts verbesserte.

All dies war vollkommen neu. Zu jener Zeit war ich dankbar, keiner traditionellen Therapieschule anzugehören. Ich gab mir selber Freiraum, neue Ansätze zu schaffen, und wusste genug über Wirksamkeitsforschung, um meine Annahmen zu überprüfen. Im Rückblick bin ich selber überrascht. Viele erfahrene Therapeuten hätten sich unwohl gefühlt, beim Therapieren unter Beobachtung zu stehen, während ich dabei ganz entspannt war. Dieses Selbstbewusstsein passt nicht zu meinem inneren Bild von mir – irgendwo da drinnen ist der ängstliche, unsichere junge Mann voller Selbstzweifel, der ich damals war. Aber wenn es um die Psychotherapie ging, und insbesondere um die Gruppentherapie, fühlte ich mich sicher genug, Risiken einzugehen und Fehler einzugestehen. Zwar hatte ich etwas Angst vor diesen Neuerungen, aber Angst war für mich nichts Neues, und ich hatte gelernt, mit ihr umzugehen.

Zu meinem achtzigsten Geburtstag gab ich eine Party bei mir zu Hause und lud alle meine Assistenzärzte aus jenen frühen Jahren in Stanford ein. Viele kamen auf ihre Erfahrungen mit ihrer Gruppentherapieausbildung zu sprechen und meinten, es sei das *einzige Mal in ihrer Studienzeit gewesen, dass sie einen erfahrenen Kliniker direkt bei der Therapie beobachten konnten*. Natürlich brachte mir dies meine eigene Ausbildung an der Johns Hopkins University und jenes kleine verspiegelte Fenster, durch das wir eine Therapiegruppe beobachteten, in Erinnerung. Also danke, Jerry Frank.

* * *

An der Universität wird man nicht wegen seines guten Unterrichts befördert. Vielmehr gilt im akademischen Leben: *publish or perish*, veröffentliche oder gehe unter. Die zwanzig Gruppen im Ambulanzprogramm boten eine hervorragende Forschungs- und Veröffentlichungsmöglichkeit. Ich untersuchte, wie Therapeuten die Patienten am besten für die Gruppentherapie vorbereiten konnten, wie die Gruppen zusammengesetzt sein sollten, warum manche Mitglieder vorzeitig die Gruppe verließen und welches die effektivsten therapeutischen Faktoren waren.

Je länger ich Gruppentherapie lehrte, desto klarer wurde mir, dass man dringend ein umfassendes Lehrbuch brauchte und dass alle meine Erfahrungen – Vorlesungen, Forschung und Neuerungen in der Therapie – in ein Lehrwerk eingehen könnten. Nach ein paar Jahren in Stanford begann ich, ein solches Buch zu entwerfen.

In dieser Zeit hatte ich eine enge Verbindung zum Mental Research Institute (MRI), einer Arbeitsgruppe innovativer Kliniker und Forscher, unter ihnen Gregory Bateson, Don Jackson, Paul Watzlawick, Jay Haley und Virginia Satir. Ein ganzes Jahr lang verbrachte ich jeden Freitag in einem ganztägigen Familientherapieseminar, das Virginia Satir gab, und lernte die Wirksamkeit der Familientherapie zu schätzen – ein Format, bei dem alle Mitglieder eines Hausstands sich mit einem Therapeuten treffen. Damals war diese Art der Familientherapie wesentlich verbreiteter als heute; ich kannte mindestens ein Dutzend Therapeuten in Palo Alto, die einzig familientherapeutisch arbeiteten.

Ich hatte einen Patienten mit Kolitis in Behandlung und bat Don Jackson, bei mehreren Familiensitzungen als Ko-Therapeut mitzuwirken. Über die Ergebnisse veröffentlichten wir dann einen Artikel. Im darauffolgenden Jahr hatte ich mehrere Familien in Therapie, aber letztlich faszinierten mich Einzel- und Gruppentherapie mehr. Obwohl ich sie meinen Patienten oft empfehle, habe ich seitdem keine Familientherapie mehr angeboten. Zum MRI gehörte auch Gregory Bateson, der berühmte Anthropologe und einer der Theoretiker der »double-bind«-Therapie bei Schizophrenie. Bateson war ein unvergesslicher Erzähler und lud jeden Dienstagabend zu offenen Gesprächen zu sich nach Hause ein, an denen ich oft teilnahm und die ich sehr genoss.

Ein weiteres Gebiet, das mich in meinen ersten Jahren in Stanford interessierte, waren »sexuelle Störungen«, mit denen ich während meiner Facharztausbildung in Kontakt gewesen war, als ich am Institut Patuxent mit Sexualstraftätern gearbeitet hatte. In Stanford sprach ich an Wochenenden regelmäßig mit Sexualstraftätern, die im Staatlichen Krankenhaus Atascadero einsaßen, und in den folgenden Jahren hatte ich in meiner Praxis einige Patienten, die Voyeure oder Exhibitionisten waren oder eine andere schwere sexuelle Störung hatten. Ich hatte oft Homosexuelle in Behandlung, die rückblickend betrachtet vor allem darunter litten, wie die Gesellschaft sie sah. In Stanford hielt ich in der großen Runde einen Vortrag über meine Arbeit mit diesen Patienten, und unmittelbar danach sprach mich Don Laub, ein Plastischer Chirurg in der chirurgischen Abteilung in Stanford, an und fragte, ob ich als Berater für ein neues Programm zur Verfügung stehen könnte, das er mit einer Reihe von transsexuellen Patienten startete, die eine chirurgische Geschlechtsveränderung wünschten. (Den Begriff »Transgender« gab es damals noch nicht.) Zum damaligen Zeitpunkt wurden solche chirurgischen Eingriffe in den USA nicht durchgeführt – Patienten, die eine Geschlechtsveränderung wünschten, gingen dafür nach Tijuana oder Casablanca in Mexiko.

In den folgenden Wochen überwies die chirurgische Abteilung etwa zehn Patienten an mich zur präoperativen Evaluation. Keiner dieser Patienten hatte ausgeprägte psychische

Störungen, und ich war beeindruckt, wie stark und ernsthaft ihre Motivation zur Geschlechtsveränderung war. Die meisten waren arm und hatten jahrelang gearbeitet, um Geld für die Operation zusammenzubekommen. Alle waren anatomisch männlich und wollten Frauen werden. Die Chirurgen boten die schwierigere Operation von weiblich zu männlich noch nicht an. Die Chirurgieabteilung stellte einen Sozialarbeiter ein, der eine präoperative Gruppe leiten sollte, in der weibliche Eigenheiten eingeübt werden sollten. Ich war bei einer Übung dabei, in der die Patienten an einer Bar saßen und der Lehrer ihnen Münzen in den Schoß rollte, und sie sollten nun die Knie öffnen, um die Münze in ihrem Rock aufzufangen, statt ihrem Reflex folgend die Knie zusammenzupressen, wie Männer das so tun.

Das Projekt war der Zeit entschieden voraus, bekam aber nach ein paar Monaten Probleme: Einer der postoperativen Patienten wurde Nackttänzerin in einem Nachtclub und warb für sich breit als Stanford-Klinik-Geschöpf, und ein anderer versuchte Stanford wegen Körperverletzung zu verklagen, nachdem seine männlichen Geschlechtsorgane entfernt worden waren. Das Projekt wurde also beendet, und erst viele Jahre später konnte Stanford solche chirurgischen Eingriffe wieder vornehmen.

Die ersten fünf Jahre unserer Familie in Palo Alto, 1962 bis 1967, fielen zeitlich mit den Anfängen der Bürgerrechtsbewegung, der Antikriegs-, Hippie- und Beatnik-Bewegung zusammen – die alle von der Gegend um die Bucht von San Francisco ausgingen. Studenten in Berkeley gründeten ein Free Speech Movement, und Ausreißer im Teenageralter schwärmten in die Schwulengegend Haight-Ashbury in San Francisco aus. Aber im fünfzig Kilometer entfernten Stanford blieben die Dinge relativ ruhig. Joan Baez lebte in der Gegend, und Marilyn ging

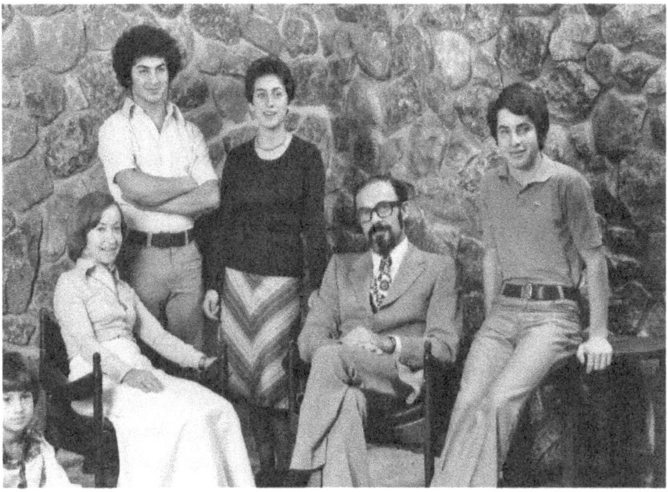

Familienportrait, um 1975.

einmal mit ihr zu einer Antikriegsdemonstration. Meine lebhafteste Erinnerung an diese Zeit ist ein riesiges Bob Dylan-Konzert in San Jose, wo ganz unerwartet Joan Baez für ein paar Songs auf die Bühne kam. Ich wurde ein lebenslanger Fan von ihr und freute mich darüber, als ich nach einem ihrer Auftritte in einem Café mit ihr tanzen durfte.

Wie alle waren wir 1963 schockiert über die Nachricht von dem Attentat auf John F. Kennedy. Es zerstörte die Vorstellung, dass die Nöte der Welt unser friedliches Leben in Palo Alto nicht betreffen würden, und wir kauften unseren ersten Fernseher, um die Ereignisse um Kennedys Tod und seine Beisetzung mitzuerleben. Ich hielt mich von allem fern, was mit Religion zu tun hatte, aber in diesem Fall verspürte Marilyn das Bedürfnis nach Gemeinschaft und einem Ritual und ging mit unseren beiden älteren Kindern – Eve war damals acht und Reid sieben – zu einem Gottesdienst in der Stanford Memorial Church. Nachdem wir uns dem Sog des Zeremoniellen nicht ganz entziehen konnten, feierten wir immer mit Familie und Freunden bei uns das Pessachmahl. Nachdem ich nie Hebräisch gelernt hatte, bat ich immer einen Freund darum, die rituellen Gebete zu sprechen.

Obwohl ich nicht gerne an meine Kindheit dachte, aß ich immer noch gerne die Speisen, mit denen ich groß geworden war: die osteuropäisch-jüdische Küche und kein Schweinefleisch. Ganz anders Marilyn. Wenn ich auf Reisen war, wussten die Kinder, dass es Schweinskoteletts geben würde. Ich hielt an einigen Ritualen fest. Ich ließ meine Söhne beschneiden, und danach gab es ein zeremonielles Festessen mit Freunden und Familie. Reid, der älteste meiner drei Söhne, entschied sich für die Bar Mizwa. Zusätzlich zu diesen wenigen jüdischen Traditionen hatten wir auch einen Weihnachtsbaum, füllten Strümpfe für die Kinder und richteten ein großes Weihnachtsfest aus.

Ich bin oft gefragt worden, ob es in meinem Leben oder in meiner psychiatrischen Praxis ein Problem war, dass ich keinen religiösen Glauben habe. Meine Antwort ist immer »Nein«. Erstens muss ich sagen, dass ich »nicht-religiös« bin und nicht etwa »anti-religiös«. Meine Einstellung war keineswegs ungewöhnlich: Bei der großen Mehrzahl meiner Stanford-Kollegen und meiner medizinischen und psychiatrischen Kollegen spielte Religion im Leben eine geringe oder gar keine Rolle. Wenn ich Zeit mit meinen wenigen gläubigen Freunden verbringe (beispielsweise mit dem katholischen norwegischen Philosophen Dagfinn Føllesdal), habe ich immer enormen Respekt vor der Tiefe ihres Glaubens. Ich bin geneigt zu sagen, dass meine säkularen Ansichten fast nie mein therapeutisches Handeln beeinflussen, aber ich muss zugeben, dass mich in all meinen Jahren als Therapeut nur eine Handvoll religiös überzeugter Menschen aufgesucht hat. Am ehesten im Kontakt mit Frömmigkeit bin ich bei sterbenden Patienten gekommen, und in diesen Fällen unterstütze ich jeden religiösen Trost, den sie finden können.

* * *

Auch wenn ich in den 1960er Jahren sehr mit meiner Arbeit befasst und im Wesentlichen unpolitisch war, gingen die kulturellen Veränderungen nicht spurlos an mir vorüber. Meine Medizinstudenten und psychiatrischen Assistenzärzte trugen Sandalen statt »richtigen« Schuhen, und Jahr für Jahr wurden ihre Haare länger und wilder. Ein paar Studenten brachten mir als Geschenk selbst gebackenes Brot mit. Sogar bei Fakultätspartys wurde Marihuana eingeschleust, und die sexuellen Sitten änderten sich radikal.

Ich hatte schon das Gefühl, zur alten Schule zu gehören, als sich diese Veränderungen einstellten, und war schockiert, als ich zum ersten Mal einen Assistenzarzt in rot karierter Hose oder anderer unerhörter Kleidung sah. Aber wir waren in Kalifornien, und diese Veränderungen ließen sich nicht aufhalten. Allmählich wurde auch ich ungezwungener, trug keine Krawatten mehr und genoss Marihuana auf manchen Fakultätspartys, auf denen ich auch Schlaghosen trug.

In den 1960er Jahren kamen auf unsere drei Kinder – unser viertes, Benjamin, kam erst 1969 zur Welt – ihre eigenen Alltagsdramen zu. Sie gingen auf die öffentlichen Schulen in fußläufiger Entfernung von unserem Haus, fanden Freunde, nahmen Klavier- und Gitarrenunterricht, spielten Tennis und Baseball, lernten reiten, wurden Mitglieder bei Jugendgruppen und bauten in unserem Garten ein Gehege für zwei junge Ziegen. Ihre Freunde, die beengter wohnten, kamen zum Spielen zu uns. Wir wohnten in einem Haus im alten spanischen Stil mit Stuck, um die Haustür blühten leuchtend violette Bougainvillea, und im Innenhof gab es einen kleinen Teich und einen

Springbrunnen. Der Weg, der zur Straße führte, war von einer majestätischen Magnolie beherrscht, um die kleine Kinder mit ihren Dreirädchen fuhren. Es gab in unserer unmittelbaren Nachbarschaft einen Tennisplatz, wo ich zweimal die Woche mit meinen Nachbarn Doppel spielte und später dann auch mit meinen drei Söhnen.

* * *

Im Juni 1964 besuchten wir meine Familie in Washington, D.C. Wir waren gerade mit unseren drei Kindern im Haus meiner Schwester, als meine Mutter und mein Vater kamen. Ich saß mit meiner Tochter Eve auf dem Sofa und hatte meinen Sohn Reid auf dem Schoß. Mein Sohn Victor und sein Vetter Harvey spielten auf dem Fußboden gleich neben mir. Da sagte mein Vater, der in einem Polstersessel neben uns saß, er habe Kopfschmerzen, und zwei Minuten später verlor er plötzlich und wortlos das Bewusstsein und brach zusammen. Ich konnte keinen Puls fühlen. Mein Schwager, ein Kardiologe, hatte eine Spritze und Adrenalin in seinem Arztkoffer, und ich spritzte meinem Vater Adrenalin ins Herz – aber ohne Erfolg. Erst später konnte ich mich daran erinnern, dass ich vor seinem Tod gesehen hatte, wie er seine Augen nach links drehte, was einen Schlaganfall in der linken Gehirnhälfte vermuten lässt, und nicht einen Herzstillstand. Meine Mutter stürzte ins Zimmer und umklammerte ihn. Bis heute höre ich noch ihr Weinen, immer wieder, »Myneh Tierehle Barel« (»mein Liebling, Ben«). Mich überkamen die Tränen. Ich war erstaunt und zutiefst gerührt: Zum ersten Mal sah ich solch eine Zärtlichkeit bei meiner Mutter, zum ersten Mal wurde mir klar, wie sehr sie sich liebten. Ich erinnere mich, dass meine Mutter noch immer weinte, als der Notarzt kam, aber dann sagte sie zu meiner Schwester: »Nimm seine Brieftasche.« Meine Schwester und

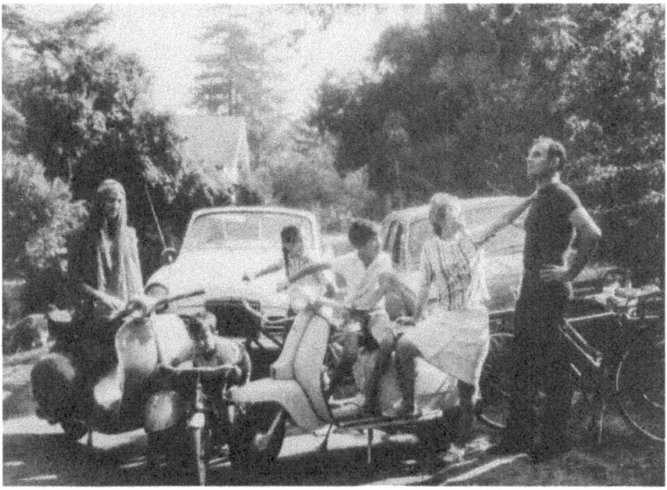

Familie auf Rädern, Palo Alto, in den 1960er Jahren.

ich ignorierten ihre Bitte, wir fanden, dass es in einem derartigen Augenblick nicht richtig war, an Geld zu denken. Aber sie hatte natürlich recht: seine Brieftasche, Karten und Geld verschwanden im Rettungswagen und wurden nie wiedergesehen.

Ich hatte schon Leichen gesehen – meine Leiche im ersten Jahr des Medizinstudiums, Leichen in den Pathologiekursen in der Leichenhalle –, aber dies war der erste Leichnam eines Menschen, den ich liebte. Lange Jahre passierte das nicht wieder, bis zum Tod von Rollo May. Die Beisetzung meines Vaters fand auf einem Friedhof in Anacostia, Maryland, statt, und nach der Trauerfeier warf jeder Familienangehörige feierlich eine Schaufel Erde auf den Sarg. Als ich an der Reihe war, wurde mir schwindlig, und mein Schwager fasste mich am Arm und hielt mich fest, damit ich nicht in das Grab fiel. Mein Vater starb, wie er gelebt hatte, still und unauffällig. Bis zum heutigen Tag bedaure ich, dass ich ihn nicht besser kennengelernt hatte. Immer wenn ich auf den Friedhof ging und die Reihen von Grabsteinen entlangschritt, wo mein Vater und meine Mutter und ihre ganze Gemeinschaft aus dem kleinen Schtetl Cielz lagen, tat es mir im Herzen weh, welche Kluft zwischen mir und meinen Eltern gelegen hatte und was alles ungesagt blieb.

Manchmal, wenn Marilyn sich liebevoll an die Spaziergänge im Park an der Hand ihres Vaters erinnert, fühle ich mich beraubt und betrogen. Wo waren *meine* Spaziergänge und wo war die Aufmerksamkeit *meines* Vaters? Mein Vater hat sein Leben lang hart gearbeitet. Sein Geschäft war an fünf Tagen die Woche bis zehn Uhr abends offen und samstags bis Mitternacht: Nur sonntags hatte er frei. Meine einzige zärtliche Erinnerung an eine gemeinsame Zeit mit meinem Vater hat mit unseren sonntäglichen Schachspielen zu tun. Ich erinnere mich, dass er immer davon angetan war, wie gut ich spielte, selbst als ich ihn dann im Alter von zehn oder elf Jahren schlagen konnte. Im Gegensatz zu mir war er nie, nicht ein einziges Mal, ärgerlich, wenn er ein Spiel verlor. Vielleicht ist dies der Grund dafür, dass ich mein Leben lang Schach gespielt habe. Vielleicht bietet das Spiel ansatzweise Kontakt mit meinem fleißigen, liebevollen Vater, der mich nie als reifen Erwachsenen erlebt hat.

* * *

Als mein Vater starb, stand ich gerade am Anfang meines Lebens in Stanford. Zu der Zeit war mir wohl noch nicht klar, was für ein außergewöhnliches Glück ich hatte. Ich hatte eine Stelle an einer hervorragenden Universität, konnte vollkommen unabhängig arbeiten und lebte in einer Gegend, die mit dem vielleicht besten Wetter der Welt gesegnet ist. Ich habe nie wieder Schnee gesehen (außer in den Skigebieten). Meine Freunde, zumeist Stanford-Kollegen, waren entspannt und aufgeklärt. Und nie wieder hörte ich ein antisemitisches Wort.

Auch wenn wir nicht wohlhabend waren, hatten Marilyn und ich das Gefühl, dass wir tun konnten, was wir wollten. Unsere Lieblingsgegend für Kurzurlaube war Baja California und dort das bunte, aber bescheidene Mulegé. Einmal fuhren wir mit den Kindern an Weihnachten dorthin, und sie genossen die mexikanische Atmosphäre mit den vielen Tortillas und bunten Piñatas. Meine Kinder und ich liebten Schnorcheln und Speerfischen, was einige köstliche Mahlzeiten auf den Tisch brachte.

Marilyn kehrte 1964 nach Frankreich zurück, um an einer Konferenz teilzunehmen, und wünschte sich sehr, dass die ganze Familie eine Reise durch Europa machte. Was daraus wurde, war noch besser: ein ganzes Jahr in London.

18

EIN JAHR IN LONDON

1967 wurde mir vom National Institute of Mental Health ein Preis verliehen, der mir ein Jahr an der Tavistock-Klinik, einem großen psychotherapeutischen Ausbildungs- und Behandlungszentrum in London, gewährte. Dort wollte ich mich mit der Tavistock-Methode der Gruppentherapie beschäftigen und ernsthaft der Arbeit an meinem Lehrbuch der Gruppentherapie widmen. Wir fanden eine Wohnung in der Reddington Road in Hampstead in der Nähe der Klinik, und unsere fünfköpfige Familie (Ben, unser Jüngster, war noch nicht geboren) stand am Beginn eines himmlischen und unvergesslichen Auslandsjahres.

Ich tauschte das Büro mit John Bowlby, einem bekannten britischen Psychiater an der Tavistock-Klinik, der gerade ein Jahr in Stanford verbrachte. Sein Londoner Sprechzimmer lag mitten in der Klinik, sodass ich viel Kontakt mit den Professoren hatte. Während dieses Jahres ging ich jeden Morgen zu Fuß von unserem Haus zur Tavistock-Klinik, die zehn Straßen entfernt lag, vorbei an einer schönen Kirche aus dem 18. Jahrhundert mit einem kleinen Friedhof mit einigen Grabsteinen, von denen manche so schief und abgenutzt waren, dass die Namen nicht mehr zu lesen waren. Auf dem größeren Friedhof auf der anderen Straßenseite hatten einige berühmte Persönlichkeiten des 19. und 20. Jahrhunderts ihre Ruhestatt gefunden, wie beispielsweise die Schriftstellerin Daphne du Maurier. Nicht weit von dort kam ich an einer herrschaftlichen Villa vorbei, in der General de Gaulle während der deutschen Besatzung Frankreichs gewohnt hatte. Sie stand für 100 000 Pfund zum Verkauf, und Marilyn und ich spielten oft mit dem Gedanken, wie es wäre, wenn wir es uns leisten könnten. Eine Straße weiter stand die riesige Villa, auf deren Dach die Tanzszene mit Julie Andrews und Dick Van Dyke im Mary-Poppins-Film gedreht wurde. Dann ging ich weiter die Finchley Road entlang bis zur Belsize Lane und betrat ein vierstöckiges unscheinbares Gebäude, in dem die Tavistock-Klinik untergebracht war.

John Sutherland, der Leiter von Tavistock, war ein freundlicher und äußerst lebhafter Schotte. Am ersten Tag begrüßte er mich liebenswürdig, stellte mich seinen Mitarbeitern vor und lud mich ein, an allen Seminaren in der Klinik teilzunehmen und die von seinen Kollegen geleiteten Gruppen zu beobachten. Ich lernte die Psychiater kennen, die sich mit Gruppenarbeit befassten, und stand das ganze Jahr lang in Verbindung mit Pierre Turquet, Robert Gosling und Henry Ezriel. Auch wenn ich sie klug und entgegenkommend fand, kam mir ihre Methode der Gruppenleitung doch merkwürdig distanziert und unengagiert vor. Tavistock-Gruppenleiter sprachen nie direkt mit einem Gruppenmitglied, sondern richteten ihre Kommentare ausnahmslos an die Decke und beschränkten sich darauf, nur etwas über die »Gruppe« zu sagen. Ich erinnere mich noch an einen Abend, an dem einer der Leiter, Pierre Turquet, bei der Besprechung sagte: »Wenn alle in dieser Gruppe bei diesem scheußlichen Regen aus dem entlegensten Winkel von London herkommen und beschließen, über Cricket zu reden, also, dann bin ich damit einverstanden.« Die Tavistock-Gruppenleiter befolgten die Grundannahmen von Wilfred Bion, nach denen es wesentlich um die unbewussten Prozesse in der Gesamtgruppe und weniger um die zwischenmenschlichen Belange geht, außer wenn sie mit Führung und Autorität zu tun haben. Die Kommentare galten immer der Gesamtgruppe, und die Therapeuten wandten sich nie an einen einzelnen Patienten.

Auch wenn ich die Psychiater persönlich schätzte, vor allem Bob Gosling, der uns in sein Londoner Haus und auf seinen Landsitz einlud, kam ich nach einigen Monaten zu dem Schluss, dass diese gruppentherapeutische Methode höchst unwirksam ist, und mir fiel ebenfalls auf, dass sehr viele Patienten mit den Füßen abstimmten: Die Teilnahmezahlen waren ausgesprochen schlecht. Es gab eine Regel, wonach mindestens vier Mitglieder anwesend zu sein hatten, andernfalls wurde das Treffen abgesagt, und dies passierte tatsächlich oft.

Später in diesem Jahr nahm ich an einer einwöchigen Tavistock-Gruppen-Konferenz in Leeds teil, zu der hundert andere Pädagogen, Psychologen und Geschäftsleute kamen. Ich erinnere mich noch genau, wie es anfing: die Teilnehmer wurden gebeten, sich in fünf Gruppen auf fünf ausgewiesene Räume zu verteilen. Beim Klingeln der Startglocke stürmten die Teilnehmer in die Räume, einige Mitglieder stritten sich um die Führung, andere forderten, dass die Türen geschlossen würden, weil die Gruppe sonst zu groß würde, und wieder andere bestanden auf Verfahrensregeln. Der Workshop ging dann mit fortlaufenden Kleingruppentreffen weiter, bei denen jeweils ein Dozent den Gruppenprozess spiegelte, und Großgruppentreffen mit allen Professoren und Teilnehmern, in denen die Dynamik der Großgruppe untersucht werden sollte.

Auch wenn solche großen Tavistock-Gruppen nach wie vor als Lehrformat genutzt werden, um Einzelnen Gruppendynamik und Organisationsverhalten beizubringen, wird die Tavistock-Methode meines Wissens – zum Glück – in der Gruppenpsychotherapie nicht mehr angewendet.

In der Regel beobachtete ich ein bis zwei Kleingruppentreffen pro Woche und ging zu Vorlesungen oder Konferenzen, aber im Wesentlichen war ich in diesem Jahr ganz auf mich gestellt und voll damit beschäftigt, mein Lehrbuch der Gruppenpsychotherapie zu schreiben. Die Tavistock-Vertreter fanden meinen Ansatz ebenso abscheulich wie ich ihren. Wenn ich meine Forschungsergebnisse über die »therapeutischen Faktoren« präsentierte, die auf meinen Gesprächen mit einer großen Anzahl erfolgreicher Gruppentherapiepatienten beruhten, machten sich die britischen Kollegen lustig über die typisch amerikanische Fixierung auf den »zufriedenen Kunden«. Als der einzige Amerikaner fühlte ich mich isoliert und ohne Unterstützung. Ein Jahr später, als ich John Bowlby persönlich kennenlernte, berichtete er mir, dass er ähnliche Erfahrungen mit den Tavistock-Kollegen habe und dass er kurz davor gewesen sei, im Publikum eine Bombe hochgehen zu lassen. Ich fühlte mich in diesem Jahr so isoliert, so entwertet und so unwohl in meiner Haut, dass ich beschloss, mir selbst einen Therapeuten zu suchen, wie ich es an schwierigen Punkten in meinem Leben immer wieder getan habe.

Damals gab es eine ganze Reihe von therapeutischen Schulen in Großbritannien. Der bekannte Psychiater R. D. Laing fiel mir als Erster ein. Seinen Schriften nach zu urteilen, musste er ein fesselnder und origineller Denker sein. Er hatte gerade Kingsley Hall gegründet, eine Einrichtung, in der psychotische Patienten und ihre Therapeuten in einer heilenden Gemeinschaft zusammenlebten. Außerdem behandelte er Patienten auf eine gleichberechtigte Art, ganz anders als die Tavistock-Methode. Als ich ihn bei einem Vortrag in der Tavistock-Klinik hörte, war ich von seiner Intelligenz beeindruckt, und mich amüsierte, wie sich das Establishment gegen seine ziemlich ikonoklastischen Ansichten sträubte. Aber ich fand ihn auch etwas chaotisch und konnte leicht verstehen, warum manche Zuhörer im Publikum meinten, er habe LSD genommen, was damals die Droge der Wahl war. Trotzdem entschied ich mich, ihn persönlich aufzusuchen, um eine mögliche Therapie mit ihm zu besprechen. Ich erinnere mich, wie ich ihn auf seine Erfahrungen in Esalen in Big Sur, California, und auf seine Bemerkungen in seinem Vortrag über dort stattfindende Nackt-Marathongruppen ansprach. Er reagierte geheimnisvoll, »Ich paddle mein Kanu, und andere paddeln ihr Kanu.« Ich kam zu dem Schluss, dass er für mich zu wenig fokussiert war. (Noch ahnte ich nicht, dass ich wenige Jahre später selbst einen Nackt-Marathon in Esalen mitmachen würde.)

Als nächstes konsultierte ich den Leiter des kleinianischen analytischen Instituts in London. Ich erinnere mich, dass mir fragwürdig erschien, wie intensiv er auf meine ersten beiden Lebensjahre einging, und dass ich fragte, warum die kleinianische Analyse in der Regel sieben bis zehn Jahre dauere. Am Ende unseres zweistündigen Gesprächs entschied er (und ich stimmte ihm zu), dass meine Skepsis gegenüber seiner Methode zu groß sei. Wie er es formulierte: »Die Lautstärke Ihrer Hintergrundmusik (das heißt mein Widerstand) wird die wahren Klänge der Analyse übertönen.« Man muss die Briten für ihre Wortgewandtheit loben!

Am Ende beschloss ich, mit Charles Rycroft zu arbeiten, der Laings Analytiker gewesen war. Er war ein führender Londoner Psychiater der unabhängigen »Middle School«, die von den britischen Analytikern Fairbairn und Winnicott geprägt war. In den folgenden zehn Monaten traf ich mich zweimal pro Woche mit Rycroft. Er war Mitte fünfzig, ein bedachter und freundlicher Mann, wenngleich etwas distanziert. Immer wenn ich seine Praxis in der Harley Street betrat, die etwas von Charles Dickens hatte und mit einem dicken Perserteppich, einer Couch und zwei bequemen Polstersesseln möbliert war, drückte er eilends die Zigarette aus, die er zwischen den Therapiestunden geraucht hatte, begrüßte mich mit Handschlag und bat mich höflich, in meinem Sessel (nicht auf der Couch) ihm gegenüber Platz zu nehmen. Er ging kollegial mit mir um.

Ich erinnere mich noch besonders daran, wie er mir erzählte, welche Rolle er beim Rauswurf von Masud Khan aus der britischen Analytiker-Gesellschaft gespielt hatte – ein Bericht, den ich später in meinem Roman *Die rote Couch* wiederbelebt habe.

Ich profitierte von unseren Therapiestunden, aber es wäre mir lieber gewesen, wenn er aktiver und interaktiver gewesen wäre. Seine komplexen Interpretationen waren für mich fast nie hilfreich, aber trotzdem besserte sich meine Angst nach einigen Wochen, und ich konnte wieder besser schreiben. Warum? Vielleicht halfen seine zuverlässige Wertschätzung und Empathie. Es war äußerst wichtig für mich, zu wissen, dass mir jemand zur Seite stand. In späteren Jahren besuchte ich ihn, wann immer ich in London war, und wir kamen oft noch einmal auf meine Therapie zu sprechen. Als er sagte, er bedaure, dass er der Lehrmeinung, nur Interpretationen zu bieten, so anhänge, wusste ich seine Aufrichtigkeit zu schätzen.

In London widmete ich meine ganze Arbeitszeit dem Schreiben meines Lehrbuchs für Gruppentherapie. Da es mein erstes Buch war, musste ich eine Methode finden, und schließlich nutzte ich dazu vor allem drei wichtige Quellen: meine Vorlesungsnotizen von den Kursen, die ich in den vergangenen Jahren in der Facharztausbildung gegeben hatte, die Hunderte von Gruppenzusammenfassungen, die ich geschrieben und an die Gruppenmitglieder geschickt hatte, sowie die wissenschaftliche Literatur zur Gruppentherapie, von der mir vieles durch die hervorragende Tavistock-Bibliothek zur Verfügung stand. Ich konnte nicht Maschine schreiben (die meisten Profis konnten das damals nicht). Jeden Tag schrieb ich meine drei oder vier Seiten mit der Hand und gab sie einer Mitarbeiterin von Tavistock, die ich privat beauftragte, jeden Abend mein Tagwerk abzutippen, damit ich dies dann am nächsten Morgen überarbeiten konnte. Wo sollte ich anfangen? Ich begann mit den allerersten Fragen, mit denen ein Gruppentherapeut konfrontiert ist: Wie soll er die Patienten auswählen und eine Gruppe zusammenstellen?

Die *Auswahl* bedeutet die Entscheidung, ob ein bestimmter Patient für eine bestimmte Art der Gruppentherapie geeignet ist. Die *Zusammenstellung der Gruppe* betrifft eine andere Frage: Wenn der Patient ein geeigneter Anwärter auf eine Gruppentherapie ist und es mehrere Therapiegruppen gibt, die je einen freien Platz haben, welche Gruppe ist dann für diesen Patienten die richtige? Oder ein anderes (äußerst unwahrscheinliches) Szenario: Angenommen, wir haben eine Liste mit hundert Patienten, die zwölf Gruppen bilden könnten. Wie sollten die Therapeuten vorgehen, um diese zwölf Gruppen so zusammenzustellen, dass sie maximal erfolgreich sind? Mit diesen Fragen im Kopf ging ich die Forschungsliteratur durch und schrieb zwei wissenschaftliche, dichte, höchst detaillierte und ausgesprochen langweilige Kapitel.

Kurz nachdem ich die beiden Kapitel über die Auswahl der Patienten und die Zusammensetzung von Therapiegruppen beendet hatte, besuchte uns David Hamburg in London und überbrachte mir die unerwartete, erstaunliche Nachricht, dass das Berufungskomitee in Stanford getagt und mich vorzeitig zum Professor auf Lebenszeit ernannt habe. Routinemäßig hätte eine solche Entscheidung erst in einem Jahr anstehen sollen, und natürlich war ich überglücklich, dass mir die Anspannung erspart geblieben war. Als ich in späteren Jahren Kollegen und Patienten durch diese Quälerei hindurchgehen sah, wusste ich mein eigenes Glück erst recht zu schätzen.

Diese Nachricht über meine Festanstellung hatte einen dramatischen Einfluss auf mein Buchprojekt. Jetzt schrieb ich nicht mehr für die strengen, empirisch ausgerichteten, verhärmten Professoren, die ich mir in der Berufungskommission vorstellte. Ich war froh, davon erlöst zu sein, und begann jetzt ein Lehrbuch für ein ganz anderes Publikum zu schreiben: für angehende Praktiker, die darum rangen, wie sie ihren Patienten helfen könnten. Daher sind alle folgenden Kapitel des Buches wesentlich lebendiger und gespickt mit Skizzen aus der Klinik, manche nur ein paar Zeilen, andere drei oder vier Seiten. Aber jene ersten beiden Kapitel waren wie Zement; sie lagen mir im Magen, und es gelang mir nicht, sie aufzulockern. Fünfundzwanzig Jahre später veröffentlichte ich die fünfte Auflage von *Theorie und Praxis der Gruppenpsychotherapie,* und selbst nach vier gründlichen Revisionen, von denen jede zwei Jahre intensive Quellenüberarbeitung und Lektorat erforderten, wirken jene zwei in London vor meiner Berufung geschriebenen Kapitel (jetzt Kapitel acht und neun) unpassend, als wären sie von einer anderen Person in geschraubtem, leblosem Stil geschrieben. Wenn ich eine sechste Auflage schreibe, werde ich diese beiden Kapitel definitiv nochmals bearbeiten.

Meine drei Kinder, neun, zwölf und dreizehn Jahre alt, waren natürlich ursprünglich wenig begeistert gewesen, ihre Schulfreunde in Palo Alto zu verlassen, aber am Ende gefiel ihnen ihr Jahr in London gut. Unsere Tochter Eve war deprimiert, als sie von der nahe gelegenen Parliament Hill School wegen ihrer schlechten Handschrift abgelehnt wurde, aber die Mädchenschule, auf die sie schließlich ging, die Hamstead School, gefiel ihr dann sehr, sie schloss einige schöne Freundschaften, und am Schuljahrsende war ihre Schrift ausgezeichnet – auch wenn dies nicht von Dauer war. Unser Sohn Reid ging auf die nahe gelegene University College School, wo er stolz eine schwarz-rot gestreifte Jacke und eine Kappe trug. Seine schlechte Schrift, schlechter als Eves, war pflichtgemäß bemerkt, aber dann völlig übersehen worden, weil er, wie mir der Schuldirektor bei verschiedenen Gelegenheiten sagte, »ein toller Rugby-Spieler« war. Der achtjährige Victor blühte an der Britischen Schule auf. Unglücklich war er nur, weil er jeden

Tag in der Schule einen Mittagsschlaf halten sollte, aber dann konnte er zu seinem großen Vergnügen auf dem Nachhauseweg im Süßwarenladen Station machen.

Auch wenn wir in Europa ein Auto gekauft hatten, gebrauchten wir es in London selten und nahmen immer die U-Bahn: zum Royal National Theatre, zu Dichterlesungen, zum Britischen Museum und zur Royal Albert Hall. Durch Marilyns Kontakte zu einer franko-amerikanischen Zeitschrift mit dem Titel *Adam* lernten wir Alex Comfort kennen, mit dem wir bis zu seinem Tod im Jahr 2000 eng befreundet blieben. Alex war eines der beiden Genies, die mir nahestanden – der andere war Josh Lederberg, ein Nobelpreisträger für Molekularbiologie in Stanford. Zum damaligen Zeitpunkt teilte Alex sein Leben zwischen einer Ehefrau und einer Geliebten und hatte bei jeder von ihnen eine volle Garderobe. Mit seinem enzyklopädischen Wissen konnte er sich endlos über jedes erdenkliche Thema unterhalten, und tat dies auch – britische und französische Literatur, indische Mythologie und Kunst, weltweite Sexualpraktiken, sein berufliches Gebiet der Gerontologie, die Oper des 17. Jahrhunderts. Einmal erzählte er uns, dass seine Frau auf die Frage, was sie sich zu Weihnachten wünsche, geantwortet habe: »Alles, nur keine Information!«

Ich habe mich immer gern mit Alex unterhalten – er war solch ein ungewöhnlicher, geistreicher, lebhafter Kopf. Mir war klar, dass er sich sehr zu Marilyn hingezogen fühlte, aber wir beide wurden gute Freunde, nicht nur in London, sondern auch später, als er uns in unserem Haus in Palo Alto besuchte.

Alex ließ sich schließlich von seiner Frau scheiden, heiratete seine Geliebte und schrieb *Freude am Sex,* das dann zu den Rekord-Bestsellern gehören sollte. Dann, hauptsächlich um den britischen Steuern zu entkommen, schloss er sich dem Center for the Study of Democratic Institutions an, einem ThinkTank, der sich mit demokratischen Institutionen befasste und nur

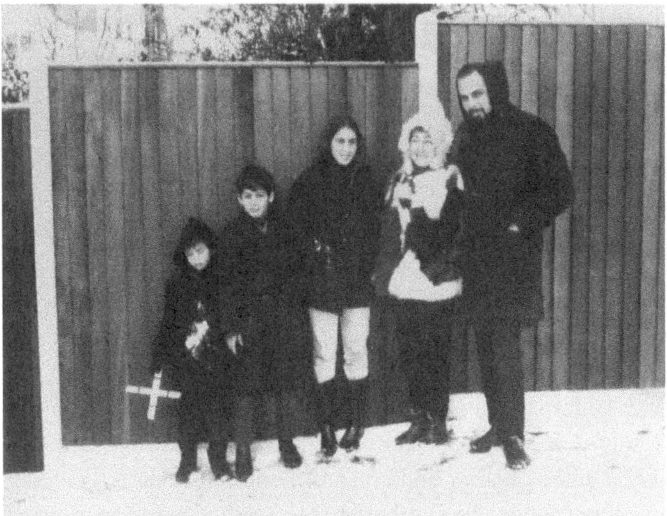

Der Autor mit Familie, London, Winter 1967–1968.

wenige Stunden von Palo Alto entfernt lag. Zwar war *Freude am Sex* sein bekanntestes Werk, aber Alex schrieb noch fünfzig weitere Bücher, angefangen von Arbeiten zur Gerontologie bis hin zu Gedichten und Romanen. Er schrieb schnell und mit großer Leichtigkeit. Seine erstaunliche Wortgewandtheit schüchterte mich ein: Sein erster Entwurf war oft sein letzter, während ich zehn oder zwanzig Entwürfe für jedes Buch, das ich veröffentlichte, brauchte. Meine Kinder kannten seinen Namen, ehe sie ihn kennenlernten, weil einige seiner Gedichte in einer Anthologie moderner Lyrik standen, die in ihrer Schule in Palo Alto Pflichtlektüre war. Mit Alex durch die Straßen unserer Nachbarschaft zu gehen, war ein Genuss, weil er Vogelstimmen sofort erkannte, den Vogel bestimmen und leicht den Gesang nachmachen konnte.

* * *

Auch wenn London uns bezauberte, waren wir eingeschworene Kalifornier und vermissten die Sonne sehr. Ein freundlicher Mensch aus dem Reisebüro schickte unsere ganze Familie für eine Woche zum Urlaub nach Djerba, einer großen Insel vor der Küste von Tunesien, der Sage nach die Insel der Lotophagen, wo Odysseus an Land ging. Wir gingen auf die Basare, besuchten römische Ruinen und eine zweitausend Jahre alte Synagoge. Als ich dort eintrat, fragte mich ein in arabischem Gewand gekleideter Aufseher, ob ich hier dazugehöre, und als ich nickte, nahm er meinen Arm und führte mich Arm in Arm zur Bima, dem Altar im Zentrum der Synagoge. Er legte mir eine alte Bibel in die Hand, aber zum Glück überprüfte er nicht mein Hebräisch.

19

DAS KURZE, TURBULENTE LEBEN DER ENCOUNTERGRUPPEN

In Kalifornien und vielen anderen Teilen des Landes schoss in den 1960er Jahren die Bewegung der Encountergruppen aus dem Boden. Überall gab es Encountergruppen – und manche waren Therapiegruppen so ähnlich, dass sie mich enorm interessierten. Die Free University in Menlo Park, eine an die Stanford University angrenzende Ortsgemeinde, hängte Ankündigungen für Dutzende von Selbsterfahrungsgruppen aus. In den Wohnzimmern der Studentenwohnheime in Stanford fanden vielfältige Encountergruppen statt: 24-Stunden-Marathon-Gruppen, Psychodrama-Gruppen, T-Gruppen, Human-Potential-Gruppen. Außerdem suchten viele Stanford-Studenten Gruppenerfahrungen in nahe gelegenen Selbsterfahrungszentren wie Esalen oder, wie Hunderte im ganzen Land, schlossen sich EST oder Lifespring an, deren Großgruppen sich oft in kleinere Encountergruppen aufteilten.

Ich war wie jeder andere verwirrt. Waren diese Gruppen, wie viele befürchteten, eine Gefahr, ein Vorzeichen gesellschaftlichen Verfalls? Oder waren sie das genaue Gegenteil? War es denkbar, dass sie tatsächlich die Persönlichkeitsentwicklung wirksam förderten? Je extravaganter die Behauptungen, desto wilder die Fanatiker und desto schriller die konservative Reaktion. Ich beobachtete T-Gruppen, die von gut ausgebildeten Leitern geleitet wurden, und ich hatte den Eindruck, dass viele

Teilnehmer profitierten. Ich machte auch bei ziemlich wilden Drop-in-Psychodrama-Gruppen mit, bei denen ich mir Sorgen machte und mich fragte, ob die Teilnehmer psychische Schäden erlitten. Ich nahm an einem 24-Stunden-Nacktgruppen-Marathon in Esalen teil, habe aber nichts über die Folgen für die Gruppe in Erfahrung gebracht. Nach meinem Eindruck profitierten einige der fünfzehn Teilnehmer, aber ich konnte nicht herausfinden, welche Folgen es für die weniger gesprächigen Teilnehmer hatte. Viele lobten diese neuen experimentellen Gruppen, während andere sie verdammten: Die Situation schrie nach einer empirischen Evaluation.

Bei einer Konferenz über Gruppentherapie in Chicago hörte ich einen Vortrag von Mort Lieberman, einem Professor von der University of Chicago, und war von seiner Arbeit sehr beeindruckt. Wir sprachen stundenlang bis in die Nacht und einigten uns darauf, eine anspruchsvolle Studie über die Wirksamkeit von Encountergruppen zu machen. Unsere Interessen deckten sich teilweise: nicht nur, dass er ein angesehener Sozialwissenschaftler war, er war auch ausgebildeter T-Gruppenleiter und Gruppentherapeut. Er fasste den Plan, ein ganzes Jahr in Stanford zu verbringen, und wir sprachen Matt Miles an, Professor für Pädagogik und Psychologie an der Columbia University, und zudem ein exzellenter Statistiker, ob er sich unserem Team anschließen würde. Wir drei entwarfen eine ehrgeizige Studie über die Wirksamkeit von Encountergruppen. Weil Encountergruppen auf dem Stanford-Campus so allgegenwärtig waren, machten sich viele Professoren Sorgen, dass die Studenten unter der unfreiwilligen Konfrontation mit den Gruppen, dem unzensierten Feedback und der antibürgerlichen Haltung der Gruppen leiden könnten. Tatsächlich war die Universitätsverwaltung wegen dieser Gruppen so besorgt, dass sie uns sofort die Erlaubnis erteilte, eine Forschungsstudie über die Studentengruppen durchzuführen, und um eine

Stichprobe zu gewährleisten, ließen sie uns für das Studium anrechenbare Bescheinigungen für die Teilnahme an Encountergruppen ausstellen.

Unser endgültiges Konzept erforderte eine Stichprobe von 210 Teilnehmern, die nach dem Zufallsprinzip einer Kontrollgruppe oder einer der zwanzig Gruppen zugewiesen wurden, wobei jede Gruppe sich für insgesamt dreißig Stunden traf. Den Studenten wurde dies als Seminar voll angerechnet. Wir wählten zehn damals übliche Methoden aus und boten zwei Gruppen in jeder der Methoden an:

- Herkömmliche NTL T-Gruppen
- Encountergruppen (zur persönlichen Weiterentwicklung)
- Gestalttherapiegruppen
- Sensory-Awareness-Gruppen (Esalen)
- Transaktionsanalytische Gruppen
- Psychodrama-Gruppen
- Synanon-Gruppen (konfrontativ, »leerer Stuhl«)
- Psychoanalytisch orientierte Gruppen
- Marathon-Gruppen
- Führerlose Gruppen, mit Anleitung vom Tonband

Als Nächstes gewannen wir zwei bekannte Gruppenleiter für jeden dieser Bausteine. Mort Lieberman entwickelte eine Testreihe, um die Veränderungen bei den Teilnehmern zu messen und das Verhalten der Gruppenleiter zu testen, und ein Team von ausgebildeten Beobachtern, das wir zusammengestellt hatten, begleitete die Probanden und die Leiter bei allen Sitzungen. Als das dafür zuständige Gremium der Universität unseren Forschungsplan genehmigte, standen wir vor dem größten und präzisesten Forschungsprojekt, das je mit solchen Gruppen durchgeführt wurde.

Am Ende der Untersuchungen schrieben wir eine fünfhundertseitige Monographie, *Encounter Groups: First Facts,* veröffentlicht im Verlag Basic Books. Die Ergebnisse waren insgesamt eindrucksvoll: *bei etwa 40% der Studenten, die ein Semester lang an einem dieser Kurse teilnahmen, traten signifikante positive persönliche Veränderungen ein, die mindestens sechs Monate anhielten.* Allerdings gab es auch sechzehn »Opfer« – Studenten, die berichteten, sich sechs Monate nach ihrer Gruppenerfahrung schlechter zu fühlen.

Ich schrieb die Kapitel über die klinische Entwicklung und die Entwicklung jeder Gruppe, über das Verhalten der Gruppenleiter und über die Probanden, die viel gelernt hatten, und über diejenigen, die einen psychischen Schaden erlitten. Das Kapitel über die Geschädigten verbreitete sich wie ein Virus und wurde von den Gegnern der Encounter-Gruppenbewegung mit großer Aufmerksamkeit wahrgenommen und in den Zeitungen im ganzen Land hundertfach zitiert. Es bot der konservativen Rechten genau die Munition, die sie brauchte. Auf der anderen Seite wurde mein Kapitel über die große Anzahl der Studenten, die über deutliche persönliche Veränderungen in Folge der zwölf Gruppentreffen berichteten, kaum zur Kenntnis genommen. Dies war sehr bedauerlich, denn ich war immer überzeugt davon, dass solche Gruppen, wenn sie richtig geleitet sind, viel zu bieten haben.

Zehn Jahre später war die Encounter-Gruppenbewegung fast verschwunden – und in vielen Studentenwohnheimen in Stanford trafen sich stattdessen Bibelgruppen. Und mit dem Untergang der Encountergruppen verlor unser Buch *Encounter Groups: First Facts* seine Leser, außer den Wissenschaftlern, die viele unserer Forschungsinstrumente nützlich fanden. Von all meinen Büchern ist es das Einzige, das vergriffen ist. Meine Frau war nie von diesem Projekt begeistert, weil es so viel Zeit beanspruchte und weil ein wichtiges Mitarbeitermeeting mich daran hinderte, sie aus dem Stanford-Krankenhaus abzuholen, nachdem sie unser viertes Kind, Benjamin Blake, geboren hatte. Sie erinnert sich an den Kommentar eines Rezensenten, der meinte: »Diese Autoren müssen sehr hart gearbeitet haben, weil der Stil so müde wirkt.«

* * *

Ich arbeitete noch zwei Jahre an meinem Lehrbuch zur Gruppentherapie (*Theorie und Praxis der Gruppenpsychotherapie*), und als ich die letzte Fassung beendet hatte, flog ich nach New York, um den Verleger zu treffen, den David Hamburg in meinem Namen kontaktiert hatte. Ich traf mich mit Arthur Rosenthal, dem beeindruckenden Gründer von Basic Books, zum Lunch und entschied mich, bei ihm zu veröffentlichen, obwohl ich auch Angebote von anderen Verlagen hatte. Jetzt, wo ich diese Erinnerungen schreibe, fällt mir auf, wie sehr David Hamburg nicht nur meine Forschung unterstützte, sondern auch meine Karriere als Autor förderte.

Theorie und Praxis der Gruppenpsychotherapie war sofort ein Erfolg, und innerhalb von ein oder zwei Jahren galt es bei den meisten Psychotherapieausbildungen im Land als Lehrbuch, und später auch in vielen anderen Ländern. Da es in der Ausbildung von Gruppentherapeuten maßgeblich ist, gab es fünf revidierte Auflagen des Lehrbuchs, und es wurden über eine Million Exemplare verkauft, was Marilyn und mir im Laufe der Zeit eine gewisse finanzielle Sicherheit gab. Wie die meisten jungen Psychiatrieprofessoren hatte ich mein Einkommen aufgebessert, indem ich am Wochenende in diversen psychiatrischen Kliniken als Konsiliararzt tätig war, aber nachdem das Lehrbuch erschienen war, gab ich diese Wochenendberatungen auf und nahm stattdessen Einladungen zu Vorträgen über Gruppentherapie an.

Mein ganzer Umgang mit Honoraren änderte sich radikal,

als ich eines Tages, etwa fünf Jahre nach der Veröffentlichung meines Lehrbuchs, an der Fordham University in New York vor einem großen Publikum sprach. Wie üblich brachte ich ein Video von einer Gruppentherapiesitzung mit, die in der Woche zuvor stattgefunden hatte, und dieses wollte ich für den Vortrag nutzen. Aber das Videogerät funktionierte nicht, die Techniker schlugen die Hände über dem Kopf zusammen, und mir blieb die schwierige und anstrengende Aufgabe, den ganzen Morgen zu improvisieren. Ich hielt meine beiden vorbereiteten Vorträge am Nachmittag und hatte eine ausführliche Frage- und Antwortrunde mit dem Publikum, und am Ende des Tages war ich völlig erschöpft. Während die Zuhörer nach draußen strömten, las ich zufällig das gedruckte Programm durch, und da fiel mir auf, dass die Teilnahmegebühr für den Workshop vierzig Dollar betrug (dies war 1980). Ich schaute mich im Hörsaal um und schätzte, dass mindestens sechshundert Personen teilgenommen hatten. Schnell überschlug ich, dass die Organisatoren der Veranstaltung über 20000 Dollar eingenommen hatten und mir 400 Dollar zahlten! Danach vereinbarte ich bei jeder Konferenz einen fairen Anteil an den Einnahmen, und schon bald stellte das Geld aus meiner Vortragstätigkeit mein Universitätsgehalt in den Schatten.

20

AUFENTHALT IN WIEN

Wien hatte immer einen prominenten Platz in meiner Vorstellung, weil es der Geburtsort von Freud und die Wiege der Psychotherapie war. Nachdem ich viele Biographien über Freud gelesen hatte, hatte ich ein Gefühl von Vertrautheit mit der geschichtsträchtigen Stadt, in der so viele meiner Lieblingsschriftsteller gelebt hatten, wie Stefan Zweig, Franz Werfel, Arthur Schnitzler, Robert Musil und Joseph Roth. Als ich 1970 das Angebot von Stanford bekam, für ein Sommersemester am Stanford-Campus in Wien zu unterrichten, nahm ich dies sofort an. Der Umzug war nicht ohne Komplikationen: Ich hatte vier Kinder, damals im Alter von fünfzehn, vierzehn, elf und eins. Wir nahmen eine zwanzigjährige Nachbarin und Freundin meiner Tochter mit, die bei uns im Studentenwohnheim wohnen und für Ben, unseren Jüngsten, sorgen sollte. Ich nahm gerne die Gelegenheit wahr, mit Stanford-Studenten zu arbeiten, und Marilyn war wie immer froh über einen Europaaufenthalt.

Es war wunderbar, im Zentrum von Wien zu wohnen, wo Freud gelebt hatte. Ich tauchte in seine Welt ein, ging die Straßen entlang, auf denen er gegangen war, besuchte seine Cafés und betrachtete das große, unscheinbare fünfstöckige Wohnhaus in der Berggasse 19, wo Freud neunundvierzig Jahre gelebt hatte. Jahre später erwarb die Sigmund Freud Gesellschaft dieses Gebäude, gestaltete es zum Freud-Museum um, das mit einer großen roten Fahne gekennzeichnet ist, und öffnete es für Besucher, aber zu meiner Zeit gab es keinen einzigen Hinweis darauf, dass er je dort gelebt und gearbeitet hatte. Die Stadt hatte Gedenktafeln angebracht, die die Wohnorte von bekannten und nicht so bekannten Wiener Bürgern kennzeichneten, einschließlich mehrere für die Wohnorte von Mozart, aber nichts, was auf den jahrzehntelangen Wohnsitz von Sigmund Freud hinwies.

Freuds Haus zu sehen und durch die Straßen seines Wien zu gehen, war mir dreißig Jahre später sehr nützlich, als ich meinen Roman *Und Nietzsche weinte* schrieb. Aus diesen Erinnerungen und den Fotos, die ich in jenem Jahr aufnahm, erschuf ich ein glaubwürdiges Setting für meine fiktiven Begegnungen von Nietzsche und dem berühmten Wiener Arzt Josef Breuer, der Freuds Mentor gewesen war.

Meine wesentliche Lehrverpflichtung in Wien war ein Seminar für Stanford-Studenten über Leben und Werk von Sigmund Freud. Die vierzig Vorlesungen, die ich dafür vorbereitete, waren dann die Grundlage für einen Kurs »Freud verstehen«, den ich in den nächsten fünfzehn Jahren für psychiatrische Assistenzärzte anbot. Meinen Studenten gegenüber betonte ich immer, dass Freud nicht nur der Begründer der Psychoanalyse war (die heutzutage weniger als ein Prozent aller angebotenen Psychotherapie ausmacht), sondern dass Freud das ganze Gebiet der Psychotherapie erfunden hat: vor Freud gab es nichts dergleichen. Auch wenn ich gegenüber der zeitgenössischen orthodoxen freudianischen Analyse kritisch eingestellt bin, hatte ich doch immer großen Respekt vor Freuds Kreativität und Mut. Ich denke oft an ihn, wenn ich eine Therapiesitzung habe. Kürzlich hatte ich beispielsweise einen neuen Patienten, der von obszönen Gedanken über Angehörige seiner Familie besessen war, und ich musste sofort an Freuds Beobachtung denken, dass hinter andauernden Zwangsvorstellungen oft Wut steckt. Ich bedaure, dass Freud so aus der Mode gekommen ist. Wie eine Kapitelüberschrift in *Der Panama-Hut oder Was einen guten Therapeuten ausmacht* lautet: »Freud hatte nicht immer Unrecht«.

Kurz bevor ich von Stanford nach Wien aufbrach, hatte ich zwei einschneidende traumatische Erlebnisse. Erstens erschütterte mich der Tod eines engen Freundes, Al Weiss; ich hatte ihn während seiner Facharztausbildung in Stanford kennengelernt, und er verstarb an einem Nebennierenkarzinom. Al und ich hatten viel miteinander unternommen, waren zum Speerfischen gegangen und zusammen nach Baja gefahren.

Dann entdeckte mein Zahnarzt bei einem Zahnarzttermin einen Tag vor meiner Abreise eine verdächtige Verletzung meiner Mundschleimhaut. Er nahm eine Gewebeprobe und sagte, ich würde den Pathologiebericht nach meiner Ankunft in Wien erhalten. Zu der Zeit las ich gerade über Freuds tödlichen Zungenkrebs, der wahrscheinlich von seinem starken Zigarrenrauchen kam, und war nun beunruhigt wegen meines eigenen Rauchens: Ich rauchte fast den ganzen Tag Pfeife, suchte mir jeden Tag aus meiner Sammlung eine andere Pfeife aus und genoss den Geschmack von balkanesischem Sobranie-Tabak. Während ich in Wien auf den Bericht wartete, hatte ich große Angst, ich könnte bald erfahren, dass ich den gleichen Krebs hätte, an dem Freud gestorben war.

In dieser ersten Woche in Wien hörte ich abrupt mit dem Rauchen auf und hatte entsprechend große Schlafschwierigkeiten, ich lutschte eine Tüte Kaffeebonbons nach der anderen, um meine oralen Bedürfnisse zu befriedigen. Schließlich erhielt ich ein Telegramm von meinem Zahnarzt mit der Information, dass meine Biopsie negativ sei. Aber es blieb mir immer noch, um meinen Freund zu trauern, während ich auf die Ankunft meiner Familie wartete. Ich versuchte, mich zum Arbeiten zu zwingen – ich war eine Woche eher nach Wien gekommen, um meine vierzig Vorlesungen vorzubereiten –, aber meine Angst beherrschte mich weiterhin so, dass ich beschloss, Hilfe zu suchen. Ich bemühte mich, den bekannten Wiener Therapeuten Viktor Frankl aufzusuchen, den Autor des viel gelesenen *Trotzdem Ja zum Leben sagen,* aber man informierte mich telefonisch, dass er auf einer Vortragsreise unterwegs sei.

Als meine Frau und die Kinder ankamen, konnte ich mich entspannen und fühlte mich wohler, und unser dreimonatiger Aufenthalt in Wien mit den Stanford-Studenten war schließlich für uns alle eine unvergesslich schöne Erfahrung. Die beiden älteren Kinder waren besonders begeistert, dass sie so viel mit den Stanford-Studenten zusammen waren. Wir nahmen alle Mahlzeiten mit den Studenten ein, einschließlich eines Abendessens, bei dem unser Sohn Ben seinen ersten Geburtstag feierte. Ein großer Kuchen wurde auf den Tisch gestellt, und alle Studenten sangen zusammen »Happy Birthday«, während meine Tochter Eve ihn für alle hochhielt. Marilyn lud jedes Kind einmal ins Hotel Sacher zu einem Stück der zu Recht berühmten *Sachertorte* ein, meiner Meinung nach der beste Kuchen der Welt.

Wir begleiteten die Studenten auf zwei Studienfahrten: eine Schiffsfahrt die Donau hinunter, deren Ufer von Millionen strahlender, voll aufgeblühter Sonnenblumen gesäumt war, die ihre Blüten nach der Sonne ausrichteten, während sie über den Himmel zog. Zum Abschluss machten wir einen Rundgang durch Budapest, grau und ernst unter sowjetischer Besatzung, aber immer noch charmant. Ganz am Ende des Semesters begleiteten wir die Studenten auf einer Zugfahrt nach Zagreb, wo wir uns endgültig verabschiedeten. Marilyn und ich hatten die Kinder bei unserem Kindermädchen im Stanford-Wohnheim gelassen und mieteten für ein paar Tage ein Auto, mit dem wir die unvergesslich schöne dalmatinische Küste entlang nach Dubrovnik fuhren und von dort durch die friedliche serbische Landschaft.

Selbst wenn meine Zeit in Wien sehr auf die Lehre und die Studenten konzentriert war, konnte ich den kulturellen Attraktionen nicht widerstehen. Marilyn führte mich durch das Belvedere und machte mich mit dem Werk von Gustav Klimt und Egon Schiele vertraut, die seither, neben van Gogh, meine Lieblingsmaler sind. Obgleich ich Klimt meinem deutschen Verlag gegenüber nie erwähnte, wählten sie Jahre später Werke von ihm für die Buchumschläge fast aller meiner Bücher in deutscher Übersetzung.

Die Kinder machten Spaziergänge in den üppigen Gärten der Stadt, bemüht, nicht auf den Rasen zu treten – damit die älteren Wienerinnen sie nicht ausschimpften –, und sie radelten in den Wäldern rund um die Stadt, wo die Menschen sich mit einem freundlichen »Grüß Gott« begegneten. Und natürlich gingen wir in die Oper, um *Hoffmanns Erzählungen* zu sehen. Wien bot uns einen lebhaften Einblick in eine legendäre Welt, die sich noch nicht lange von ihrer Nazivergangenheit erholt hatte. In meinen kühnsten Träumen hätte ich mir nicht vorgestellt, dass die Stadt mir vierzig Jahre später einen Preis für eines meiner Bücher verleihen, einhunderttausend Freiexemplare verteilen und mich mit einer Festwoche ehren würde.

Gegen Ende unseres Aufenthaltes erreichte ich endlich Viktor Frankl am Telefon und stellte mich als ein Stanford-Professor der Psychiatrie vor, der mit einigen persönlichen Problemen zu kämpfen habe und seine Hilfe brauche. Er sagte, er sei extrem beschäftigt, aber erklärte sich bereit, mich am selben Nachmittag zu sehen.

Frankl, ein kleiner, gut aussehender weißhaariger Herr, begrüßte mich freundlich an der Tür und interessierte sich gleich für meine Brille, er wollte wissen, wo ich sie herhatte. Ich hatte keine Ahnung und nahm sie ab und überreichte sie ihm. Es war ein billiges Gestell von einer kalifornischen Kette namens Four Eyes, und nach einer kurzen Inspektion fand er sie nicht mehr interessant. Sein eigenes dickes, stahlgraues Brillengestell sah ziemlich gut aus, und das sagte ich ihm auch. Er lächelte und führte mich in sein Wohnzimmer und wies dabei mit einer Geste auf ein gigantisches Bücherregal, das mit Übersetzungen seines Buches *Trotzdem Ja zum Leben sagen* gefüllt war.

Wir saßen in einer sonnigen Ecke des Wohnzimmers, und Frankl meinte zuerst, er werde wohl nicht viel Zeit haben, da er gerade am Tag zuvor von einer Englandreise zurückgekehrt sei und bis 4 Uhr morgens seine Fan-Post beantwortet habe. Mir kam das komisch vor: Hier war ich und bat ihn um Hilfe, und er wollte mich anscheinend mit der Menge seiner Fan-Post beeindrucken. Zudem fragte er mich nicht, warum ich den Kontakt mit ihm aufgenommen hatte, sondern brachte großes Interesse an den psychiatrischen Kollegen in Stanford zum Ausdruck. Er stellte mir viele Fragen und ging dann unmittelbar über zu der rüden Art der Wiener Psychiatergemeinschaft, die sich weigere, seine Leistung anzuerkennen. Ich hatte allmählich das Gefühl, bei einer Teegesellschaft von *Alice im Wunderland* zu sein: Ich suchte ihn zur Therapie auf, und nun suchte er Trost bei mir wegen der respektlosen Behandlung, die ihm seitens der Wiener Kollegen widerfuhr. Seine Klagen dauerten die ganze Sitzung an, nach den Gründen für mein Kommen fragte er mich nicht. Bei unserem nächsten Treffen am Folgetag brachte er die Frage auf, ob er nach Stanford eingeladen werden könne, um dort vor Professoren und Studenten einen Vortrag zu halten. Ich versprach ihm, mich darum zu kümmern.

Das bewegende und inspirierende Buch *Trotzdem Ja zum Leben sagen*, 1946 geschrieben, ist von Millionen Menschen weltweit gelesen worden und bis zum heutigen Tag ein Bestseller der Psychologie. Frankl erzählt darin die Geschichte seiner Erfahrung während des Holocaust und wie seine Entschlossenheit, diese Geschichte mit der ganzen Welt zu teilen, ihm zu überleben half. Ich habe seinen Hauptvortrag über den Sinn des Lebens mehrmals gehört: Er war ein hervorragender Redner, und es gelang ihm immer, überzeugende Reden zu halten.

Sein Besuch in Stanford ein paar Monate später war allerdings äußerst schwierig. Als er uns mit seiner Frau daheim besuchte, war klar, dass er sich mit der ungezwungenen kalifornischen Art nicht wohl fühlte. Einmal kam unser Au-pair-Mädchen, eine junge Schweizerin, die bei uns wohnte und uns half, die Kinder zu versorgen, in Tränen aufgelöst zu uns, weil Viktor sie ausgeschimpft hatte. Er hatte um Tee gebeten, und sie hatte ihn in einer Keramiktasse und nicht in Porzellan serviert.

Viktors klinische Präsentation, die er für die Assistenzärzte in Stanford gab, nahm ein katastrophales Ende. Sein therapeutischer Ansatz (Logotherapie) bestand im Wesentlichen darin, dass er in einem zehn- oder fünfzehnminütigen Interview entschied, worin der Sinn des Lebens für den betreffenden Patienten bestand, und ihm diesen auf autoritäre Art erklärte. Während eines Demonstrationsinterviews stand dann an einer Stelle ein aufmüpfiger, langhaariger, Sandalen tragender Assistenzarzt aus Protest auf und stolzierte aus dem Saal, und dabei murmelte er: »Das ist unmenschlich!« Dies war für alle ein schrecklicher Augenblick, und auch mit überschwänglichen Entschuldigungen gelang es nicht, Viktor zu beruhigen, der wiederholt forderte, der Assistenzarzt müsse aus der Facharztausbildung entlassen werden.

Manchmal versuchte ich, Viktor Feedback zu geben, aber dies kam bei ihm fast immer als verletzende Kritik an. Wir schrieben uns noch, nachdem er Kalifornien verlassen hatte, und ein Jahr später schickte er mir ein Manuskript mit der Bitte um meine Kritik. Ein Abschnitt beschrieb in allen Einzelheiten eine Vorlesung, die er in Harvard gehalten hatte, wo das Publikum sich erhob und ihm fünf Mal laut applaudierte. Ich war in einer Zwickmühle: Er hatte um meine Meinung gebeten, und nachdem ich mir über meine Antwort den Kopf zerbrochen hatte, entschied ich mich dafür, ehrlich zu sein, und antwortete so behutsam wie möglich, dass eine derart starke Konzentration auf den Applaus von seinem Vortrag ablenke und dass manche Leser meinen könnten, er nehme den Applaus zu wichtig. Er schrieb umgehend zurück: »Irv, Sie verstehen das einfach nicht – Sie waren nicht da: sie haben sich wirklich erhoben und fünfmal applaudiert.« Selbst die Besten unter uns sind manchmal von ihren Wunden und ihrem Bedürfnis nach Anerkennung geblendet.

Kürzlich las ich einen autobiographischen Bericht von Professor Hans Steiner, einem Stanford-Kollegen und Freund, der über seine Wiener Studienzeit in den 1960er Jahren schreibt und darin eine andere Sicht bietet. Als Medizinstudent in Wien hatte Hans ein äußerst positives Erlebnis mit Viktor Frankl: Er beschrieb ihn als einen exzellenten Lehrer, dessen kreativer Stil im Kontrast zu der rigiden Art der anderen Psychiatrieprofessoren in Wien wie ein frischer Wind wirkte.

Jahre später sprachen Viktor Frankl und ich auf einer großen Psychotherapiekonferenz, und ich besuchte seinen Vortrag zu *Trotzdem Ja zum Leben sagen.* Wie immer begeisterte er das Publikum und bekam donnernden Beifall. Wir trafen uns danach, und Viktor und seine Frau Eleanor umarmten mich herzlich. Jahre später, als ich *Existentielle Psychotherapie* schrieb, beschäftigte ich mich intensiv mit seinem Werk und merkte einmal mehr, wie wichtig sein innovativer und grundlegender Beitrag für unser Gebiet war. Kürzlich besuchte ich ein psychotherapeutisches Ausbildungsinstitut in Moskau, das ein Doktorandenprogramm in Logotherapie anbietet, und ich war wie gebannt von einem lebensgroßen Foto von Viktor. Während ich es betrachtete, wurde mir plötzlich bewusst, wie ungeheuer groß sein Mut war und wie tief sein Schmerz. Ich wusste aus seinem Buch, wie ihn die Gräuel von Auschwitz traumatisiert hatten, aber bei jenen früheren Begegnungen mit ihm in Wien und Stanford war ich noch nicht bereit, wirklich Empathie für seinen Schmerz zu empfinden oder ihm angemessene Unterstützung zu bieten. Diesen Fehler habe ich später in meiner Beziehung zu herausragenden Persönlichkeiten auf meinem Gebiet, wie zum Beispiel mit Rollo May, nicht wiederholt.

21

JEDEN TAG EIN BISSCHEN NÄHER

Das Schreiben dieser Memoiren brachte mich auch dazu, noch einmal mein Leben als Schriftsteller zu betrachten. An einer Stelle ging ich über vom Schreiben wissenschaftlicher Artikel und Bücher für andere Wissenschaftler zum Schreiben über Therapie für eine allgemeine Leserschaft. Ich würde die ersten Anzeichen dieser Metamorphose auf ein merkwürdiges Buch mit dem verrückten Titel *Jeden Tag ein bisschen näher* zurückverfolgen, das 1974 veröffentlicht wurde. Ich löste mich hier von der Sprache quantitativer Forschung und bemühte mich, die Geschichtenerzähler, die ich ein Leben lang gelesen hatte, einzubeziehen. Zu dem Zeitpunkt ahnte ich noch nicht, dass ich später in vier Romanen und drei Erzählbänden Psychotherapie lehren würde.

Meine Metamorphose begann, als ich Ende der 1960er Jahre Ginny Elkin (Pseudonym), eine Stegner-Stipendiatin im Programm für Creative Writing in Stanford, in meine Therapiegruppe aufnahm. Ihre Therapie war schwierig, weil sie extrem schüchtern war und sich nur widerwillig Aufmerksamkeit von der Gruppe gefallen ließ. Nach ein paar Monaten lief ihr Stipendium aus, und sie begann eine abendliche Lehrtätigkeit, durch die eine Terminüberschneidung mit dem Termin der Gruppe entstand.

Zwar wollte sie die Einzeltherapie bei mir fortsetzen, aber sie konnte sich das Stanford-Honorar nicht leisten, so dass ich ihr ein ungewöhnliches Arrangement vorschlug. Ich war bereit, auf das Honorar zu verzichten, wenn sie nach jeder Sitzung eine Zusammenfassung schreiben würde, die alle Gefühle und Gedanken beschrieb, die sie in unserer gemeinsamen Zeit nicht verbalisiert hatte. Ich würde meinerseits dasselbe tun, und wir würden meiner Sekretärin diese Texte in verschlossenen Umschlägen übergeben und dann nach einigen Wochen Therapie die Zusammenfassungen des jeweils anderen lesen.

Warum dieser unübliche, merkwürdige Vorschlag? Zum einen sah Ginny mich unrealistisch – in Psychotherapiejargon war dies eine hochfliegende positive Übertragung ihrerseits: Sie idealisierte mich, war ständig respektvoll und verhielt sich in meiner Gegenwart kindlich. Es schien mir ein nützlicher Test auf die Realität, wenn sie meine rohen, unzensierten Gedanken nach jeder Therapiestunde lesen würde und vor allem meine Zweifel und meine Unsicherheit darüber, wie ich ihr helfen könnte. Ich wollte mich also in der Therapie mehr offenbaren, in der Hoffnung, sie damit zu ermutigen, desgleichen zu tun.

Aber es gab noch einen weiteren, persönlicheren Grund: Ich wollte Schriftsteller werden – ein richtiger Schriftsteller. Ich hatte mich eingeengt gefühlt, ein dreihundertseitiges wissenschaftliches Lehrbuch zu schreiben und danach an einem fünfhundertseitigen Forschungsbericht über Encountergruppen mitzuarbeiten. Ich stellte mir vor, dass mir dieser Plan mit Ginny eine ungewöhnliche Erfahrung bieten würde, eine Chance, meine professionellen Fesseln abzuwerfen, meine Stimme zu finden, indem ich alles zum Ausdruck bringen würde, was mir unmittelbar nach jeder Stunde einfiel. Außerdem war Ginny eine äußerst wortgewandte Autorin, und ich dachte, sie würde sich wohler fühlen, wenn sie durch das geschriebene und nicht durch das gesprochene Wort kommunizieren könnte.

Wenn wir alle paar Monate unsere Notizen austauschten,

war das sehr erhellend. Je genauer wir unsere Beziehung zueinander anschauten, desto tiefer waren die Erkenntnisse. Jedes Mal bereicherte das gegenseitige Lesen dieser Zusammenfassungen unsere Therapie. Außerdem entstand aus den Notizen eine Art Rashomon-Effekt: Auch wenn wir dasselbe Ereignis miteinander teilten, *erlebten* wir jeweils die Stunde ganz unterschiedlich und empfanden unterschiedliche Teile der Stunde als wichtig. Meine eleganten und brillanten Interpretationen? Die hatte sie nicht einmal gehört! Stattdessen war sie dankbar für die kleinen persönlichen Gesten, die mir kaum auffielen: Wenn ich ein Kompliment über ihre Kleidung oder ihr Aussehen machte, wie ich mich ungeschickt entschuldigte, wenn ich ein paar Minuten zu spät kam, wie ich über ihre sarkastische Art lachte, dass ich ihr beibrachte, sich zu entspannen.

Noch Jahre später nutzte ich unsere Zusammenfassungen in meinen Psychotherapieseminaren in der Facharztausbildung und war verblüfft über das enorme Interesse der psychiatrischen Assistenzärzte an unseren unterschiedlichen Stimmen und Sichtweisen. Als ich Marilyn die Zusammenfassungen zeigte, fand sie, dass sie sich wie ein Briefroman läsen, und schlug vor, sie als Buch zu veröffentlichen. Sie erklärte sich sofort bereit, die Texte zu lektorieren. Kurz danach gingen sie und unser Sohn Victor zum Skilaufen, und während Victor jeden Morgen Skiunterricht hatte, formulierte sie unsere Zusammenfassungen aus.

Ginny war begeistert über dieses Publikationsprojekt: Es wäre ihr erstes Buch, und wir einigten uns darauf, dass wir das Honorar gleichmäßig zwischen uns teilen würden und dass Marilyn 20 Prozent erhalten sollte. Basic Books veröffentlichte das Buch 1974 unter dem Titel *Everyday Gets a Little Closer*, auf Deutsch dann *Jeden Tag ein bisschen näher*. In der Rückschau hätte Marilyns Vorschlag für den Untertitel *Eine zweimal erzählte Therapie*, in Anspielung auf Hawthornes *Zweimal erzählte Geschichten* viel besser gepasst, aber Ginny liebte den alten Song *Everyday Gets a Little Closer* von Buddy Holly und hatte sich ihn immer als Hochzeitslied gewünscht. Als ein paar Jahre später der Buddy Holly-Film herauskam, hörte ich mir den Text genau an und bemerkte zu meinem Erstaunen, dass Ginny sich die Zeile falsch gemerkt hatte. Tatsächlich hieß es »Everyday, it's gettin' closer«, also »Jeden Tag kommt es näher«.

Ginny und ich schrieben beide jeweils ein Vorwort und ein Nachwort, und ich habe eine unauslöschliche Erinnerung, wie ich meinen Teil schrieb. Zwar hatte ich meine Fachtexte in meinem Sprechzimmer in der psychiatrischen Ambulanz geschrieben, aber ich fand es zu umtriebig und laut, um dort kreativ zu arbeiten. Die Psychiatrie lag damals im Südflügel des Stanford-Klinikums mit den Sprechzimmern des Chefarztes und der Professoren und den vielen Therapieräumen. Gleich nebenan lag der Flügel, den Carl Pribram belegte, ein Professor, der Forschungen mit Affen betrieb, von denen gelegentlich einer ausbrach und durch die Klinik und das Wartezimmer tollte und schlimme Schäden anrichtete. Und gleich neben Pribrams Labor war das Archiv, wo die Unterlagen der Patienten aufbewahrt wurden. Es war ein düsterer Ort ohne Fenster, aber ruhig und vollkommen abgeschieden und groß genug, dass ich darin hin- und hergehen, komplizierte Sätze bauen und mir meine Texte laut vorlesen konnte. Mir gefiel dieser scheußliche Raum, er erinnerte mich an mein Arbeitszimmer im Keller, wo ich als Jugendlicher endlose Stunden Gedichte schrieb, die nur für meine Ohren bestimmt waren (auch wenn ich Marilyn manchmal einige davon vorlas).

Ich schwelgte in den Stunden, die ich in jenem düsteren Raum verbrachte und mich um den richtigen Ton bemühte. Es war ein entscheidender Wendepunkt – keine Daten, keine Fakten, keine Statistik, kein Unterricht –, nur meine Gedanken schweifen lassen. Ich kann nicht singen, aber ich sang vor mich hin. Ich bin auch sicher, dass die Berge von Unterlagen um mich herum, Tausende von Patientengeschichten, in mein Bewusstsein drangen, als ich mein Vorwort begann:

Es gibt mir jedes Mal einen Stich, wenn ich in alten Terminkalendern die halb vergessenen Namen von Patienten finde, mit denen ich die zartesten seelischen Erfahrungen gemacht habe. So viele Menschen und gute Momente. Was ist aus ihnen geworden? Die zahlreichen Karteikästen und Berge von Tonbandaufzeichnungen in meinem Archiv erinnern mich oft an einen Friedhof: Menschenleben in klinische Aktendeckel gepresst, Stimmen, deren Drama für immer stumm auf den elektromagnetischen Bändern gefangen ist. Die Umgebung dieser Zeugnisse erfüllt mich stets mit einem geschärften Bewusstsein für die Vergänglichkeit aller Dinge. Selbst wenn ich gänzlich in der Gegenwart gefangen bin, spüre ich, wie das Phantom des Verfalls dort irgendwo lauert – ein Verfall, der die gelebten Erfahrungen letztlich zerstören wird, aber der gerade wegen seiner Unerbittlichkeit auch Schönheit und Intensität verleiht. Das Verlangen, von meiner Bekanntschaft mit Ginny zu erzählen, ist außerordentlich stark; die Möglichkeit, die Zerstörung hinauszuzögern, die Dauer unseres kurzen Zusammenlebens zu verlängern, fasziniert mich. Wie viel besser ist es, wenn ich weiß, dass diese Erfahrung im Bewusstsein des Lesers weiterbestehen wird, anstatt in den verlassenen Lagerhallen ungelesener Krankenberichte und nicht abgehörter Tonbänder gespeichert zu bleiben.

Dieses Vorwort zu schreiben war ein kritischer Moment des Übergangs. Ich suchte nach einer literarischen Stimme, und gleichzeitig wendete ich meine Aufmerksamkeit dem Phänomen der Vergänglichkeit zu, mein Zugangsweg zu einer existentialistischen Weltsicht.

* * *

Etwa zur selben Zeit, als Ginny bei mir in der Therapie war, ergab sich eine weitere literarische Begegnung. Einer von Marilyns Kollegen von Hayward, wo sie unterrichtete, ermöglichte uns einen seltenen Blick hinter die Kulissen von Ernest Hemingway, der 1961 Selbstmord begangen hatte. Ihr Kollege hatte in einer Universitätsbibliothek ein Versteck mit unveröffentlichten Briefen von Hemingway entdeckt, die Hemingway an seinen Freund Buck Lanham, einen General bei der Invasion der Normandie, geschrieben hatte. Marilyns Kollegen wurde nicht gestattet, sie zu kopieren, aber er diktierte die Briefe heimlich in einen kleinen Rekorder, transkribierte sie und lieh uns seine Kopie für ein paar Tage mit der Erlaubnis, sie zu paraphrasieren, aber nicht aus ihnen zu zitieren.

Die Briefe warfen ein deutliches Licht auf Hemingways Psyche. Ich sammelte weitere Informationen, indem ich nach Washington, D.C. fuhr und Buck Lanham besuchte, der zu dem Zeitpunkt eine leitende Position bei Xerox innehatte und so freundlich war, mir von seiner Freundschaft mit Hemingway zu erzählen. Nachdem wir vieles von Hemingway nochmals gelesen hatten, nahmen Marilyn und ich uns einen Babysitter und zogen uns zu einem langen Wochenende im abgeschiedenen Villa Montalvo Arts Center, einer Künstlerresidenz in Saratoga, California, zurück, um in Ruhe an einem Aufsatz zu arbeiten.

Unser Aufsatz *Hemingway: A Psychiatric View,* also eine psychiatrische Sicht des Schriftstellers, wurde 1971 im *Journal of the American Psychiatric Association* veröffentlicht und sofort in Hunderten von Zeitungen auf der ganzen Welt nachgedruckt. Keiner von uns beiden hat je davor oder danach etwas geschrieben, das so viel Aufmerksamkeit erregte.

In diesem Artikel untersuchten wir das Gefühl von Unterlegenheit, das hinter Hemingways polterndem Äußeren stand. Obgleich er sich disziplinierte und gnadenlos zu herausfordernden maskulinen Unternehmungen wie Boxen, Hochseefischerei und Großwildjagd zwang, war er in seinen Briefen an General Lanham verletzlich und geradezu kindlich. Er verehrte das Heroische – den starken und mutigen militärischen Führer – und sprach von sich selbst als einem »Angsthasenschreiberling«. Auch wenn ich ihn als Autor hoch schätze, fand ich seine öffentliche Rolle überhaupt nicht bewundernswert – er war mir zu aggressiv, zu hyper-maskulin, zu unsensibel, zu sehr dem Alkohol ergeben. Seine Briefe zu lesen, offenbarte das weichere, selbstkritische Kind, das von den wirklich starken, mutigen Erwachsenen in der Welt eingeschüchtert ist.

Ziemlich zu Beginn unseres Artikels legten wir unsere Intention dar:

Die existentiellen Überlegungen, die zu Hemingways Begegnungen mit Gefahr und Tod geführt haben, erkennen wir durchaus an, und doch meinen wir, dass er nicht dieselbe Universalität und Zeitlosigkeit wie Tolstoi, Conrad oder Camus besitzt. Doch warum ist dies so, fragen wir uns. Warum ist Hemingways Weltsicht so beschränkt? Unsere Vermutung geht dahin, dass die Begrenztheit von Hemingways Fantasie mit seinen persönlichen, psychologischen Einschränkungen zu tun hat… Genau wie man nicht daran zweifeln kann, dass er ein äußerst talentierter Schriftsteller war, so besteht auch kein Zweifel, dass er ein äußerst gestörter Mensch war, sein Leben lang rastlos getrieben, ein Mensch, der sich in einer paranoiden depressiven Psychose im Alter von zweiundsechzig Jahren das Leben nahm.

Auch wenn Marilyn und ich immer sehr eng zusammenarbeiten – wir lesen jeweils unsere Entwürfe gegenseitig –, ist dies der einzige Text, den wir je zusammen verfasst haben. Wir erinnern uns sehr gerne an diese Erfahrung, und vielleicht finden wir sogar in unserem hohen Alter noch einmal ein gemeinsames Projekt.

22

OXFORD UND DIE VERZAUBERTEN MÜNZEN DES HERRN SFICA

Meine vielen Jahre in Stanford verschwimmen in der Erinnerung oft, aber meine Sabbatjahre sind klar in meine Erinnerung eingemeißelt. Anfang der 1970er Jahre unterrichtete ich immer noch Medizinstudenten und Assistenzärzte und beteiligte viele von ihnen als Mitarbeiter an der psychotherapeutischen Forschung. Ich veröffentlichte Zeitschriftenartikel über Gruppentherapie für Alkoholiker und über Gruppentherapie für trauernde Ehepartner. Eines Tages bat mich mein Verlag, für eine zweite Auflage mein Gruppentherapielehrbuch durchzugehen. Da mir klar war, dass dies meine volle Aufmerksamkeit fordern würde, bewarb ich mich um eine sechsmonatige Auszeit, und 1974 brachen Marilyn und ich und unser fünfjähriger Sohn Ben nach Oxford auf, wo ich in der Psychiatrie des Warneford-Krankenhauses ein Büro haben würde. Unsere Tochter Eve hatte mit dem Studium am Wesley College begonnen, und meine beiden anderen Söhne blieben zurück, um das Schuljahr in Palo Alto zu beenden, während alte Freunde von uns bei ihnen in unserem Haus wohnten und sich um sie kümmerten.

Wir hatten im Zentrum von Oxford ein Haus gemietet, aber kurz bevor wir ankamen, stürzte ein britisches Flugzeug ab, bei dem alle Passagiere ums Leben kamen, einschließlich des Vaters der Vermieterfamilie. Also bemühten wir uns in letzter Minute, eine andere Wohnung in Oxford zu finden. Als wir merkten, dass nichts zu haben war, mieteten wir eine nette alte reetgedeckte Hütte in einem kleinen Dorf namens Black Bourton, wo es gerade mal ein Pub gab, etwa dreißig Minuten außerhalb von Oxford.

Black Bourton war klein und sehr britisch – und sehr abgeschieden: perfekte Bedingungen zum Schreiben! Ein Lehrbuch zu überarbeiten, das aktuell bleiben soll, ist eine anstrengende und wenig spektakuläre, aber notwendige Arbeit. Ich analysierte einige Forschungsstudien, die ich gerade abgeschlossen hatte, und versuchte besser zu verstehen, was Patienten in der Therapie wirklich hilft. Ich hatte einer großen Stichprobe erfolgreicher Gruppentherapiepatienten einen Fragebogen mit fünfundfünfzig Aussagen (bezogen auf Katharsis, Einsicht, Unterstützung, Führung, Gültigkeit, Gruppenkohäsion usw.) gegeben, und im letzten Augenblick fügte ich, aus einer Eingebung heraus, noch fünf unorthodoxe Aussagen hinzu, die ich »existentielle Faktoren« nannte – Aussagen wie »Ich merke, dass ich, auch wenn ich anderen noch so nah komme, das Leben alleine meistern muss« oder »Ich merke, dass manchem Leid im Leben und dem Tod nicht zu entkommen ist«. Ich hatte die Patienten gebeten, diese zu gruppieren (Q-Methode) von den am wenigsten zu den am meisten hilfreichen, und war erstaunt, dass diese zuletzt hinzugekommene Kategorie der existentiellen Faktoren weit besser abschnitt, als ich erwartet hatte. Ganz klar war es so, dass existentielle Faktoren eine weitaus größere Rolle in der Gruppentherapie spielten, als wir dachten, und ich machte mich daran, dies in einem neuen Kapitel darzustellen.

Während ich mich mit diesem Gedanken befasste, erhielt ich einen Anruf aus den Vereinigten Staaten, in dem mir mitgeteilt wurde, dass ich gerade mit dem ehrenvollen Strecker-Preis der Psychiatrie ausgezeichnet worden war. Ich war natürlich hocherfreut, aber es war ein kurzes Vergnügen. Zwei Tage später erhielt ich den offiziellen Brief mit den Einzelheiten: Ich sollte in einem Jahr vor einem großen Publikum in Pennsylvania einen Vortrag halten. Das war kein Problem. Aber des Weiteren erfuhr ich, dass ich innerhalb von vier Monaten eine Monographie über ein Thema meiner Wahl vorzulegen hatte, die in einer limitierten Auflage im Verlag der Universität von Pennsylvania erscheinen sollte. Dieses Buch zu schreiben, war das Letzte, was ich mir jetzt wünschte: wenn ich mit dem Schreiben beginne, werde ich sehr einseitig und lasse alles andere links liegen. Ich erwog, den Preis abzulehnen, aber mehrere Kollegen brachten mich davon ab, und schließlich fand ich einen Kompromiss: Ich würde meine Monographie über existentielle Faktoren in der Gruppentherapie schreiben, und dies würde einen doppelten Zweck erfüllen – es wäre die Strecker-Monographie und zugleich ein Kapitel in meiner Lehrbuchneuauflage. Wenn ich an diesen Moment zurückdenke, so war dies wohl der Anfang einer Arbeit, die dann mit meinem Lehrbuch *Existentielle Psychotherapie* zum Abschluss kommen sollte.

Black Bourton liegt in den Cotswolds, einer idyllischen Gegend in Südengland, die bekannt ist für ihre frischen, grünen, mit Blumen übersäten Wiesen im Frühling und Sommer. Der örtliche Kindergarten, in den wir unseren Sohn Ben schickten, war ausgezeichnet, und insgesamt war das Leben wunderbar, mit einer Ausnahme – dem Wetter. Wir waren durch das sonnige Kalifornien verwöhnt, und Mitte Juni kaufte sich Marilyn einen schweren Schaffellmantel. Ende Juli waren wir so durchgefroren und so sonnenhungrig, dass wir uns eines regnerischen Morgens in einem Reisebüro in Oxford einfanden und uns nach einem Flug an den nächsten sonnigen und preiswerten Ort erkundigten. Die Reisebürofrau lächelte wissend – sie hatte schon früher mit jammernden kalifornischen Touristen zu tun gehabt – und buchte für uns eine Reise nach Griechenland. Sie versicherte uns: »Sie und Griechenland werden beste Freunde werden.«

Wir brachten Ben in einem passenden Sommercamp in Winchester unter, und unser Sohn Victor, der am Ende seines Schuljahrs zu uns gestoßen war, ging mit einer Jugendgruppe auf eine Fahrradtour nach Irland. Dann bestiegen Marilyn und ich ein Flugzeug nach Athen. Von dort würden wir am nächsten Tag unsere fünftägige Busreise über die ewig sonnige Peleponnes unternehmen.

Wir landeten in Athen und fühlten uns unbeschwert und unternehmungslustig, aber leider kam unser Gepäck nicht an. Wir hatten nur das Bordgepäck, das hauptsächlich aus Büchern bestand, fanden aber einen kleinen Laden in der Nähe unseres Hotels in Athen, der spät abends noch geöffnet war, und kauften uns dort die wichtigsten Reiseutensilien: einen Rasierer, Rasiercreme, Zahnbürsten, Zahnpasta, Unterwäsche und ein schwarz-rot-gestreiftes Strandkleid für Marilyn. In den nächsten fünf Tagen trugen wir immer dieselbe Kleidung, und wenn Marilyn schwimmen gehen wollte, zog sie ihr einziges T-Shirt und meine Unterhose an. Unsere Verärgerung über das verlorene Gepäck löste sich bald in Luft auf, und wir gewöhnten uns daran, mit leichtem Gepäck zu reisen. Tatsächlich mussten wir im Laufe der Tage lächeln, wenn wir beobachteten, wie unsere Mitreisenden murrten, wenn sie ihre schweren Koffer in den Bus hoben, während wir frei wie Vögel einstiegen. Unbelastet wie wir waren, fühlten wir uns noch intensiver mit den Orten verbunden, die wir besichtigten: Olympia, wo die ersten Olympischen Spiele vor über 2500 Jahren ausgetragen wurden; das antike Theater von Epidauros; in den Bergen das Orakel von Delphi, das Marilyn am besten von allem gefiel, weil es sie in seiner Schönheit und spirituellen Leichtigkeit an Vézelay in Frankreich erinnerte. Am Ende der Reise kamen wir zum Flughafen, und dort sahen wir zu unserem großen Erstaunen zwei Reisetaschen auf dem leeren Gepäckband kreisen. Mit gewisser Ambivalenz nahmen wir sie an und machten uns auf zu unserem nächsten Ziel, Kreta.

Am Flughafen von Heraklion mieteten wir ein kleines Auto und fuhren damit die nächste Woche entspannt über die Insel. Nach vierzig Jahren habe ich nur noch Erinnerungsfetzen, aber Marilyn und ich erinnern uns noch an jenen ersten Abend auf Kreta, als wir in einer Taverne saßen und zusahen, wie das Mondlicht sich in dem Kanal spiegelte, der nah bei unserem Tisch vorbeifloss, und die Hors d'œuvres bewunderten: Platten mit Auberginenpaste, Tsatsiki, Kaviarpaste, gefüllte Weinblätter, Spinatquiche, Blätterteigtorte, Hackbällchen. Ich aß diese Vorspeisen so gern, dass ich auf Kreta nie ein Hauptgericht bestellte.

»Ich erhoffe nichts. Ich fürchte nichts. Ich bin frei.« Diese Worte von Nikos Kazantzakis gingen mir unter die Haut, als ich sie am nächsten Tag auf der Steinplatte auf seinem Grab vor den alten venezianischen Stadtmauern von Heraklion, der Hauptstadt von Kreta, sah. Wegen seines Buches *Die letzte Versuchung Christi*, das ich auf dem Flug nach Griechenland gelesen hatte, wurde er von der griechisch-orthodoxen Kirche exkommuniziert, und so war eine Bestattung innerhalb der Stadt verboten. Ich kniete an seinem Grabstein nieder, um diesen großen Geist zu ehren, und verbrachte einen Großteil unserer Reise damit, seine *Odyssee: Ein modernes Epos* zu lesen.

* * *

Am riesigen Palast von Knossos faszinierten uns die Fresken der mächtigen barbusigen Frauen, die unter der Aufsicht von Priesterinnen Gaben für die Opferfeiern herbeitragen. Marilyn gab mir, wie ich es nicht anders bei ihr kenne, eine wohl informierte Führung und schenkte besonders den weiblichen Figuren Aufmerksamkeit. Zwanzig Jahre später, 1997, sollte sie diese dann in ihrem Buch *Eine Geschichte der Brust* erörtern.

Wir fuhren in die Berge und besuchten ein asketisch wirkendes kretisches Kloster. Zwar wurden wir zum Mittagessen eingeladen, aber wir durften nur einen sehr kleinen Teil des Klosters besichtigen, damit die Mönche nicht bei der Meditation gestört würden. Außerdem durften keine weiblichen Wesen das Hauptkloster betreten – nicht einmal weibliche Tiere, auch keine Hühner!

In Heraklion machten wir uns auf die Suche nach alten griechischen Münzen für unseren ältesten Sohn Reid als Geschenk zum Schulabschluss. Gleich im ersten Geschäft sagte man uns, es sei illegal, alte Münzen an Touristen zu verkaufen, aber jeder Münzhändler ignorierte diese Regel und zeigte uns sofort – mit verstohlenem Blick – ein geheimes Versteck. Von allen Münzgeschäften waren wir am meisten von dem Laden von Herrn Sfica, direkt gegenüber vom Nationalmuseum, beeindruckt, dessen Schaufenster mit einer großen goldenen Abbildung einer Hummel dekoriert war. Nach einem ausführlichen Gespräch mit dem genialen und kundigen Herrn Sfica kauften wir eine griechische Silbermünze für Reid, und zwei weitere für Marilyn und mich, die wir als Anhänger tragen wollten. Er versicherte uns, wir könnten sie jederzeit zurückgeben, wenn wir damit nicht zufrieden wären. Am nächsten Tag gingen wir in ein kleines Kellergeschäft, das einem runzligen jüdischen Antiquitätenhändler gehörte. Bei ihm kauften wir einige preiswerte römische Silbermünzen und zeigten ihm bei dieser Gelegenheit die Münzen, die wir gerade von Sfica erworben hatten. Er betrachtete sie kurz und sprach dann mit großer Autorität, »Fälschungen – gute Fälschungen. Aber trotzdem Fälschungen.«

Wir gingen zu Sfica zurück und verlangten unser Geld zurück. Als hätte er uns erwartet, schritt er wortlos zu seiner Kasse und holte mit großer Würde einen Umschlag mit unserem Geld heraus und überreichte ihn uns mit den Worten: »Ich gebe wie versprochen Ihr Geld zurück, aber unter einer Bedingung: Sie sind in diesem Geschäft nicht mehr willkommen.«

Während wir unsere Reise über die Insel fortsetzten, hielten wir bei anderen Münzgeschäften an und beschrieben mehr als einmal unsere Begegnung mit Sfica. Und immer wieder hieß es: »Was? Sie haben Sfica beleidigt? Sfica, den offiziellen Sachverständigen des Nationalmuseums?« Sie legten die Hände an ihre Schläfe und wippten hin und her mit den Worten: »Sie sollten sich bei ihm in aller Form entschuldigen.«

Wir fanden kein passendes Ersatzgeschenk und stellten allmählich unsere Entscheidung, die Münzen zurückzugeben, in Frage. Am letzten Abend unseres Aufenthaltes auf Kreta beschlossen wir, von einem Feriengeschenk eines Kollegen in Oxford Gebrauch zu machen: ein dürrer Marihuana-Joint. So ungewohnt wie das Rauchen für uns war, wurden wir munter und gingen zum Abendessen in ein Restaurant in der Marktgegend, wo wir uns stundenlang dem Genuss von herrlichem Essen, Musik und Tanz hingaben. Nach dem Essen spazierten wir durch die Straßen von Heraklion und verloren die Orientierung, dann hatten wir die wahnhafte Vorstellung, dass uns die Polizei verfolgte. Da wir kein Taxi auftreiben konnten, liefen wir hastig durch das Straßenlabyrinth und versuchten, unser Hotel zu finden, und irgendwie landeten wir spät in der Nacht in einer leeren Straße vor einem Ladengeschäft mit einer großen Hummel auf dem Schaufenster – Sficas Münzengeschäft! Als wir da standen und die Hummel bewunderten, tauchte wie aus dem Nichts ein Taxi auf. Wir winkten es herbei und waren bald wieder sicher in unserem Hotel.

Unser Flug zurück nach London ging erst am frühen Nachmittag, und während Marilyn und ich bei einem Frühstück mit kretischem Käsekuchen saßen, sprachen wir über den vorigen Abend. Auch wenn ich ein Skeptiker bin, drängte sich mir die Frage auf, ob uns eine geheimnisvolle Botschaft geschickt worden war, so dass wir vor dem Laden von Sfica gelandet waren. Je länger wir darüber sprachen, desto überzeugter waren wir, dass wir einen horrenden Fehler begangen hatten, einen Fehler, der nur korrigiert werden konnte, indem wir uns demütig bei Sfica entschuldigten und diese Münzen noch einmal erwarben. Wir gingen also zu dem Geschäft zurück und traten entgegen Sficas Verbot ein. Als wir vor ihm standen, begannen wir unsere Entschuldigung zu murmeln, aber er hielt uns an, indem er seine Finger über die Lippen legte, und holte wortlos die drei Münzen hervor. Wir bezahlten denselben Preis wie zuvor. Ein paar Stunden später sagte ich im Flugzeug nach London zu Marilyn: »Wenn er und alle Händler auf Kreta unter einer Decke stecken und er den Mumm hat, mir dieselben gefälschten Münzen zweimal zu verkaufen, dann sage ich, ›Hut ab, Herr Sfica!‹«

Nach unserer Rückkehr in Oxford brachten wir die Münzen zum Ashmolean Museum, um ein offizielles Gutachten zu bekommen. Eine Woche später erfuhren wir das Urteil: alle Münzen waren gefälscht, außer den kleinen römischen Münzen, die wir bei dem alten jüdischen Händler in dem kleinen Kellergeschäft gekauft hatten! Dies war der Beginn unserer vielen Abenteuer in Griechenland.

23

EXISTENTIELLE THERAPIE

Seit ich früh in meiner psychiatrischen Facharztausbildung Rollo Mays *Existence* gelesen und an der Johns Hopkins University meine ersten Philosophieseminare besucht hatte, fragte ich mich, wie ich die Weisheit der Vergangenheit in mein Gebiet der Psychotherapie einbeziehen könnte. Je mehr philosophische Texte ich las, desto mehr merkte ich, wie viele grundlegende Vorstellungen die Psychiatrie ignoriert hatte. Ich bedauerte es sehr, dass ich nur ein spärliches Grundwissen in der Philosophie und in den Geisteswissenschaften hatte, und war fest entschlossen, an diesen Bildungslücken zu arbeiten.

Ich begann damit, als Gasthörer einige Kurse in Phänomenologie und Existentialismus an der Stanford University zu besuchen, von denen viele von einem bemerkenswert hellsichtigen Denker und Lehrer angeboten wurden, Professor Dagfinn Føllesdal. Ich fand den Stoff faszinierend, auch wenn er dicht und schwierig war, und kämpfte besonders mit Edmund Husserl und Martin Heidegger. Ich fand Heideggers *Sein und Zeit* unverständlich, aber so faszinierend, dass ich Dagfinns Heidegger-Seminar zweimal besuchte. Er und ich wurden Freunde fürs Leben. Der andere Stanford-Professor, der in meinem Interessensgebiet lehrte, war Van Harvey, der trotz seines überzeugten Agnostizismus langjähriger Leiter des Instituts für Religionswissenschaften in Stanford war. Ich saß bei ihm im Seminar in der ersten Reihe und lauschte gebannt seinen Vorlesungen über Kierkegaard und Nietzsche, zwei der unvergesslichsten Seminare, die ich je besucht habe. Auch Van Harvey wurde ein enger Freund, und bis zum heutigen Tag treffen wir uns regelmäßig zum Lunch, um uns über Philosophie zu unterhalten.

Mein ganzes Berufsleben veränderte sich: Immer weniger bemühte ich mich um Zusammenarbeit mit naturwissenschaftlichen Projekten, die meine Kollegen in unserer Abteilung machten. Als der Psychologieprofessor David Rosenhan ein Sabbatjahr nahm, vertrat ich ihn und unterrichtete seinen großen Grundlagenkurs über Psychische Störungen, aber das war mein Finale – der letzte derartige Kurs, den ich gab.

Allmählich entfernte ich mich von meiner eigentlichen Zugehörigkeit zur Medizin und begann, mich den Geisteswissenschaften zu nähern. Dies war eine aufregende Zeit, aber auch eine Zeit des Selbstzweifels: Oft fühlte ich mich als Außenseiter, der neue Entwicklungen in der Psychiatrie verpassen könnte, und befürchtete zugleich, nur ein Dilettant der Philosophie und Literatur zu werden. Im Laufe der Zeit wählte ich mir die Denker aus, die mir für mein Gebiet besonders relevant schienen. Ich befasste mich mit Nietzsche, Sartre, Camus, Schopenhauer sowie mit Epikur und Lukrez. Kant, Leibnitz, Husserl und Kierkegaard ließ ich beiseite, weil ihre Konzepte nach meinem Eindruck für die klinische Anwendung weniger relevant waren.

Ich hatte das große Glück, Seminare bei dem Anglistikprofessor Albert Guerard zu besuchen, einem außerordentlich guten Literaturkritiker und Romanautor, mit dem ich dann die Ehre hatte, einen Kurs gemeinsam anzubieten. Er und seine Frau Maclin – ebenfalls Schriftstellerin – wurden gute Freunde. Anfang der 1970er Jahre begründete Professor Guerard ein neues Doktorandenprogramm für Denken und Literatur der Moderne – *Modern Thought and Literature* –, und Marilyn und ich gehörten beide zum Vorstand. Der Schwerpunkt meiner

Lehre verlagerte sich von der Medizin mehr in die Geisteswissenschaften. Zu den ersten Angeboten im Programm *Modern Thought and Literature* gehörte ein Seminar über »Psychiatrie und Biographie«, das ich gemeinsam mit dem Leiter der Anglistik in Stanford Tom Moser unterrichte, der ebenfalls ein guter Freund wurde. Marilyn und ich gaben gemeinsam einen Kurs »Der Tod in der Literatur«, und mit Dagfinn Føllesdal veranstaltete ich ein Seminar über »Philosophie und Psychiatrie«.

In meinen Lektüren widmete ich mich inzwischen immer mehr den existentialistischen Denkern in Literatur und Philosophie: so ging es beispielsweise Dostojewski, Tolstoi, Beckett, Kundera, Hesse, Mutis und Hamsun nicht primär um Belange von sozialer Klasse, Partnersuche, sexuellem Begehren, Geheimnis oder Rache; ihre Themen waren wesentlich tiefer und betrafen existentielle Fragen. Diese Autoren rangen um Sinn in einer sinnlosen Welt und setzten sich offen mit der Unausweichlichkeit von Tod und Isolation auseinander. Ich fühlte mich von diesen letzten Fragen des Menschseins unmittelbar angesprochen. Ich hatte das Gefühl, dass sie meine Geschichte erzählten: und nicht nur *meine* Geschichte, sondern auch die Geschichte eines jeden Patienten, der mich je aufgesucht hatte. Mir wurde immer klarer, dass viele der Probleme, mit denen meine Patienten kämpften – Altern, Verlust, Tod, Lebensentscheidungen wie Wahl des Berufs oder des Ehepartners – von Romanautoren und Philosophen angemessener angesprochen wurden als von Kollegen meines eigenen Gebiets.

Allmählich kam ich zu der Überzeugung, dass ich ein Buch schreiben sollte, das einige Ideen der existentialistischen Literatur in die Psychotherapie einführen würde, aber ich war auch besorgt, dass es vielleicht Hybris wäre, dies zu tun. Würden richtige Philosophen nicht meine dünne Wissensfassade durchschauen? Ich drängte diese Bedenken zur Seite und machte mich ans Werk, aber die Angst im Hintergrund, dass man mich für einen Angeber halten könnte, wurde ich nie los. Zudem war mir klar, dass dies ein anspruchsvolles Langzeitprojekt sein würde. Ich richtete es so ein, dass ich vormittags vier Stunden in meinem Büro über der Garage Zeit zum Lesen und Notizenmachen hatte, und mittags radelte ich dann zwanzig Minuten nach Stanford, um den Rest des Tages mit Studenten und Patienten zu verbringen.

Neben meiner Aufarbeitung der wissenschaftlichen Literatur widmete ich mich auch den Unmengen an klinischer Patientendokumentation. Immer wieder versuchte ich, den Kopf von alltäglichen Sorgen frei zu bekommen und über die fundamentale Seinserfahrung zu meditieren. Gedanken an den Tod kamen oft in mein Wachbewusstsein und suchten mich in meinen Träumen heim. In den Anfängen des Buches hatte ich einen wichtigen Traum, der mir noch so gegenwärtig ist, als hätte ich ihn letzte Nacht geträumt.

> *Meine Mutter und ihre Freunde und Verwandten, die heute alle verstorben sind, sitzen ganz ruhig auf einer Treppe. Ich höre, wie die Stimme meiner Mutter meinen Namen ruft – schreit. Mir fällt besonders Tante Minnie auf, die auf der obersten Stufe sitzt und sehr still ist. Dann beginnt sie sich zu bewegen, erst langsam, dann immer schneller, bis sie schneller als eine Hummel flattert. Da fangen alle auf der Treppe, all die Erwachsenen meiner Kindheit, alle tot, immer schneller zu zittern an. Mein Onkel Abe streckt den Arm nach mir aus, um mich in die Wange zu kneifen und zu gackern, »Darling Sonny«, wie er es immer getan hat. Dann strecken sich andere nach meinen Wangen aus. Zuerst sind sie zärtlich, dann wird das Kneifen kräftig und tut mir weh. Ich wache verstört um drei Uhr morgens auf, und meine Wangen pochen.*

Der Traum war eine Begegnung mit dem Tod. Zuerst ruft mich meine tote Mutter, und ich sehe alle Toten meiner Familie in unheimlicher Stille auf der Treppe sitzen. Dann beginnen alle, sich zu bewegen. Mir fällt vor allem meine Tante Minnie auf, die nach einem Jahr im Locked-in-Syndrom verstarb. Durch einen verheerenden Schlaganfall war sie mehrere Monate gelähmt, so dass sie außer den Augen keinen Muskel mehr bewegen konnte. Es war für mich immer eine schreckliche Vorstellung, wenn ich an sie in diesem Zustand dachte. Im Traum beginnt Minnie sich zu bewegen, aber dies führt schon bald zu wahnsinniger Unruhe. Ich versuche, meine Qualen zu erleichtern, indem ich mir vorstelle, dass die Toten mich zärtlich in die Wange kneifen. Aber das Kneifen wird kräftig und dann gefährlich: es zieht mich zu ihnen hin, und der Tod wird auch für mich unausweichlich sein. Das Bild von meiner Tante, die wie eine Hummel flattert, hat mich tagelang verfolgt. Ich konnte ihn nicht abschütteln. Ihre Totallähmung, ihr Tod im Leben war zu schrecklich und zu unerträglich, und so habe ich dies im Traum rückgängig gemacht, indem ich sie flattern lasse. Ich wurde oft von Alpträumen geplagt, die durch Filme über Tod oder Gewalt ausgelöst worden waren, vor allem durch Filme über den Holocaust. Wie gehe ich mit der Angst vor dem Tod um? Zweifellos durch Vermeidung.

Ich hatte immer geglaubt, ich würde mit neunundsechzig sterben, im Alter meines Vaters bei seinem Tod. Seit meiner frühen Kindheit erinnere ich mich, dass meine Verwandtschaft zwei Dinge über die männlichen Yaloms sagte: sie waren immer vornehm und starben immer früh. Die beiden Brüder meines Vaters starben in ihren Fünfzigern an Herzinfarkt, und mein Vater wäre fast mit siebenundvierzig an einem Herzinfarkt gestorben. Als ich im Medizinstudium mehr über Physiologie und den Einfluss der Ernährung auf Ablagerungen in den Herzkranzgefäßen lernte, änderte ich sofort und für immer meine Essgewohnheiten und reduzierte entschieden die tierischen Fette. Ich aß kein rotes Fleisch mehr und gewöhnte mir allmählich eine vorwiegend vegetarische Ernährung an. Jahrzehntelang habe ich Statine genommen, mein Gewicht genau kontrolliert, regelmäßig Sport getrieben und bin selbst überrascht, dass ich die neunundsechzig längst weit überschritten habe.

* * *

Nach monatelangem Studium und Nachdenken kam ich zu dem Schluss, dass unsere Auseinandersetzung mit dem Tod im Mittelpunkt eines existentiellen Ansatzes in der Therapie stehen müsste. Ich war davon überzeugt, weil die Angst vor dem Tod so stark und so universal ist, aber wenn ich jetzt zurückschaue, muss ich zugeben, dass diese Ansicht unausgewogen war und mit meiner eigenen Angst vor dem Tod zu tun hatte. Ich las monatelang alles, was ich über den Tod finden konnte, angefangen bei Plato bis zu Leo Tolstois *Der Tod des Iwan Iljitsch*, Jacques Chronos *Der Tod im abendländischen Denken* und Ernest Beckers *Dynamik des Todes. Die Überwindung der Todesfurcht.*

Die wissenschaftliche Literatur über den Tod war so vielfältig, so weitläufig, oftmals so esoterisch und weit von der Psychiatrie entfernt, dass ich hier einen Beitrag leisten könnte, wenn ich meine Arbeit mit Patienten einbeziehen würde. Damals war in der klinischen Literatur nicht viel über den Tod zu finden, und mir war klar, dass ich meinen eigenen Weg finden musste. Doch so sehr ich mich auch bemühte, mit meinen Psychotherapiepatienten über die Angst vor dem Tod zu sprechen, konnte ich sie nicht zu einem ernsthaften Gespräch darüber bringen. Wir sprachen das Thema kurz an, und dann schweiften wir schnell zu etwas anderem ab. Rückblickend denke ich,

ich habe meinen Patienten wohl unbewusst vermittelt, dass ich nicht bereit war, darüber zu sprechen.

Daher traf ich eine wichtige Entscheidung, die dann die folgenden zehn Jahre meiner klinischen Tätigkeit bestimmen sollte: Ich wollte mit Patienten arbeiten, die über den Tod sprechen *mussten*, weil sie davon unmittelbar betroffen waren. Ich begann, Patienten in der Onkologie von Stanford anzunehmen, bei denen unheilbarer Krebs diagnostiziert worden war. Zu der Zeit hörte ich einen Vortrag von Elisabeth Kübler-Ross, einer Wegbereiterin in der Arbeit mit Sterbenden, und war erstaunt über ihre erste Frage, die sie einem Schwerkranken stellte: »Wie krank sind Sie?« Für mich war diese Frage sehr wertvoll: sie beinhaltet so viel – vor allem, dass ich offen und bereit bin, mit dem Patienten überall hinzugehen, auch an seine dunkelsten Stellen.

Ich war vor allem erstaunt, wie viel Isolation mit einer tödlichen Krankheit einhergeht. Die Isolation ist ja gegenseitig: zuerst einmal sprechen die Patienten nicht über ihre bedrückenden Todesgedanken aus Angst, Freunde und Familie zu deprimieren, und zweitens sind die nächsten Angehörigen des Patienten zurückhaltend gegenüber dem Thema, um den Patienten nicht noch mehr zu belasten. Je mehr Krebspatienten ich traf, desto mehr kam ich zu der Überzeugung, dass eine Therapiegruppe helfen könnte, diese Isolation zu durchbrechen. Die Onkologen, mit denen ich über meine Pläne sprach, waren zuerst zurückhaltend und wollten dies nicht unterstützen. Dies war Anfang der 1970er Jahre, und eine solche Gruppe erschien übereilt und möglicherweise unzuträglich. Außerdem war es beispiellos, es gab in der wissenschaftlichen Literatur keinen einzigen Bericht über eine Gruppe für Krebspatienten.

Aber je mehr Erfahrungen ich sammelte, desto überzeugter war ich, dass eine solche Gruppe viel Potential hätte, und ich ließ die Idee in den medizinischen Fachkreisen von Stanford die Runde machen. Schon bald tauchte Paula West (Pseudonym), eine Patientin mit metastasierendem Brustkrebs, in meiner Sprechstunde auf. Sie sollte für mich bei meiner Arbeit mit Krebspatienten wichtig werden. Obwohl sie unter schmerzhaften Metastasen im Rückgrat litt, ging sie mit ihrer Situation bewundernswert um. Später habe ich meine Beziehung zu ihr in der Erzählung »Die Reise mit Paula« in dem gleichnamigen Erzählband beschrieben. Die Geschichte beginnt folgendermaßen:

Als sie zum ersten Mal mein Sprechzimmer betrat, nahm mich ihre Erscheinung auf der Stelle gefangen: ihre würdige Haltung, ihr strahlendes Lächeln, das mich bezauberte, ihr dichtes, überaus jungenhaftes und leuchtendes weißes Haar, sowie etwas, was ich nur ein inneres Leuchten nennen kann, das ihren klugen und intensiv blauen Augen zu entströmen schien.
»Mein Name ist Paula West,« sagte sie. »Ich bin unheilbar an Krebs erkrankt. Aber ich bin keine Krebspatientin.« Und tatsächlich habe ich sie bei meinen Reisen mit ihr durch viele Jahre hindurch nie als eine Patientin angesehen. Sie fuhr fort und schilderte in knappen und präzisen Worten ihre Krankheitsgeschichte: Brustkrebsdiagnose vor fünf Jahren; operative Entfernung dieser Brust; dann Krebs der zweiten Brust, die ebenfalls entfernt worden sei. Danach Chemotherapie mit den gewohnten schrecklichen Begleiterscheinungen: Übelkeit, Brechreiz, totaler Haarausfall. Dann Strahlentherapie mit der erlaubten Höchstdosis. Nichts jedoch habe die Ausbreitung ihres Krebses verlangsamt – in den Schädel, das Rückgrat, die Augenhöhlen. Paulas Krebs verlangte nach Nahrung, und obwohl die Chirurgen ihm Opfer hinwarfen – ihre Brüste, Lymphknoten, Eierstöcke, Nebennierendrüsen –, blieb er gefräßig.

Wenn ich mir Paulas nackten Körper vorstellte, sah ich eine Brust, die mit Narben übersät war, ohne Brüste, Fleisch oder Muskeln, so etwas wie die nackten Spanten einer schiffbrüchigen Galeone und unterhalb ihrer Brust einen Unterleib voller Operationsnarben, all das gestützt von kräftigen, unvorteilhaften, durch Steroide dick gewordenen Hüften. Kurz, eine fünfundfünfzig Jahre alte Frau ohne Brüste, Nebennieren, Eierstöcke, Uterus und, dessen bin ich sicher, Libido.

Ich habe immer eine Vorliebe für Frauen mit festen, anmutigen Körpern, vollen Brüsten und einer ohne Weiteres erkennbaren Sinnlichkeit gehabt. Doch als ich Paula zum ersten Mal begegnete, geschah etwas Eigenartiges: Ich fand sie schön und verliebte mich in sie.

Paula erklärte sich bereit, mit drei anderen sterbenden Patienten an einer Kleingruppe teilzunehmen. Wir fünf trafen uns neunzig Minuten in einem angenehmen Gruppenraum in der Psychiatrie. Zuerst einmal erklärte ich den Teilnehmern, dass sie alle mit Krebs kämpften und ich der Meinung sei, wir könnten einander helfen, indem wir unsere Gedanken und Gefühle teilten.

Einer der Teilnehmer war Sal, ein dreißigjähriger Mann im Rollstuhl, der wie Paula heldenhaft war. Obgleich er ein Multiples Myelom im fortgeschrittenen Stadium hatte (eine schmerzhafte Tumorerkrankung, durch die viele Knochenfrakturen entstehen) und den ganzen Oberkörper vom Hals bis zur Hüfte in Gips hatte, war sein Geist unbeugsam. Das Bevorstehen des Todes hatte sein Leben mit einem neuen Gefühl von Sinnhaftigkeit erfüllt und ihn so verändert, dass er seine Krankheit jetzt als einen Auftrag ansah. Er wollte an der Gruppe teilnehmen in der Hoffnung, den anderen helfen zu können, eine ähnliche Erlösung zu finden.

Zwar kam Sal sechs Monate zu früh in unsere Gruppe – als sie noch so klein war und ihm nicht das Publikum bot, das er sich wünschte –, aber er fand andere Foren, vor allem Schulen, wo er sich an Teenager mit Problemen wandte. Ich hörte, wie er mit donnernder Stimme seine Botschaft überbrachte.

Ihr wollt euren Körper mit Drogen zerstören? Wollt ihn mit Alkohol, mit Gras, mit Kokain töten? Ihr wollt euren Körper im Auto zerfetzen? Töten? Ihn von der Golden Gate Bridge hinunterstürzen? Ihr wollt ihn nicht? Also, dann gebt mir euren Körper! Lasst ihn mir. Ich brauche ihn. Ich nehme ihn – ich will leben!

Ich zitterte, als ich ihn sprechen hörte. Die Kraft seiner Ansprache war noch gesteigert durch die besondere Macht, die wir den Worten von Sterbenden beimessen. Die Schulkinder hörten schweigend zu und spürten genau wie ich, dass er die Wahrheit sagte, dass er keine Zeit mehr hatte, Spielchen zu spielen oder sich etwas vorzumachen.

Eine andere Patientin, Evelyn, schwer an Leukämie erkrankt, bot Sal eine weitere Möglichkeit, seinen Auftrag zu erfüllen. Evelyn kam mit einer laufenden Bluttransfusion in die Gruppe und sagte: »Ich weiß, dass ich sterbe, ich kann das akzeptieren. Es spielt keine Rolle mehr. Aber *was* eine Rolle spielt, ist meine Tochter. Sie vergiftet meine letzten Tage!« Evelyn beschrieb ihre Tochter als »eine nachtragende, lieblose Frau«. Vor Monaten hatten sie eine bittere und unsinnige Auseinandersetzung gehabt, nachdem ihre Tochter, die für Evelyns Katze sorgte, dem Tier das falsche Futter gegeben hatte. Seither hatten sie nicht mehr miteinander gesprochen.

Nachdem er sie hatte ausreden lassen, wandte sich Sal direkt und leidenschaftlich an sie: »Hör mir mal zu, Evelyn. Ich sterbe auch. Darf ich mal fragen, welche Rolle es spielt, was deine

Katze frisst? Was für eine Rolle es spielt, wer zuerst nachgibt? Du weißt, du hast nicht mehr viel Zeit. Lass uns aufhören, uns etwas vorzumachen. Die Liebe deiner Tochter ist das Wichtigste auf der Welt für dich. Stirb nicht, bitte, stirb nicht, ohne ihr das zu sagen! Es wird ihr Leben vergiften, sie wird sich nie davon erholen, und sie wird das Gift an ihre Tochter weitergeben! Durchbrich den Kreislauf! Durchbrich den Kreislauf, Evelyn!«

Sals Appell wirkte. Obwohl Evelyn wenige Tage später verstarb, berichteten die Stationsschwestern, dass Evelyn, angeregt von Sals Rede, eine tränenreiche Versöhnung mit ihrer Tochter gehabt hatte. Ich war sehr stolz auf Sal. Dies war der erste Triumph unserer Gruppe!

Nach einigen Monaten meinte ich, genug Erfahrung zu haben, um mit größeren Patientengruppen zu arbeiten. Außerdem dachte ich, dass eine homogene Gruppe effektiver wäre. Die meisten Patientinnen, die ich als Konsiliararzt gesehen hatte, hatten metastasierenden Brustkrebs, so dass ich beschloss, eine Gruppe ausschließlich mit Patientinnen mit dieser Erkrankung zusammenzustellen. Paula begann sich ernsthaft darum zu bemühen. Wir führten Vorgespräche und nahmen sieben neue Patientinnen auf, und wir eröffneten ganz offiziell.

Bei unserem ersten Gruppentreffen überraschte mich Paula mit einer alten chassidischen Geschichte:

Ein Rabbi hatte eine Unterhaltung mit Gott über den Himmel und die Hölle. »Ich werde dir die Hölle zeigen«, sagte Gott und führte den Rabbi in einen Raum, in dem ein großer Tisch stand. Die Menschen, die am Tisch saßen, waren ausgehungert und verzweifelt. Mitten auf dem Tisch stand eine gewaltige Kasserolle mit einem Eintopf, der so köstlich roch, dass dem Rabbi der Mund wässrig wurde. Jeder am Tisch hielt einen Löffel mit einem sehr langen Griff. Obwohl die langen Löffel gerade eben die Kasserolle erreichten, waren die Griffe länger als die Arme der potentiellen Esser: Da die Menschen die Nahrung nicht in den Mund führen konnten, konnte niemand etwas essen. Der Rabbi sah, dass ihr Leiden tatsächlich schrecklich war.

»Jetzt werde ich dir den Himmel zeigen«, sagte der Herr, und sie begaben sich in ein anderes Zimmer, das genauso aussah wie das erste. Dort standen der gleiche große runde Tisch und die gleiche große Kasserolle mit Eintopf. Die Menschen hielten wie die nebenan die gleichen langstieligen Löffel – aber hier waren alle wohlgenährt und rundlich, lachten und unterhielten sich. Der Rabbi verstand gar nichts. »Es ist einfach, erfordert aber eine gewisse Fähigkeit«, sagte der Herr. »In diesem Zimmer, musst du wissen, haben sie gelernt, einander zu füttern.«

Auch wenn ich viele Jahrzehnte lang Gruppen geleitet hatte – eine derart inspirierte Eröffnung hatte ich noch nie erlebt. Die Gruppe fand schnell zusammen, und wenn jemand verstarb, brachte ich neue Mitglieder und führte diese Gruppe zehn Jahre lang weiter. Später kam David Spiegel, ein neuer Psychiatrieprofessor, für viele Jahre als Ko-Therapeut hinzu.

Die Gruppe bedeutete nicht nur viel Trost für die meisten Patienten, ich lernte hier auch viel Grundlegendes. Um nur eines von unendlich vielen Beispielen zu nennen, entsinne ich mich an eine Frau, die jede Woche mit einem derart erschöpften, niedergeschlagenen Gesichtsausdruck kam, dass wir alle vergeblich darum rangen, ihr Trost zu spenden. Dann tauchte sie eines Tages plötzlich mit einem Blitzen in den Augen und in einem leuchtend bunten Kleid in der Gruppe auf. »Was ist los?«, fragten wir sie. Sie bedankte sich bei uns und sagte, dass das Gruppengespräch in der vorigen Woche ihr geholfen habe, eine wichtige Entscheidung zu treffen: *Sie hatte sich entschie-*

den, ihren Kindern ein Vorbild zu sein, wie man dem Tod mit Anstand und Mut entgegentritt. Nie ist mir ein besseres Beispiel begegnet, wie durch ein Gefühl von Sinnhaftigkeit im Leben Wohlbefinden entsteht. Es war auch ein eindrucksvolles Beispiel für den »Welleneffekt«, der vielen hilft, das Grauen des Todes zu mildern. »Welle« bezieht sich darauf, dass wir Teile von uns an andere weitergeben, sogar an andere, die wir nicht kennen, so wie die Wellen, die ein Kieselstein in einem Teich erzeugt, immer weiter laufen, bis sie nicht mehr zu sehen sind, aber sich auf einer Nanoebene fortsetzen.

Von Anfang an lud ich in Stanford interessierte Assistenzärzte, Medizinstudenten und manchmal auch Undergraduates ein, die Gruppe durch den Doppelspiegel zu beobachten. Im Gegensatz zu den traditionellen Therapiegruppen in Stanford, bei denen Beobachtung ungern zugelassen wurde, reagierten die Krebspatienten vollkommen anders: Sie *wollten* unbedingt, dass die Studenten dabei waren. Ihre Konfrontation mit dem Tod hatte sie viel über das Leben gelehrt, und dies wollten sie unbedingt an andere weitergeben.

Paula war sehr kritisch gegenüber den Phasen des Sterbens von Kübler-Ross, sie legte großen Wert darauf, zu lernen und durch die Konfrontation mit dem Tod zu reifen, und oft sprach sie von der »Goldenen Phase«, in der sie in den letzten drei Jahren gelebt habe. Andere Gruppenmitglieder teilten diese Erfahrung auch. Einer von ihnen formulierte es folgendermaßen: »Wie schade, dass ich bis jetzt warten musste, erst jetzt, da mein Körper von Krebs zerfressen ist, lerne ich leben.« Diese Formulierung blieb mir für immer gegenwärtig und half mir, mein Konzept der Existentiellen Therapie zu entwickeln. Ich sagte mir oft: *die Realität des Todes mag uns zerstören, aber die Vorstellung vom Tod kann uns retten.* Es bringt die Erkenntnis auf den Punkt, dass wir nur eine Chance zu leben haben und deshalb in Fülle leben und am Ende möglichst wenig bedauern sollten.

Meine Arbeit mit den Todkranken brachte mich schrittweise dazu, gesunde Patienten mit ihrer Sterblichkeit zu konfrontieren, um ihnen dadurch zu helfen, ihre Lebensweise zu ändern. Oft bedeutet dies einfach, den Patienten zuzuhören und ihnen ihre begrenzte Lebenszeit bewusster zu machen. In vielen Fällen habe ich eine unmissverständliche Übung angewendet: Ich bitte den Patienten, auf einem Stück Papier einen Strich zu zeichnen, und sage dann, »Lassen Sie das eine Ende für Ihre Geburt stehen und das andere für Ihren Tod. Jetzt markieren Sie, bitte, auf dem Strich, wo Sie gerade sind, und machen sich darüber Gedanken.« Diese Übung verfehlt selten den Effekt, das Bewusstsein für die kostbare Vergänglichkeit des Lebens zu stärken.

24

MIT ROLLO MAY DEM TOD GEGENÜBER

Von den fünfzig Patienten, die bei unserer Gruppe für Krebspatienten mitmachten, starben alle an ihrer Erkrankung, außer einer: Paula. Sie überlebte den Krebs, um dann später an der Autoimmunerkrankung Lupus zu sterben. Von Anfang an war mir klar, wenn ich aufrichtig und sinnvoll darüber schreiben wollte, welche Rolle der Tod im Leben spielt, müsste ich von den unmittelbar Todgeweihten lernen, aber für diese Lektion zahlte ich einen Preis. Oft hatte ich nach der Gruppensitzung große Angst: Ich grübelte über meinen eigenen Tod nach, hatte Schlafschwierigkeiten und wurde oft von Alpträumen heimgesucht.

Auch meine studentischen Beobachter bekamen Schwierigkeiten, und es kam vor, dass sie schluchzend aus dem Beobachtungsraum stürzten. Bis heute bedaure ich, dass ich die Studenten nicht richtig auf diese Erfahrung vorbereitet und ihnen auch keine Therapie angeboten habe.

Als meine eigene Angst größer wurde, ging ich in Gedanken all die Therapien durch, die ich in der Vergangenheit gemacht hatte – jene lange Analyse während meiner Facharztausbildung, mein Therapiejahr in London, ein Jahr Gestalttherapie mit Pat Baumgartner sowie diverse Sitzungen in Verhaltenstherapie und einen Kurs in Bioenergetik. Als ich mir all jene Therapiestunden vergegenwärtigte, konnte ich mich an kein einziges offenes Gespräch über Todesangst erinnern. *Konnte das wahr sein? Dass der Tod, die wesentliche Quelle von Angst, nie erwähnt wurde – in keiner meiner Therapien?*

Wenn ich weiter mit Patienten, die mit dem Tod konfrontiert waren, arbeiten wollte, müsste ich nochmals in Therapie gehen, diesmal mit jemandem, der bereit wäre, mich in diese Dunkelheit zu begleiten. Ich hatte kürzlich erfahren, dass Rollo May, der Autor von *Existence*, aus New York nach Kalifornien gezogen war und in Tiburon, etwa achtzig Minuten von Stanford entfernt, Patienten behandelte. Ich rief ihn an, um einen Termin zu vereinbaren, und eine Woche später trafen wir uns in seinem wunderschönen Haus in der Sugarloaf Road mit Blick über die Bucht von San Francisco.

Rollo war ein großer, imposanter, gut aussehender Mann Ende sechzig. In der Regel trug er einen beigefarbenen oder weißen Rollkragenpullover und eine helle Lederjacke. Als Sprechzimmer diente sein Büro, gleich neben dem Wohnzimmer. Er war ein hervorragender Künstler, und einige seiner Bilder, die er als Jugendlicher gemalt hatte, hingen an den Wänden. Ich bewunderte vor allem sein Bild der Kirche vom Mont-Saint-Michel in Frankreich mit dem hohen Turm. (Nach seinem Tod schenkte mir seine Witwe Georgia dieses Bild, das ich nun immer in meinem Sprechzimmer sehe.) Nach wenigen Sitzungen kam mir die Idee, dass ich meine achtzig-minütige Fahrt nutzen könnte, um mir ein Tonband von der vorherigen Sitzung anzuhören. Ich schlug Rollo dies vor, und er war gleich einverstanden und schien es problemlos zu finden, dass ich unsere Therapiestunden aufzeichnete. Jede Stunde mit ihm zu beginnen, kurz nachdem ich im Auto unsere vorherige Stunde angehört hatte, verbesserte meine Konzentration und beschleunigte wohl auch unsere Arbeit. Seither schlage ich meinen Patienten dieses Format immer vor, wenn sie eine lange Anfahrt zu meiner Praxis haben.

Wie gerne würde ich diese Therapiemitschnitte hören, während ich diese Seiten jetzt schreibe, aber leider geht das nicht. Ich bewahrte alle Tonbänder in einer Schublade eines alten Schreibtisches in meinem Baumhausbüro auf, das dringend repariert werden musste. Als meine Familie und ich 1974 zu unserer sechsmonatigen Sabbatzeit in Oxford aufbrachen, beauftragte ich ein älteres, liebenswürdiges Faktotum aus dem Mittleren Westen namens Cecil, der vor Jahren einmal an unserer Tür erschienen war und nach Arbeit gefragt hatte. Wir hatten jede Menge Instandhaltungsarbeiten für ihn, weil ich keinerlei handwerkliche Fähigkeiten besitze. Schon bald fuhren Cecil und seine pummelige, liebenswürdige Frau Martha, die aussah, als wäre sie gerade einem Mary-Poppins-Film entsprungen, und meisterlich Apfelkuchen backen konnte, mit ihrem Wohnwagen auf einen versteckten Winkel auf unserem Grundstück, wo sie wohnten und sich um alle schon jahrelang anstehenden Reparaturen kümmerten. Als ich von meiner Sabbatzeit in Oxford zurückkam, hatte Cecil mein Büro fabelhaft renoviert, aber die ganzen alten, klapprigen Möbel, einschließlich des abgenutzten Schreibtisches und dessen Schubladen, die mit den Tonbändern von meinen Therapiestunden mit Rollo vollgestopft waren, waren bei dem ganzen Unternehmen verschwunden. Ich fand diese Tonbänder nie wieder und habe manchmal schreckliche Phantasien, dass ihr ganzer Inhalt eines Tages irgendwo im Internet auftaucht.

Vierzig Jahre danach kann ich mich nur noch schwer an Einzelheiten unserer Sitzungen erinnern, aber ich weiß, ich konzentrierte mich sehr auf meine Gedanken über den Tod, und Rollo, der sich damit wohl nicht sonderlich wohl fühlte, scheute trotzdem nicht davor zurück, mit mir auch über meine morbidesten Gedanken zu sprechen. Zu der Zeit führte meine Arbeit mit sterbenden Patienten zu bösen Alpträumen, die immer kurz vor dem Aufwachen verflogen. Einmal schlug ich Rollo vor, dass ich die Nacht in einem nahe gelegenen Motel verbringen könnte, um ihn dann als Erstes am nächsten Morgen aufzusuchen. Er war damit einverstanden, und jene Sitzungen, bei denen meine Träume noch lebendiger waren, waren besonders energiegeladen. Ich erzählte ihm von meiner Angst, dass ich mit neunundsechzig sterben würde, in dem Alter, in dem mein Vater verstarb. Er fand es merkwürdig, dass ich, so auf Vernunft vertrauend, wie ich sonst bin, an einem so abergläubischen Gedanken festhielt. Als ich über meine Arbeit mit sterbenden Patienten sprach und wie sie meine Todesangst weckte, meinte er, diese Arbeit auf mich zu nehmen, sei mutig, und es sei kaum überraschend, dass ich Angst hätte.

Ich erinnere mich, dass ich Rollo sagte, wie mich immer die *Macbeth*-Passage faszinierte, »Leben ist nur ein wandelnd Schattenbild; Ein armer Komödiant, der spreizt und knirscht Sein Stündchen auf der Bühn', und dann nicht mehr Vernommen wird ....« und sie als Jugendlicher auf alle Größen angewendet hatte, die je in meinem Leben aufgetaucht waren – Franklin Roosevelt, Harry Truman, Richard Nixon, Thomas Wolfe, Mickey Vernon, Charles de Gaulle, Winston Churchill, Adolf Hitler, George Patton, Mickey Mantle, Joe DiMaggio, Marilyn Monroe, Lawrence Olivier, Bernard Malamud – alle, die sich bemüht, gequält und Geschichte in meiner Welt geschrieben hatten – alle waren jetzt verstorben, zu Staub geworden. Nichts war geblieben von ihnen. Alles, wirklich alles vergeht. Wir alle haben nur einen kostbaren gesegneten Augenblick unter der Sonne. Ich bin diesem Gedanken viele, viele Male nachgegangen, und er erschüttert mich immer noch.

Ich habe nie gefragt, aber ich bin sicher, dass viele jener Sitzungen Rollo persönlich belastet haben, denn er war zweiundzwanzig Jahre älter und dem Tod näher als ich. Aber er zögerte tatsächlich nie, mich bei meinen noch so dunklen Fragen nach unserer Sterblichkeit zu begleiten. Ich kann mich an keinen wesentlichen »Aha«-Effekt der Einsicht erinnern, aber ich veränderte mich allmählich, und es fiel mir leichter, mit sterbenden Patienten zu arbeiten. Er hatte viel von mir gelesen, einschließlich der letzten Fassung von *Existentielle Psychotherapie*, und er war immer großzügig in seiner Einstellung zu mir. Ich bin ihm immer noch zutiefst dankbar.

Ich erinnere mich, wie Rollo Marilyn zum ersten Mal traf. Meine Therapie mit ihm lag Jahre zurück, und wir kamen zu einem Abendessen, das er zu Ehren des britischen Psychiaters R. D. Laing (den ich in meiner Londoner Zeit aufgesucht hatte) gab. Rollo öffnete die Haustür, begrüßte mich und reichte Marilyn dann beide Hände. Sie sagte: »Ich hätte nicht gedacht, dass Sie so warmherzig sind.« Ihren Ton aufgreifend antwortete Rollo: »Und ich hätte nicht gedacht, dass Sie so gut aussehen.«

Es ist eher ungewöhnlich und oft problematisch für Patienten und Therapeuten, nach dem Ende einer Therapie eine gesellschaftliche Beziehung miteinander einzugehen, aber in diesem Falle gelang es für alle Beteiligten. Wir wurden sehr gute Freunde, und unsere Freundschaft hielt bis zu seinem Tod. Ab und zu traf ich mich mit ihm zum Lunch im Capri, seinem Lieblingsrestaurant in Tiburon, und gelegentlich kamen wir auf meine Therapie bei ihm zu sprechen. Wir wussten beide, dass er für mich eine große Hilfe gewesen war, aber wie diese Hilfe funktioniert hatte, blieb uns beiden ein Rätsel. Er sagte mehr als einmal: »Ich wusste, dass Sie in der Therapie etwas von mir wollten, aber ich wusste nicht, was es war oder wie ich Ihnen das geben sollte.« Wenn ich jetzt rückblickend daran denke, bot mir Rollo wohl seine Gegenwart – er zögerte nicht, mich in dunkle Bereiche zu begleiten, und übernahm rückwirkend eine gute, notwendige Vaterrolle. Er war ein älterer Mann, der mich verstand und annahm. Als er das Manuskript von *Existentielle Psychotherapie* las, sagte er mir, es sei ein gutes Buch, und gab mir ein wunderbares Quote für den Umschlag. Was er für den Umschlag eines späteren Buches, *Die*

Liebe und ihr Henker und andere Geschichten aus der Psychotherapie, verfasste (»Yalom schreibt wie ein Engel über die Teufel, von denen wir besessen sind.«), ist das höchste Lob, das ich je erhalten habe.

* * *

Etwa um diese Zeit hatten Marilyn und ich beträchtliche Probleme in unserer Ehe. Sie hatte ihre Professorenstelle an der California State University in Hayward gekündigt, um eine Stelle in Stanford anzunehmen, wo sie das neu gegründete Zentrum für Frauenforschung (CROW, Center for Research on Women) leiten sollte, und dort stellte sie sich im Bereich der Frauenforschung beruflich noch einmal ganz neu auf. Sie förderte junge Studentinnen und knüpfte enge Beziehungen mit den führenden Wissenschaftlerinnen in Stanford. Ihre Arbeit stand für sie im Mittelpunkt, und ich hatte das Gefühl, dass sie unsere Ehe schwer vernachlässigte. Sie gehörte zu einem völlig neuen Kreis von Menschen: Ich sah immer weniger von ihr und spürte, dass wir uns wirklich auseinanderlebten. Ich erinnere mich noch klar und deutlich an einen schicksalhaften Abend in San Francisco, als ich bei unserem Dinner bei Little City Antipasto zu ihr sagte: »Dein neues Leben – deine neue Stelle und dein Engagement für Frauenfragen – ist toll für dich, aber es ist nicht toll für mich. Du gehst so darin auf, dass ich nicht mehr viel von unserer Beziehung habe, und vielleicht sollten wir darüber nachdenken, uns zu …« Ich habe den Satz nie beendet, weil Marilyn in ein lautes Schluchzen ausbrach, so laut, dass drei Kellner zu unserem Tisch eilten und alle Blicke im Restaurant sich auf uns richteten.

Dies war der Tiefpunkt unserer Beziehung und ereignete sich in der Zeit, als Marilyn und ich uns oft mit Rollo und Georgia trafen. Eines Abends lud uns Rollo, der immer be-

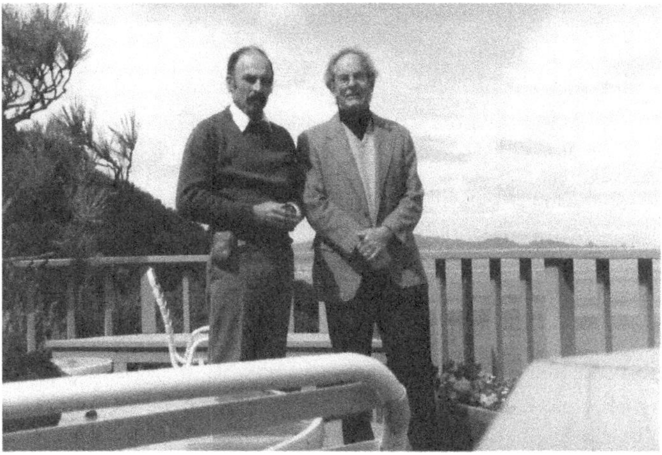

Der Autor mit Rollo May, um 1980.

reit zu Experimenten war, ein, wir sollten doch mal das erstklassige Ecstasy probieren, das er geschenkt bekommen hatte. Georgia hielt sich zurück und agierte als Chaperon für den Abend. Weder Marilyn noch ich hatten je Ecstasy genommen, aber wir fühlten uns sicher bei Rollo und Georgia, und es wurde ein außerordentlich entspannender und heilsamer Abend. Nachdem wir das Ecstasy genommen hatten, aßen wir zu Abend, hörten Musik, und bis zum heutigen Tag glauben wir beide, dass sich unsere Eheprobleme irgendwie einfach auflösten. Wir veränderten uns, wir ließen die negativen Gefühle los und liebten einander inniger als je zuvor. Und diese Veränderung erwies sich als bleibend! Keiner von uns beiden begreift es, und erstaunlicherweise haben wir die Droge nie wieder genommen.

Anfang der 1990er Jahre, als Rollo achtzig wurde, litt er wiederholt an transitorischen ischämischen Attacken (TIAs), und war dadurch manchmal stundenlang, manchmal sogar ein oder zwei Tage lang verwirrt und verängstigt. Manchmal rief

Georgia mich an, wenn die Anfälle extrem waren, und ich besuchte Rollo dann, und wir sprachen miteinander und gingen in den Hügeln hinter seinem Haus spazieren. Erst jetzt, mit fünfundachtzig, kann ich seine Angst wirklich verstehen. Ich habe vorübergehende Augenblicke von Verwirrung und vergesse auch manchmal, wo ich bin oder was ich gerade tue. Genau das hat Rollo erlebt, aber nicht für kurze Augenblicke, sondern stunden- und tagelang. Trotzdem vermochte er, bis ganz zum Schluss weiter zu arbeiten. Spät in seinem Leben habe ich einen seiner öffentlichen Vorträge gehört. Seine Präsentation war überzeugend wie immer, seine Stimme wohlklingend und beruhigend, aber gegen Ende wiederholte er dieselbe Geschichte, die er vor ein paar Minuten gerade erzählt hatte. Es war mir so peinlich, als ich das hörte, es war mir peinlich für ihn, und ich bitte meine Freunde oftmals, ehrlich zu mir zu sein und mir zu sagen, wenn es Zeit ist, aufzuhören.

Eines Abends rief Georgia mich an und sagte, dass Rollo dem Tod wohl nah sei, und bat uns, gleich zu kommen. Wir drei verbrachten die Nacht bei ihm und wechselten uns ab, bei Rollo zu wachen, er hatte das Bewusstsein verloren und hatte ein Lungenödem in einem fortgeschrittenen Stadium, atmete schwer, manchmal mit tiefen langen und dann wieder kurzen flachen Atemzügen. Schließlich, während ich bei meiner Wache bei ihm saß und seine Schulter berührte, holte er ein letztes Mal krampfhaft Luft und verstarb. Georgia bat mich, ihr beim Waschen seines Leichnams zu helfen und ihn für den Bestatter vorzubereiten, der ihn am nächsten Morgen ins Krematorium bringen sollte.

Erschüttert von Rollos Tod und seiner bevorstehenden Einäscherung hatte ich in der Nacht dann einen eindrucksvollen und unvergesslichen Traum:

Ich gehe mit meinen Eltern und meiner Schwester durch ein Einkaufszentrum, und dann beschließen wir, nach oben zu gehen. Ich merke, dass ich ganz allein in einem Aufzug bin – meine Familie ist verschwunden. Es ist eine lange Aufzugfahrt nach oben. Als ich aussteige, befinde ich mich an einem tropischen Strand. Aber ich kann meine Familie nicht finden, alles Suchen hilft nichts. Obwohl es ein wunderschöner Ort ist – tropische Strände sind für mich das Paradies –, spüre ich schreckliche Angst.
Dann ziehe ich mir ein Nachthemd an, mit einem niedlichen, lächelnden Gesicht von Smokey dem Bären bedruckt. Dieses Gesicht auf dem Nachthemd wird heller, dann glühend. Schließlich wird es zum Mittelpunkt des Traumes, als hätte sich die ganze Energie des Traumes auf dieses niedliche, grinsende kleine Bärengesicht konzentriert.

Ich wurde von dem Traum wach, nicht so sehr aus Angst, sondern von der Helligkeit dieses glühenden Bildes auf dem Nachthemd. Es war, als würden in meinem Schlafzimmer plötzlich Scheinwerfer angeschaltet.

Was lag hinter dem strahlenden Bild von Smokey? Ich bin sicher, es hatte mit Rollos Einäscherung zu tun. Rollos Tod konfrontierte mich mit meinem eigenen Tod, was der Traum mit dem Bild von der Trennung von meiner Familie und der endlosen Aufzugfahrt nach oben darstellt. Ich bin schockiert von der Einfältigkeit meines Unbewussten. Wie peinlich, dass ein Teil von mir sich auf die Hollywood-Version von Unsterblichkeit als eines himmlischen Paradieses eingelassen hat, sogar noch mit einem tropischen Strand.

Ich hatte mich an jenem Abend noch ganz erschüttert von Rollos Tod und seiner bevorstehenden Einäscherung zum Schlafen gelegt, und mein Traum versuchte, dieses Entsetzen zu entschärfen, zu mildern, erträglich zu machen. Der Tod ist wohlwollend als eine Aufzugfahrt nach oben hin zu einem tropischen Strand getarnt und hat das nette Gesicht eines Bärchens. Aber der Schrecken lässt sich nicht bannen, und das strahlende Bild von Smokey, dem Bären reißt mich aus dem Schlaf.

25

TOD, FREIHEIT, ISOLATION UND SINN

In den 1970er Jahren ging mir ständig mein Lehrbuch über Existentielle Psychotherapie durch den Kopf, aber es kam mir noch so diffus und überwältigend vor, dass ich erst mit dem Schreiben begann, als uns eines Tages Alex Comfort besuchte. Ich weiß noch, wie wir beide in meinem renovierten Baumhausbüro saßen und uns unterhielten. Er hörte aufmerksam zu, als ich ihm über meine Lektüren und Ideen für das Buch erzählte. Nach etwa eineinhalb Stunden unterbrach mich Alex und verkündete mit ernster Miene: »Irv, ich habe dir zugehört, ich habe dich ausreden lassen, und ich möchte dir sehr deutlich sagen, dass die Zeit gekommen ist, wo du aufhörst zu lesen und nun mit dem Schreiben beginnst.«

Genau das brauchte ich! Ich hätte mich noch jahrelang im Kreis drehen können. Alex kannte sich mit Büchern aus – er hatte etwa fünfzig veröffentlicht –, und irgendwie brachten mich sein überzeugender Ton und sein Vertrauen dazu, meinen Terminkalender freizuräumen und mit dem Schreiben zu beginnen. Der Zeitpunkt war ideal, weil ich gerade für ein Jahr als Wissenschaftler ans Stanford Center for Advanced Study in Behavioral Sciences, einem Forschungszentrum für Verhaltenswissenschaften, eingeladen worden war, und auch wenn ich mich weiterhin mit einigen Patienten traf, konnte ich meine ganze Zeit des akademischen Jahres 1977–78 dem Schreiben widmen. Leider versäumte ich die Gelegenheit, einige der drei-

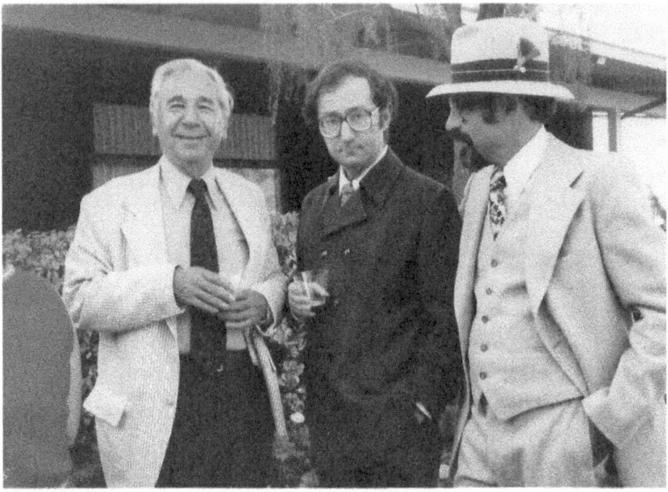

Der Autor mit dem Literaturkritiker Alfred Kazin und dem Stanford-Professor für Rechtswissenschaften, John Kaplan, Center for Advanced Studies in Behavioral Sciences, 1978.

ßig anderen bedeutenden Wissenschaftler kennenzulernen, unter anderen die spätere Richterin des Supreme Court, Ruth Bader Ginsburg. Aber ich freundete mich mit der Soziologin Cynthia Epstein an, mit der wir bis heute in Verbindung stehen.

Ich kam so gut voran, dass das Buch ein Jahr später fertiggestellt war. Ich eröffnete es mit einem Erlebnis bei einem armenischen Kochkurs, den Efronia Katchadourian abhielt, die Mutter von Herant Katchadourian, einem guten Freund und Kollegen. Sie war eine hervorragende Köchin, sprach aber wenig Englisch und vermittelte alles anhand von Demonstrationen. Wenn sie die Gerichte zubereitete, notierte ich mir alle Zutaten und all ihre Schritte, aber so sehr ich mich auch bemühte, schmeckten meine Gerichte nie so gut wie ihre. Aber, so dachte ich, das ist kein unlösbares Problem. Ich werde sie noch genauer beobachten, und bei der nächsten Unterrichtsstunde beobachtete ich jeden einzelnen Schritt, wie sie ihr Gericht zubereitete und dann ihrer ständigen Assistentin Lucy übergab, damit die es in den Ofen schob. Diesmal fasste ich Lucy genau ins Auge und sah etwas Außerordentliches – auf dem Weg zum Herd streute Lucy mit leichter Hand allerlei Gewürze hinein, die ihr gerade so einfielen! Ich bin überzeugt, dass diese heimlichen Zugaben den ganzen Unterschied ausmachten.

Diese einleitende Anekdote nutzte ich, um den Lesern klarzumachen, dass Existentielle Psychotherapie keine neue, verrückte esoterische Methode ist, sondern immer schon in Form all der wertvollen, unausgesprochenen Zugaben bestand, die erfahrene Therapeuten bieten.

In jedem der vier Teile des Buches – Tod, Freiheit, Isolation und Sinn – beschrieb ich meine Quellen, meine klinischen Beobachtungen und die Philosophen und Schriftsteller, auf deren Werke ich mich bezog.

Von diesen vier Teilen ist das Thema »Tod« am umfangreichsten. Ich hatte bereits anderswo Fachartikel über die Arbeit mit Patienten geschrieben, die mit dem Tod konfrontiert waren, aber in diesem Text konzentrierte ich mich auf die Rolle, die das Todesbewusstsein in der Therapie eines körperlich gesunden Patienten spielen kann. Auch wenn der Tod für mich das entfernte Donnern während unserer Lebensrast ist, bin ich auch überzeugt, dass eine ernsthafte Auseinandersetzung mit unserer Sterblichkeit unser Leben ändern kann: Es hilft uns, das Triviale zu trivialisieren und ermutigt uns so zu leben, dass wir nichts bereuen müssen. So viele Philosophen sind wie ein Echo der Klage meiner Patientin, die an Krebs verstarb: »Warum mussten wir bis jetzt warten, bis unsere Körper von Krebs zerfressen sind, um leben zu lernen?«

Freiheit ist das eigentliche Thema, das für viele Existentialisten im Mittelpunkt steht. Nach meinem Verständnis geht es letztlich nicht um politische Freiheit, sondern um die Vorstellung, dass wir alle in einem Universum leben, dem keine Gestalt eingeschrieben ist, wir müssen die Schöpfer unseres eigenen Lebens, unserer Entscheidungen und unseres Handelns sein. Aus dieser Freiheit entsteht so viel Angst, dass viele an Götter oder Diktatoren glauben, um die Last der Freiheit loszuwerden. Wenn wir, in Sartres Worten »der unbestrittene Schöpfer« all dessen sind, was wir erlebt haben, dann werden unsere besonders ehrenwerten Vorstellungen, unsere edelsten Wahrheiten, das ganze Fundament unserer Überzeugungen zunichte durch die Erkenntnis, dass alles im Universum zufällig ist.

Das dritte Thema, Isolation, bezieht sich nicht auf interpersonale Isolation (das heißt, Einsamkeit) sondern auf eine weitaus grundlegendere Isolation: die Vorstellung, dass wir alle allein in diese Welt geworfen sind und allein wieder gehen müssen. In der alten *Jedermann*-Geschichte wird ein Mensch vom Todesengel besucht, der ihm mitteilt, dass seine Zeit zu Ende ist und er die Reise antreten muss, um vor das göttliche Gericht zu treten. Der Mann bettelt, dass er jemanden mit auf seine Reise nehmen darf. Der Todesengel antwortet: »Bitte schön – wenn du jemanden findest, der dazu bereit ist.« Die weitere Geschichte beschreibt seine vergeblichen Versuche – sein Cousin beispielsweise hat einen Krampf im Zeh. Schließlich hat er Erfolg, aber in dieser christlichen Moralgeschichte ist der Begleiter kein anderer Mensch, sondern es sind vielmehr *gute Taten*. Der einzige Trost, der uns beim Sterben begleiten kann, ist das Wissen, dass wir gut gelebt haben.

Meine Erörterung von Isolation konzentriert sich wesentlich auf die Therapeut-Patient-Beziehung, auf unseren Wunsch, mit einem anderen zu verschmelzen, mit unserer Angst vor der Selbstwerdung. Wenn der Tod näher kommt, sind sich viele darüber bewusst, dass ihre ganze einzigartige, von anderen isolierte Welt mit vergehen wird – die Welt der visuellen Eindrücke und Klänge und Erfahrungen, die niemand anderes kennt, nicht einmal der Lebenspartner. Jetzt, wo ich auf die Mitte achtzig zugehe, spüre ich diese Art vor Isolation immer stärker. Ich denke an die Welt meiner Kindheit – wie wir uns sonntagabends bei Tante Luba trafen, aus der Küche zogen Düfte von gebratener Rinderbrust und *Zimmes*- und *Cholent*-Eintöpfen, die Monopoly-Spiele, die Schachspiele mit meinem Vater, der Geruch vom Persianermantel meiner Mutter –, und dann schaudert es mich, weil ich merke, dass all dies jetzt nur noch in meiner Erinnerung existiert.

Im vierten und letzten Teil über Sinnhaftigkeit und Sinnlosigkeit geht es um Fragen wie »Warum sind wir hier? Wenn nichts von Dauer ist, welchen Sinn hat dann das Leben? Worum geht es im Leben?« Mich hat eine Geschichte von Alan Wheelis immer berührt, in der er für seinen Hund Monty einen Stock wirft, damit der ihn fassen soll.

> *Wenn ich mich bücke und einen Stock aufhebe, steht er sofort vor mir. Die große Sache ist passiert. Er hat eine Mission… Es fällt ihm nie ein, die Mission infrage zu stellen. Seine Aufgabe ist nur, sie zu erfüllen. Er läuft oder schwimmt jede Entfernung, über oder durch jedes Hindernis, um den Stock zu schnappen.*
>
> *Und wenn er ihn hat, bringt er ihn zurück – denn seine Mission ist nicht nur, ihn zu holen, sondern ihn zurückzubringen. Doch indem er mir näher kommt, bewegt er sich langsamer. Er will ihn mir geben und seine Aufgabe erfüllen, aber er möchte keinesfalls, dass seine Mission vorüber ist, wieder warten zu müssen…*
>
> *Er hat Glück, dass ich da bin und ihm seinen Stock werfe. Ich warte auf Gott, dass er meinen wirft. Warte schon so lange. Wer weiß, wann er, wenn überhaupt, mir wieder seine Aufmerksamkeit schenkt und mir erlaubt, wie ich es Monty erlaube, ein Gefühl von Mission zu haben?*

Es ist tröstlich zu glauben, dass Gott uns einen Sinn stiftet. Für ungläubige Menschen ist es beunruhigend, dass sie selber ihre Stöcke werfen müssen. Wie tröstlich wäre es zu wissen, dass es da draußen irgendwo einen ursprünglichen, greifbaren Sinn des Lebens gibt, statt nur ein Gefühl vom Sinn des Lebens! Dazu fällt mir Ovid ein: »Es nutzt, dass es Götter gibt, und da es nutzt, wollen wir glauben, dass es sie gibt.«

Zwar hatte ich mein Buch *Existentielle Psychotherapie* als ein Lehrbuch für einen noch nicht existierenden Kurs gedacht, aber ich wollte damit keine neue Therapieform schaffen. Ich wollte vielmehr das Bewusstsein aller Therapeuten für die existentielle Dimension im Leben ihrer Patienten schärfen. In den letzten Jahren sind Berufsorganisationen von Existentiellen Therapeuten entstanden, und 2015 sprach ich über Videokonferenz bei einem ersten großen internationalen Kongress für Existentielle Therapeuten in London. Auch wenn ich begrüße, dass auf existentielle Themen in der Therapie mehr Wert gelegt wird, so habe ich mit der Vorstellung von einer eigenen Therapierichtung oder -schule Schwierigkeiten. Die Organisatoren des internationalen Kongresses taten sich enorm schwer, eine klare Definition der Schule zu geben. Schließlich wird es immer Patienten geben, bei deren Arbeit in der Therapie es in erster Linie um zwischenmenschliche Probleme geht oder um Selbstwertgefühl oder Sexualität oder Sucht, und für diese Patienten sind vielleicht existentielle Fragen nicht unmittelbar relevant. Dies hat Konsequenzen für die Ausbildung. Es vergeht kaum eine Woche, in der mich nicht ein Student fragt, wo man als Existentieller Psychotherapeut ausgebildet werden kann. Ich rate immer, erst eine allgemeine Ausbildung als Therapeut zu absolvieren, eine Reihe von Therapiemethoden kennenzulernen und sich dann als Postgraduierter oder in der Supervision mit dem speziellen Stoff der Existentiellen Therapie vertraut zu machen.

26

STATIONÄRE GRUPPEN UND PARIS

1979 bat man mich, vorübergehend die medizinische Leitung der psychiatrischen Abteilung in Stanford zu übernehmen. Zu dem Zeitpunkt war die psychiatrische stationäre Behandlung landesweit in Turbulenzen – die Krankenversicherungen boten keinen Versicherungsschutz mehr für psychiatrische stationäre Behandlung und bestanden darauf, dass Patienten so schnell wie möglich in weniger kostspielige Versorgungseinrichtungen verlegt wurden. Indem sich die meisten Patienten nur eine Woche oder kürzer in der Klinik aufhielten, war die Zusammensetzung einer Gruppe in zwei aufeinander folgenden Gruppensitzungen selten dieselbe, und die Treffen waren chaotisch und ineffektiv. Wesentlich auf Grund dieses Durcheinanders war die Stimmung der Mitarbeiter auf einem absoluten Tief.

Zwar hatte ich nicht vorgehabt, ein weiteres Gruppentherapieprojekt zu leiten, aber andererseits war ich ruhelos und suchte nach einer Herausforderung. Mein Schreibtisch war freigeräumt, mein Buch über Existentielle Psychotherapie war fertig, und ich war bereit für ein neues Projekt. Mit meiner festen Überzeugung von der Wirksamkeit der Gruppenmethode und mit der verlockenden Aufgabe, eine neue Art der Leitung von stationären Patientengruppen zu erproben, erklärte ich mich einverstanden, die Stelle für zwei Jahre zu übernehmen. Ich stellte einen Psychiater ein, der seine Facharztausbildung in

Stanford durchlaufen hatte und nun für die Medikation auf der Station zuständig sein sollte (Psychopharmakologie gehörte nie zu meinen Stärken oder Interessen), und ich konzentrierte mich in erster Linie auf eine neue Methode der Gruppentherapie für die veränderten Psychiatriestationen. Ich begann damit, dass ich Stationsgruppensitzungen in führenden psychiatrischen Kliniken im ganzen Land besuchte. Überall fand ich Chaos vor – nicht einmal die bekanntesten akademischen Krankenhäuser hatten ein effektives stationäres Gruppenprogramm. Bei solch starker Fluktuation fühlten sich die Gruppenleiter gezwungen, zu Beginn einer jeden Sitzung die ein oder zwei neuen Mitglieder vorzustellen und sie erzählen zu lassen, warum sie in der Klinik waren. Fast immer nahmen diese Berichte – gefolgt von den Reaktionen aus der Gruppe, die die Therapeuten hervorlockten – das ganze Treffen in Anspruch. Offensichtlich hatte niemand viel von diesen Gruppen, und es war eine zermürbende Sache. Demnach war eine völlig andere Strategie notwendig.

Die Akutstation in Stanford hatte zwanzig Patienten, und ich teilte sie in zwei Gruppen mit je sechs bis acht Mitgliedern ein, je nach dem Ausmaß ihrer Störung (die übrigen Patienten, vor allem die akuten Neueinweisungen, waren zu instabil, um in ihren ersten Tagen an einer Gruppe teilzunehmen). Nach einigen Anläufen entwickelte ich ein praktikables Format. Wegen des schnellen Patientenwechsels verwarf ich die Vorstellung von Kontinuität von einem Treffen zum nächsten vollkommen und entwickelte ein ganz neues Paradigma: *die Lebenszeit einer Gruppe ist eine einzige Gruppensitzung*, und die Aufgabe des Gruppenleiters sollte darin bestehen, dieses Treffen so konstruktiv wie möglich zu gestalten. Ich entwickelte ein Schema für Patienten mit leichteren Störungen, das sich in vier Phasen gliedert:

1. Jeder Patient formulierte reihum eine Agenda zu einem zwischenmenschlichen Problem, an dem in der betreffenden Sitzung gearbeitet werden sollte. (Dieser Teil beanspruchte mindestens ein Drittel des Treffens.)
2. Das übrige Gruppentreffen wurde damit verbracht, jeweils die Agenda eines Patienten zu bearbeiten.
3. Nachdem die Gruppensitzung beendet war, kamen die Beobachter (Medizin- und Psychologiestudenten, Assistenzärzte und Krankenschwestern, die das Treffen durch den Einwegspiegel beobachtet hatten) in den Raum und besprachen gemeinsam die Sitzung, während die Patienten dies von einem äußeren Kreis beobachteten.
4. Und schließlich reagierten die Gruppenmitglieder in den letzten zehn Minuten auf die Nachbesprechung der Beobachter.

Der erste Schritt, die Formulierung einer Agenda, war für die Patienten und für die Therapeuten die schwierigste Aufgabe. Wie ich es definierte, ging es bei der Agenda *nicht* darum, warum die Patienten in der Klinik waren – beispielsweise ging es nicht um bedrohliche Stimmen, die sie hörten, oder die Nebenwirkungen von Antipsychotika oder ein traumatisches Ereignis in ihrem Leben. Vielmehr sollte es in der Agenda um ein Beziehungsproblem gehen, das sie mit anderen hatten, beispielsweise: »Ich bin einsam. Ich brauche Freunde, aber niemand will mit mir zusammen sein«, oder: »Immer wenn ich mich öffne, machen andere sich über mich lustig«, oder: »Ich habe das Gefühl, dass andere mich abstoßend finden und einen Störenfried in mir sehen, und ich möchte herausfinden, ob das stimmt.«

Der nächste Schritt des Therapeuten ist dann, diese Äußerung jeweils in eine Jetzt-und-Hier-Agenda umzuwandeln. Wenn ein Teilnehmer sagt: »Ich bin einsam …«, könnte der Therapeut sagen: »Können Sie etwas darüber sagen, auf welche Weise Sie sich in dieser Gruppe hier einsam fühlen?« oder »Wen in dieser Gruppe hier würden Sie gerne näher kennenlernen?« oder »Lassen Sie uns schauen, welche Rolle Sie mit Ihrem Gefühl von Einsamkeit heute in dieser Gruppe spielen.«

Der Therapeut muss sehr aktiv sein, aber wenn es gut funktioniert, helfen sich die Gruppenmitglieder gegenseitig, ihr zwischenmenschliches Verhalten zu verbessern, und die Ergebnisse sind signifikant besser, als wenn im Mittelpunkt steht, warum der Patient in die Klinik eingewiesen wurde.

Ich hatte mich bemüht, den Beobachtern – Krankenschwestern, psychiatrischen Assistenzärzten und Medizinstudenten – eine aktive Rolle in der Gruppe einzuräumen, was dazu führte, dass die Beobachter einen beträchtlichen Einfluss auf die Gruppentherapiesitzung nahmen. Bei einer Umfrage bewerteten die Patienten die letzten zwanzig Minuten des Treffens (die Besprechung mit den Beobachtern) als den lohnendsten Teil! Tatsächlich spähten manche Patienten erst einmal in den Beobachtungsraum, bevor die Gruppe begann, und wenn an dem betreffenden Tag keine Beobachter da waren, fühlten sie sich weniger geneigt teilzunehmen. Diese Reaktionen entsprachen den Reaktionen meiner ambulanten Gruppen. Wenn die Teilnehmer die Beobachter zu Gesicht bekommen und von ihnen Feedback erhalten, fördert dies die therapeutische Arbeit.

Für die tägliche Gruppe von schwer gestörten Patienten entwarf ich ein Modell, zu dem eine Reihe von sicheren, strukturierten Übungen zu Selbstoffenbarung, Empathie, Training sozialer Kompetenzen und das Benennen erwünschter persönlicher Veränderungen gehörten.

Und schließlich, um der schlechten Stimmung der Mitarbeiter zu begegnen, begann ich eine wöchentliche Prozessgruppe – also eine Gruppe, in der die Mitarbeiter (einschließlich des medizinischen Leiters und der Stationsschwester) ihre Beziehungen untereinander besprachen. Eine solche Gruppe zu leiten, ist schwer, aber erweist sich am Ende als unschätzbar wertvoll, um Spannungen auszuräumen.

Nachdem ich zwei Jahre lang jeden Tag stationäre Gruppen geleitet hatte, entschied ich mich für eine Sabbatzeit (Stanford-Professoren haben ein Anrecht darauf, alle sechs Jahre eine sechsmonatige Auszeit zu nehmen oder zwölf Monate mit dem halben Gehalt), um ein Buch über meine Methode der stationären Gruppentherapie zu schreiben. Ursprünglich wollte ich dafür nach London gehen, wo die Schreibatmosphäre für mich so zuträglich gewesen war, aber Marilyn wollte unbedingt nach Paris. Also brachen wir im Sommer 1981 nach Frankreich auf und nahmen unseren zwölfjährigen Sohn Ben mit. (Zu der Zeit studierte unsere Tochter Eve Medizin, Reid hatte sein College-Studium in Stanford absolviert und Victor studierte am Oberlin College.)

* * *

Wir begannen unsere Reise mit einem Besuch bei unseren guten Freunden Stina und Herant Katchadourian, die auf einer Insel vor der Küste von Finnland wohnten. Herant hatte einige Jahre zu unserer Psychiatrie in Stanford gehört, aber er hatte so hervorragende Verwaltungsfähigkeiten, dass er zum Ombudsmann und Studiendekan der Universität ernannt worden war. Er war ein begnadeter Dozent, und sein Kurs über menschliche Sexualität wurde legendär, der beliebteste Kurs in der Geschichte der Stanford-University. Seine Frau Stina, Journalistin, Übersetzerin und Autorin, hatte gemeinsame Interessen mit Marilyn, und ihre Tochter Nina verband eine enge Freundschaft mit unserem Sohn Ben.

Die Insel war ein märchenhafter Rückzugsort mit Kiefern und Blaubeeren, umgeben von einem unheimlichen Meer, und während unseres Besuchs überredete mich Herant, einen beherzten Sprung aus der Sauna in die eiskalte Ostsee zu wagen, was ich tat – einmal und nie wieder. Von Finnland fuhren wir über Nacht mit der Fähre nach Kopenhagen. Normalerweise werde ich schon seekrank, wenn ich nur ein Bild von einem Schiff sehe, aber mit Hilfe einer kleinen Dosis Marihuana gelangte ich gelassen nach Kopenhagen, und dort hielt ich für einen Tag einen Workshop für dänische Therapeuten. Wir besichtigten auch die Stadt und gingen zu den Gräbern von Søren Kierkegaard und Hans Christian Andersen, die beide recht nah beieinander auf dem Assistenzfriedhof beigesetzt sind.

Als wir in Paris ankamen, bezogen wir eine Wohnung im fünften Stock ohne Aufzug in der Rue Saint-André-des-Arts, drei Straßenecken von der Seine entfernt im fünften Bezirk. Mit Marilyns Hilfe bekam ich ein Büro, das von der französischen Regierung für ausländische Wissenschaftler bereitgestellt wird, eine Straße von der Rue Mouffetard entfernt.

Es war ein herrlicher Aufenthalt. Unser Sohn Ben stieg morgens die fünf Treppen rauf und runter, um unsere Croissants und die *International Herald Tribune* zu holen, ehe er die Metro zu seiner zweisprachigen École Internationale nahm. Marilyn arbeitete an einem neuen Buch, *Maternity, Mortality, and the Literature of Madness,* einer Einführung in die psychologische Literaturwissenschaft. Ich traf viele ihrer französischen Freunde, und wir waren oft zum Abendessen eingeladen, aber die Kommunikation war schwierig – wenige von ihnen sprachen Englisch, und obgleich ich hart mit einem Französischlehrer arbeitete, machte ich keine guten Fortschritte und fühlte mich bei den geselligen Veranstaltungen meist wie der Dorftrottel.

Ich hatte in der Schule und im College Deutsch gelernt, und vielleicht wegen der Ähnlichkeit zu dem Yiddisch, das meine Eltern sprachen, kam ich damit ganz gut zurecht. Aber der Tonfall und der Rhythmus des Französischen waren für mich irgendwie verwirrend. Vielleicht hat es mit meiner Unfähigkeit zu tun, mir eine Melodie zu merken oder nachzusingen. Das schlechte Sprachgen muss von meiner Mutter stammen, die beträchtliche Probleme mit der englischen Sprache hatte. Aber das französische Essen! Ich freute mich immer besonders auf unsere Croissants am Morgen und auf unsere Nachmittagsstärkung um siebzehn Uhr. Unsere Straße war eine belebte Fußgängerzone mit Ständen, die überirdisch süße Erdbeeren feilboten, und Delikatessenläden, die Scheiben von Geflügelleber- und Kaninchenpastete verkauften. Zu den Bäckereien und Konditoreien gingen Marilyn und ich wegen der *tarte aux fraises des bois* und Ben wegen des *pain au chocolat*.

Auch wenn ich nicht genug Französisch verstand, um mit Marilyn ins Theater zu gehen, begleitete ich sie zu einigen Konzerten – einem unvergesslichen Countertenor in der Sainte Chapelle und einem hinreißenden Offenbach im Châtelet-Theater –, aber am meisten genoss ich die Museen. Wie hätten mich Monets Seerosengemälde nicht begeistern können, zumal nachdem Ben, Marilyn und ich mit dem Zug auf Monets Landsitz in Giverny gewesen waren und die legendäre japanische Brücke in dem schwimmenden Garten der Seerosen gesehen hatten. Ich flanierte durch den Louvre und verweilte besonders in den Sälen mit den ägyptischen und persischen Exponaten und vor dem majestätischen Löwenfries von Susa.

Während dieses herrlichen Paris-Aufenthaltes schrieb ich *Im Hier und Jetzt. Richtlinien der Gruppenpsychotherapie,* und zwar in sechs Monaten, weitaus schneller, als ich je ein Buch geschrieben habe. Es ist auch das einzige Buch, das ich je diktiert habe. Stanford war so großzügig, meine Sekretärin Bea Mitchell mit uns zusammen nach Paris zu schicken, und so diktierte ich jeden Morgen zwei oder drei Manuskriptseiten, die sie transkribierte; nachmittags überarbeitete und lektorierte ich sie und bereitete mich auf das Schreiben am Folgetag vor. Bea Mitchell und ich waren gut befreundet, und jeden Tag bummelten wir zur Rue Mouffetard und aßen dort in einem der vielen griechischen Restaurants zu Mittag.

Im Hier und Jetzt wurde 1983 von Basic Books veröffentlicht und hat seither die Gruppenpsychotherapie in vielen stationären Einrichtungen beeinflusst. Außerdem haben einige empirische Studien die Wirksamkeit dieser Methode bestätigt. Aber ich bin danach nicht mehr zur stationären Therapie zurückgekehrt; stattdessen wandte ich mich wieder dem existentialistischen Denken zu.

Ich wollte meine philosophische Bildung erweitern und mehr über östliche Philosophie lernen, ein Bereich, in dem ich schändlich unwissend war und den ich in *Existentielle Psychotherapie* völlig ausgelassen habe. In den letzten Monaten, ehe ich nach Paris aufbrach, hatte ich begonnen, mich auf diesem Gebiet einzulesen und mit Wissenschaftlern in Stanford zu sprechen, zu denen auch einer meiner Assistenzärzte gehörte, James Tenzel, der Retreats bei einem bekannten buddhistischen Lehrer, S. N. Goenka, in dessen Aschram, Dhamma Giri, in Igatpuri mitgemacht hatte. Alle Experten, die ich befragte, überzeugten mich, dass Lesen nicht genug sei und dass es wichtig sei, mich selber auf Meditationsübungen einzulassen. Also verabschiedete ich mich im Dezember, gegen Ende unseres Paris-Aufenthaltes, von Paris und von Marilyn und Ben, die noch einen Monat länger blieben, und brach alleine auf, um Goenka in Indien zu besuchen.

27

REISE NACH INDIEN

Diese Reise war äußerst erlebnisreich, und noch heute, nach fünfunddreißig Jahren, kann ich mich an viele Einzelheiten erinnern. Da ich in letzter Zeit mehr Interesse für Meditationsübungen und auch Respekt davor habe, sind die Erlebnisse dieser Reise tatsächlich außerordentlich lebendig für mich.

Ich lande in Bombay, heute Mumbai, zur Zeit des alljährlichen Ganesh Chaturthi, eines Festes, bei dem riesige Menschenmengen die gigantischen Statuen des elefantenköpfigen Gottes Ganesha ehren und feiern. Ich bin lange nicht alleine gereist und ganz begeistert von dieser neuen Welt und dem neuen Abenteuer. Am nächsten Tag beginnt meine zweistündige Fahrt von Mumbai nach Igatpuri, und ich sitze in einem Eisenbahnabteil mit drei reizenden indischen Schwestern zusammen, die leuchtende safran- und magentafarbene Saris tragen.

Die hübscheste der drei sitzt neben mir, und ich atme ihren betörenden Duft von Zimt und Kardamom ein. Die beiden anderen sitzen mir gegenüber. Von Zeit zu Zeit werfe ich einen verstohlenen Blick auf meine Reisegefährtinnen – ihre Schönheit ist atemberaubend –, aber vor allem genieße ich die erstaunlichen Ausblicke aus dem Fenster. Der Zug folgt einem Flusslauf, dessen Ufer bevölkert sind mit Menschen, die im Wasser waten und singen und dabei kleine Statuen von Ganesha ins Wasser tauchen, viele tragen auch gelbe Kugeln aus Papiermaché. Ich zeige aus dem Fenster und sage zu der Frau neben mir: »Entschuldigen Sie, können Sie mir sagen, was da passiert? Was singen sie denn?«

Sie wendet sich mir zu und schaut mir direkt in die Augen und antwortet in perfektem Englisch mit indischen Tonfall: »Sie sagen: ›Geliebter Canapati, komm nächstes Jahr wieder.‹«

»Canapati?«, frage ich.

Die beiden anderen Schwestern kichern.

Meine Gesprächspartnerin antwortet: »Unsere Sprache und unsere Bräuche sind verwirrend, ich weiß. Aber vielleicht haben Sie den bekannteren Namen dieses Gottes schon gehört, Ganesha.«

»Danke. Und darf ich fragen, warum sie ihn in den Fluss tauchen?«

»Das Ritual lehrt uns das Gesetz des Kosmos: Der Kreislauf von Form zu Formlosigkeit setzt sich ewig fort. Die Ganesha-Statuen sind aus Ton geformt, und im Wasser lösen sie sich in Formlosigkeit auf. Der Körper verschwindet, aber der Gott, der darin wohnt, bleibt erhalten.«

»Wie interessant. Danke. Und eine letzte Frage: Warum halten die Leute diese gelben Papierkugeln?«

Alle drei Frauen kichern wieder zu dieser Frage. »Diese Kugeln stellen den Mond dar. Es gibt eine alte Legende über Ganesha, in der er zu viele Laddus …«

»Laddus?«

»Laddu ist ein Gebäck, eine gebackene Kichererbsenkugel mit Kardamomsirup. Ganesha aß sie liebend gern, und eines Abends aß er so viele davon, dass er umkippte und sein Magen platzte. Der Mond, der einzige Zeuge dieses Ereignisses, fand das Ganze ziemlich komisch und lachte und lachte. Aus Wut darüber verbannte Ganesha den Mond aus dem Universum. Aber schon bald vermissten alle den Mond dermaßen, selbst die Götter, so dass eine Versammlung von ihnen den Gott Shiva anrief, Ganeshas Vater, der von Ganesha ein Entgegenkommen erwirken sollte. Selbst der Mond stimmte zu und entschuldigte sich bei Ganesha, der nachgab und die Strafe minderte: der Mond sollte nur an einem Tag im Monat nicht zu sehen sein und den Rest des Monats nur teilweise sichtbar.«

»Danke«, sage ich. Was für eine faszinierende Geschichte. Und was für ein witziger Gott mit dem Elefantenkopf!

Meine Reisegefährtin überlegt einen Augenblick und meint dann: »Bitte, unterschätzen Sie nicht auf Grund meiner Kommentare die Ernsthaftigkeit unserer Religion. Es ist interessant, die äußere Erscheinung von Ganesha zu bedenken – alles hat eine Bedeutung.« Sie löst einen Ganesha-Anhänger, den sie unter ihrem Gewand um den Hals trägt, und hält ihn mir hin, so dass ich ihn ansehen kann. »Schauen Sie sich Ganesha genau an. Jedes seiner Merkmale hat eine wichtige Botschaft. Der große Kopf sagt uns, dass wir groß denken sollen, die großen Ohren, dass wir gut zuhören, die kleinen Augen, dass wir genau hinsehen sollen. Ach, und noch etwas, der kleine Mund sagt uns, dass wir weniger reden sollen, und das bringt mich plötzlich auf die Frage, ob ich zu viel rede.«

»Oh nein. Weit entfernt.« Sie sieht so bezaubernd aus, dass es mir zwischendurch schwer fällt, mich auf ihre Worte zu konzentrieren, aber natürlich sage ich nichts dahingehend. »Bitte, fahren Sie fort. Erzählen Sie mir, warum er nur einen Zahn hat?«.

»Um uns daran zu erinnern, dass wir am Guten festhalten und das Schlechte wegwerfen sollen.«

»Und was hält er da? Es sieht wie eine Axt aus.«

»Ja, die bedeutet, dass wir loslassen sollen, woran wir festhalten.«

»Das klingt sehr nach Buddhismus«, sage ich.

»Wir dürfen nicht vergessen, dass Buddha aus dem großen Meer Shivas stammt.«

»Und eine letzte Frage. Die Maus unter seinem Fuß? Die habe ich bei jeder Statue von Ganesha gesehen.«

»Oh, dies ist das interessanteste Attribut von allen«, sagt sie. Ihre Augen verzaubern mich; ich habe das Gefühl, ich würde mit ihrem Blick verschmelzen. »Die Maus steht für ›Begehren‹, und Ganesha lehrt, dass wir das Begehren unter Kontrolle halten müssen.«

Plötzlich hören wir ein Holpern, während der Zug langsamer wird. Meine Gefährtin, deren Namen ich noch nicht kenne, sagt: »So, wir sind gleich in Igatpuri, und ich muss mich zum Aussteigen bereit machen. Meine Schwestern und ich werden dort an einer Vipassana-Meditation teilnehmen.«

»Ach, ich nehme auch an diesem Retreat teil. Mir hat unser Gespräch so viel Freude gemacht. Vielleicht können wir es bei dem Retreat fortsetzen – beim Tee oder beim Lunch?«

Sie nickt: »Nun wird es kein Gespräch mehr geben …«

»Ich bin verwirrt. Sie sagen ›nein‹, aber nicken mit dem Kopf ›ja‹ …«

»Ja, ja, unser Kopfnicken ist für Amerikaner immer ein Problem. Wenn wir auf und ab nicken, meinen wir ›nein‹, und wenn wir den Kopf von Seite zu Seite schütteln, dann meinen wir ›ja‹. Ich weiß, dies ist genau umgekehrt wie bei Ihnen.«

»Dann meinen Sie also ›nein‹, aber warum? Warum kein Gespräch mehr?«

»Bei der Meditation wird nicht gesprochen. *Edles Schweigen* ist bei der Vipassana-Meditation die Regel, das Gesetz – in den nächsten elf Tagen wird nicht gesprochen. Und das ist auch verboten«, damit zeigt sie auf das Buch auf meinem Schoß, »es darf keine Ablenkungen von der eigentlichen Aufgabe geben.«

»Nun, dann auf Wiedersehen«, sage ich und füge hoffnungsvoll hinzu, »vielleicht können wir uns im Zug nach der Meditation wieder sprechen.«

»Nein, mein Freund, daran dürfen wir nicht denken. Goenka lehrt uns, dass wir ganz in der Gegenwart sein müssen. Erinnerung an Vergangenes und Sehnsucht nach der Zukunft bewirken nur Unruhe.«

An ihre Abschiedsworte muss ich noch oft denken: »Erinnerung an Vergangenes und Sehnsucht nach der Zukunft bewirken nur Unruhe.« Wie viel Wahrheit steckt in diesen Worten, aber zu welch hohem Preis. Ich glaube, so viel bin ich nicht zu zahlen bereit oder in der Lage.

* * *

In Igatpuri fuhr ich die kurze Strecke zum Meditationszentrum mit dem Taxi, meldete mich an und wurde gebeten, etwas für das Retreat zu spenden. Als ich mich nach dem üblichen Preis erkundigte, hieß es, dass die meisten Teilnehmer arm seien und gar nichts bezahlten. Ich spendete zweihundert Dollar und hielt das für einen bescheidenen Betrag für eine elftägige Meditation, einschließlich Unterkunft und Verpflegung. Doch die Mitarbeiter am Empfang wirkten erstaunt über meine Großzügigkeit und schüttelten alle zustimmend den Kopf, als ich sie anschaute. Ich blickte um mich und bemerkte mit gewisser Sorge, dass ich unter den etwa zweihundert Teilnehmern, die sich für die Meditation anmeldeten, der einzige aus dem Westen war!

Ein Mitarbeiter legte sämtliche Bücher von mir in ein Schließfach im Büro und begleitete mich dann zu meinem Schlafplatz. Vielleicht weil ich eine beträchtliche Spende gemacht hatte, sah man für mich einen Raum mit nur vier anderen vor. Wir begrüßten einander wortlos. Einer von ihnen war blind, und drei- oder viermal vertat er sich und wollte sich auf meine Matte legen, und ich führte ihn zu seiner. In den gesamten zehn Tagen wurde überhaupt nichts gesprochen. Nur Goenka sprach, oder gelegentlich sein Assistent.

Erst als ich mir den Stundenplan ansah, begriff ich allmählich, auf was für eine strenge Übung ich mich hier eingelassen hatte. Der Tag begann um fünf Uhr morgens mit einem leichten Frühstück, und dann gab es den ganzen Tag Meditationsunterricht, Singen und Vorträge. Die einzige richtige Mahlzeit am Tag war ein vegetarisches Mittagessen, aber schon bald hatte ich keinen Appetit mehr und machte mir nichts mehr aus dem Essen – eine ganz gewöhnliche Reaktion im Retreat.

Nach dem Frühstück versammelten wir uns in dem großen Saal, wo ein etwas erhöhtes Podest für Goenka stand. Der Saal hatte einen Boden mit Matten und natürlich keine Möbel. Die zweihundert Teilnehmer saßen alle im Lotussitz und warteten schweigend auf Goenkas Erscheinen. Nach einigen Schweigeminuten begleiteten vier Teilnehmer Goenka zum Podest. Er war ein eindrucksvoller, gutaussehender Mann mit bronzefarbener Haut in weißen Gewändern. Er eröffnete den Unterricht mit Gesängen aus einem alten buddhistischen Text in Pali, einer erloschenen indoeuropäischen Sprache, der liturgischen Sprache des Theravada-Buddhismus. Dies sollte er jeden Morgen während der Meditation tun, und er sang mit einem außerordentlich vollen Bariton, der mich faszinierte. Gleich was noch kommen würde, ich wusste, dass der Genuss, Goenka singen zu hören, die Anstrengungen dieser Reise wert wären. Am Ende der Meditation kaufte ich mir einige seiner CDs und hörte sie jahrelang jeden Abend, wenn ich mich im Hot Tub entspannte.

Der erste Gedanke, der mir in den Sinn kommt, wenn ich mich frage, warum mich dieser Gesang so anrührte, ist die Stimme meines Vaters, wenn er zu einer Schallplatte mit jiddischer Musik sang. Und dann denke ich auch daran, wie sehr mich Goenkas Gesang an die Kantoren in der Synagoge erinnerte. In meiner Jugend wollte ich der Synagoge vor allem so schnell wie möglich entkommen, aber jetzt in der Rückschau erinnere ich mich, dass es mich auch entzückte, die schöne

Stimme des Kantors zu hören. Ich kann nur vermuten, dass ein tief verborgener Teil von mir sich nach Verzauberung sehnte und nach der Erleichterung vom Schmerz der Isolation durch Ritual und Autorität. Ich denke, kaum jemand hat diese Sehnsucht nicht. Ich habe den Kaiser ohne Kleider gesehen, die Geheimnisse von zu vielen Menschen in hohen Positionen gehört und weiß, dass niemand gegen Verzweiflung und gegen Sehnsucht nach dem Schoß Gottes immun ist.

* * *

Goenka hielt in den ersten beiden Tagen Vorträge und lehrte uns, wie wir uns auf den Atem konzentrieren, wie wir die Kühle beim Einatmen und die Wärme beim Ausatmen spüren. Schon nach wenigen Stunden am ersten Tag wurde es allerdings für mich sehr schwierig, im Lotussitz zu sitzen. Ich habe mich nie wohl gefühlt dabei, auf dem Boden zu sitzen, und meine Knie und mein Rücken begannen zu schmerzen. In der Mittagspause sprach ich mit einem von Goenkas Assistenten über dieses Problem (auch wenn wir untereinander Schweigen zu wahren hatten, durften wir, wenn es wirklich notwendig war, mit einem Assistenten sprechen). Er schaute mich merkwürdig an und brachte seine Verwunderung laut zum Ausdruck, was ich wohl in meinem früheren Leben getan hatte, dass mein Rücken so wenig mitspielte. Doch er bot mir dann einen einfachen Holzstuhl an, und für den Rest des Retreats saß ich auf einem Stuhl zwischen zweihundert Schülern, die alle gelassen im Lotussitz saßen. Die Bemerkung des Assistenten über ein früheres Leben war die einzige Anspielung auf das Übernatürliche, die ich während des ganzen Retreats zu hören bekam. Es herrschte Disziplin, aber unauffällig, bis eines Abends jemand laut furzte. Ein paar Leute kicherten laut, und schon bald wurden etliche Schüler von einem Lachkrampf gepackt, der mehrere Minuten andauerte. Goenka hielt den Unterricht an diesem Tag kurz, und am nächsten Morgen fiel mir auf, dass das Publikum sich verkleinert hatte: die Teilnehmer, die gelacht hatten, waren nicht mehr da, zweifellos hatte man sie hinausgeworfen.

Am dritten Tag begann Goenka, Vipassana-Meditation zu unterrichten, wir sollten uns auf unsere Kopfhaut konzentrieren, bis wir da etwas empfanden, vielleicht ein Jucken oder ein Prickeln, und dann mit der Aufmerksamkeit weiter hinunter ins Gesicht gehen und warten, bis wir etwas empfanden, um uns dann dem nächsten Körperabschnitt zuzuwenden, dem Hals, den Schultern, bis wir die Fußsohlen erreichten, und dabei sollten wir immer achtsam für unseren Atem und achtsam dafür sein, dass alles vergeht. Alle weiteren Lehren konzentrierten sich darauf, Vipassana zu vermitteln, das, wie Goenka uns wiederholt erinnerte, Buddhas ureigene Meditationsmethode war.

Außer dem Unterricht und dem Gesang hielt Goenka mehrere Vorträge, die ich fast alle enttäuschend fand. Er versicherte uns, dass wir nun reich wären, dass wir eine Methode hätten, mit der wir unsere Zeit sinnvoller nutzen könnten. Wenn wir beispielsweise an einer Bushaltestelle stünden, könnten wir in der Vipassana-Methode meditieren und unseren Geist reinigen, so wie ein Gärtner Unkraut in seinem Garten jätet. Insofern hätten wir, so betonte er, einen Wettbewerbsvorteil vor allen anderen, die an der Bushaltestelle lediglich ihre Zeit vertrödelten. Diese Vorstellung, dass Vipassana einem einen Vorteil gegenüber anderen erwirkte, schien mir unwürdig, und ich war nicht mehr so überzeugt von Goenkas spiritueller Berufung.

Nach ein paar Tagen mit Goenkas ununterbrochenen Anweisungen hatte ich eine Einsicht, die meine Art der Vipassana-Übungen vollkommen veränderte. Ich begann zu »schmelzen«. Ich hatte das Gefühl, als ob mir jemand Honig über den Kopf gösse, der langsam hinunterfließe und meinen ganzen Körper umhüllte. Es war ein herrliches Gefühl, als würde mein Körper summen oder vibrieren, und plötzlich kam mir eine Einsicht: Ich verstand jetzt vollkommen, warum so viele Anhänger wochen- oder jahrelang in diesem Zustand bleiben wollten. Keine Sorgen, keine Angst, kein Gefühl von Ich oder Isolation, nur das himmlische Summen und die Wärme, die über und durch den Körper strömt.

Leider dauerte dieser wunderbare, übernatürliche Zustand nur eineinhalb Tage, und ich vermochte ihn nicht mehr zu erreichen. Zugegebenermaßen würde ich mir alles in allem in Vipassana-Meditation wohl die schlechteste Note geben. Es half auch nichts, dass ich schwere Schlafstörungen hatte – ich schlief während dieses Retreats kaum mehr als vier Stunden, manchmal fünf. Dies hatte zum Teil mit den langen Meditationen zu tun, zum Teil mit der Verwirrung meines blinden Gefährten und seinen Versuchen, sich in meinem Bett niederzulegen, und zum Teil mit den Nachtwachen, die im Meditationszentrum die Runden drehten und dabei die ganze Nacht ihre Polizeitrillerpfeifen einsetzten, um damit Diebe abzuschrecken. Die Zeit wollte nicht vergehen, und ich langweilte mich zunehmend. Außer meine Kleidung zu waschen, gab es wenig zu tun, und ich wusch sie, ob dies notwendig war oder nicht, und sah sogar oft nach, wie schnell sie trocknete.

Von Zeit zu Zeit sah ich meine wunderschöne Zuggefährtin, aber natürlich konnten wir nicht sprechen, ich bildete mir dann ein, dass sie mir tief in die Augen schaute. Trotz ihrer Warnung vor Zukunftsgedanken, die die Ruhe stören, stellte ich mir oft vor, wie wir uns nach dem Retreat im Zug wiedersehen würden, ohne ihre Schwestern. Ich versuchte, diese herrliche Vorstellung zu vertreiben – bestimmt versperren solche Phantasien den Weg der Gelassenheit.

Und das Schlimmste von allem: keine Bücher! Ich verbringe

kaum einen Tag, ohne ein oder zwei Kapitel eines Romans zu lesen, aber ich musste ja all meinen Lesestoff beim Check-in abgeben. Ich fühlte mich nervös, wie ein Süchtiger auf Entzug. Als ich ein zerknittertes leeres Papier in meinem Rucksack fand, stürzte ich mich darauf und vergnügte mich damit, mit einem Bleistiftstummel eine Geschichte zu skizzieren. Ich bedachte die Worte meiner Reisegefährtin: »Erinnerung an Vergangenes und Sehnsucht nach der Zukunft bewirken nur Unruhe.« Jetzt überlegte ich mir, mit dem Bleistift in der Hand, die katastrophalen Konsequenzen dieses Gedankens. Ich stellte mir vor, Shakespeare hätte sich diesen Gedanken zu eigen gemacht und *König Lear* wäre nicht entstanden. Nicht nur Lear, alle großen Gestalten der Literatur wären totgeboren. Ja, die Vergötterung der Ruhe ist wunderbar, aber zu welch hohem Preis!

Nach dem Retreat nahm ich den Zug zurück nach Mumbai und sah die indischen Schwestern nie wieder. Ehe ich aus Indien abreiste, wollte ich Varanasi besuchen, die spirituelle Hauptstadt Indiens, aber der Weg führte mich durch Kalkutta, das mich mit ungeahntem, schrecklichstem menschlichen Elend konfrontierte. Das Taxi, das mich vom Flughafen in die Stadt fuhr, kam an endlosen jämmerlichen Hütten der Armen vorbei, jede mit einem Kohlenherd, von dem dunkler Rauch und Qualm in die Luft aufstieg, der im Hals stach und die Sonne am frühen Nachmittag verdunkelte. Hagere Bettler, Blinde, Leprakranke und starrende, ausgemergelte Kinder erwarteten mich jedes Mal, wenn ich das Hotel verließ. Die Leprakranken liefen hinter mir her und drohten, mich mit ihren Wunden zu berühren, wenn ich ihnen kein Almosen gäbe. Ich ging immer mit den Hosentaschen voller Münzen los, aber die Armut und die Not waren unerschöpflich. Ich tat mein Bestes, die Vipassana-Methode, die ich gerade erlernt hatte, anzuwenden, aber ich vermochte keine Ruhe zu finden. Meine neu erworbene Meditationspraxis war gegen die tatsächliche Erregung machtlos.

Nach drei Tagen in Kalkutta nahm ich einen Zug und kam spätabends in der heiligen Stadt Varanasi an, der einzige Tourist an einem leeren Bahnhof. Nach einer Stunde kam ein Rikscha-Fahrer an den Bahnhof und erklärte sich, nach allerlei temperamentvoller Feilscherei, einverstanden, mich nach Varanasi zu bringen und mir bei der Suche nach einer Unterkunft behilflich zu sein. Aber die Stadt war so bevölkert mit buddhistischen Pilgern, dass es kaum freie Betten gab. Schließlich fand ich nach einer zweistündigen Suche ein winziges Zimmer in einem tibetischen Kloster, das passabel, aber laut war. In dieser Nacht fand ich kaum Schlaf wegen der lauten und freudigen tantrischen Gesänge. In den nächsten Tagen besuchte ich in den verschiedenen Klöstern Seminare, Yogastunden und Meditationsübungen. Auch wenn ich beim Meditieren ein Versager war, fand ich die Seminare und Vorträge sehr interessant – keine Minute zweifelte ich daran, dass in der buddhistischen Tradition große Weisheit liegt. Doch mich zu einer weiteren Meditation anzumelden, zog ich nicht in Erwägung. Zum damaligen Zeitpunkt erschien mir das zu ichbezogen – ich hatte anderswo ein ganzes Leben: Frau und Familie, die ich sehr liebte, meine eigene Arbeit und meine eigene Methode, für andere da zu sein.

Ich machte Schiffsfahrten auf dem Ganges, sah die täglichen Verbrennungen am Ufer, die Horden von Affen in den Bäumen und auf den Dächern, und erkundete die Umgebung mit einem Führer, einem Studenten mit einem Motorrad. Dann fuhr ich nach Sarnath, der heiligen buddhistischen Stadt mit vielen Stätten der Verehrung – zum Beispiel dem Wildpark, in dem Buddha zuerst seinen Anhängern den Dharma lehrte, ebenso wie dem Bodhi-Baum, der aus dem ursprünglichen Baum gezüchtet wurde, unter dem Buddha seine Erleuchtung erlebte.

Als ich zum Bahnhof ging, um mir eine Fahrkarte zurück nach Kalkutta zu kaufen, wo ich nach einem Zwischenhalt in Thailand meinen Flug in die Vereinigten Staaten nehmen wollte, teilte mir der Verkäufer mit, dass es für die nächsten Tage keine freien Plätze mehr gebe. Ich war verblüfft, da der Bahnhof relativ verlassen wirkte. Als ich wieder im Hotel war, bat ich den Manager um Rat, und er informierte mich mit einem Lächeln, dass die Lösung dieses Rätsels sehr einfach sei und dass ich noch viel über Indien lernen müsse. Er begleitete mich zurück zum Bahnhof, bat mich um einen Fünf-Dollar-Schein, schob den Schein zu dem Ticketverkäufer, der höflich umgehend ein Ticket ausstellte. Als ich dann den Zug bestieg, fiel mir überdies auf, dass ich der einzige Passagier in dem ganzen Zweite-Klasse-Waggon war.

Von Kalkutta flog ich nach Thailand, wo ich schwimmende Märkte und buddhistische Schreine besichtigte und mit einem buddhistischen Gelehrten ein interessantes Gespräch führte und Tee trank, was ich durch einen Freund zu Hause arrangiert hatte. Am Abend machte ein Freund meines Vetters Jay eine säkulare Stadtführung mit mir. In dem weitläufigen Fischrestaurant, in das wir zum Essen gingen, brachte uns der Kellner keine Speisekarte, sondern begleitete uns zu einem Fischteich, wo wir uns den Fisch auswählen durften. Er fing ihn in einem Netz mit langem Griff und führte uns dann zu einer großen Kiste mit frischen Gemüsen, aus der ich uns die Beilagen aussuchte. Ich tat mein Bestes, den Kellner mit meinem einzigen Satz auf Thai zu instruieren, »Phrik rxn« (»kein scharfes Chili«), aber muss wohl die Worte verstümmelt haben, denn sie provozierten solch übermütiges Gelächter, dass andere Kellner herüberkamen, um das Vergnügen zu teilen. Nach dem Abendessen brachte mich mein Führer zu meiner ersten und einzigen Thai-Ganzkörpermassage. Ich wurde von einer Assistentin zu einem Raum geführt, wo ich mich ausziehen und baden sollte, und dann ölte sie mich von Kopf bis Fuß mit Massageöl ein. Nun trat die Masseurin ein, eine ungewöhnlich schöne nackte Frau, und begann mich zu massieren. Schon nach wenigen Minuten merkte ich, dass ich den Begriff Ganzkörpermassage falsch verstanden hatte – es ging nicht so sehr darum, dass *mein* ganzer Körper massiert wurde, sondern dass sie mich mit *ihrem* ganzen Körper massierte. Am Ende der Massage lächelte sie, verbeugte sich und fragte aufs Zärtlichste: »Gibt es sonst noch etwas, das Sie begehren?«

Von Bangkok reiste ich im Bus nach Chiang Mai, wo ich beobachtete, wie Elefanten im Einsatz sind, um die Wälder zu roden. Ich machte die Bekanntschaft eines Mitreisenden, eines österreichischen Touristen, und wir nahmen uns gemeinsam einen Führer, der mit uns eine Kanufahrt den Mae Kok hinauf machte. Wir hielten in einem Eingeborenendorf an, um uns zu den Männern zu gesellen, die im Kreis saßen und genüsslich ihre tägliche Opiumpfeife rauchten, während die Frauen natürlich die ganze Stammesarbeit verrichteten. Mein eigenes Erlebnis mit Opium war nicht spektakulär: nur ein leicht benebelter Zustand, der ein paar Stunden anhielt. Wir fuhren weiter nach Chiang Rei, vorbei an einigen märchenhaften ziselierten Tempeln, die aussahen, als würden sie sich jeden Moment verflüchtigen. In Chiang Rei ging ich mit anderen Touristen auf eine Brücke, die Thailand mit Burma verbindet, wo wir auf halbem Wege strengen burmesischen Militärgarden begegneten. Sie erlaubten uns, die Grenzbarriere zu berühren, so dass wir sagen konnten, wir wären in Burma gewesen. Dann flog ich für ein paar Tage auf die Insel Phuket, für Strandspaziergänge und Sporttauchen, und dann ging es zurück nach Kalifornien.

Auch wenn ich diese Reise herrlich fand, zahlte ich letztlich einen Preis dafür. Bald nach meiner Rückkehr zu Hause bekam ich eine merkwürdige Erkrankung, die mich wochenlang mit Müdigkeit, Kopfschmerzen, Schwindel und Appetitlosigkeit plagte. Alle Experten am Stanford-Krankenhaus waren sich einig, dass ich mich mit irgendeiner Tropenkrankheit angesteckt hatte, aber niemand wusste, was es war. Nach einigen Monaten, als ich wieder gesund war, feierten wir dies mit einer Kurzreise auf eine karibische Insel, wo ich für zwei Wochen eine Hütte gemietet hatte. An einem der ersten Tage hielt ich auf der Couch ein Nickerchen, und als ich aufwachte, war ich übersät mit Insektenstichen. Am nächsten Tag fühlte ich mich schlechter als nach meiner Rückkehr aus Indien. Wir flogen nach Hause, und die Kollegen am Klinikum behandelten mich auf Dengue-Fieber und andere Tropenkrankheiten. Obwohl sie alle diagnostischen Mittel, die die moderne Medizin bietet, anwendeten, lösten sie nie das Rätsel meiner Krankheit.

Ich war die folgenden sechzehn Monate krank, schaffte es kaum jeden Tag nach Stanford und brauchte sehr viel Ruhe. Eine von Marilyns engen Freundinnen sagte ihr später, dass viele Leute meinten, ich hätte einen Schlaganfall gehabt. Schließlich gelang es mir, meinen Körper wieder aufzubauen: Ich trat in einen Fitnessclub ein und zwang mich, jeden Tag zu trainieren. Gleich wie schlecht ich mich fühlte, ignorierte ich alle Bitten oder Entschuldigungen meines Körpers und hielt meinen Plan im Fitnesscenter ein, und am Ende erlangte ich meine Gesundheit zurück. Wenn ich auf diese Zeit zurückschaue, erinnere ich mich, wie oft mein zwölfjähriger Sohn Ben in mein Schlafzimmer kam und stillschweigend bei mir saß. In diesen zwei Jahren konnte ich nicht mit ihm Tennis spielen, ihm keinen Schachunterricht geben, keine Radtouren mit ihm machen (aber er weiß noch, dass wir Backgammon gespielt und uns *Die Chroniken von Thomas Covenant* von Stephen Donaldson vorgelesen haben).

Seit jener Zeit habe ich größtes Verständnis für Patienten, die an geheimnisvollen, nicht diagnostizierbaren Krankheiten leiden, so wie das chronische Müdigkeitssyndrom oder Fibromyalgie. Es war ein dunkles Kapitel in meinem Leben, und fast alle Erinnerungen an jene Tage sind verblasst – doch ich weiß, dass es für mich der ultimative Test für Durchhaltevermögen war.

* * *

Auch wenn ich danach viele Jahre nicht mehr meditiert habe, empfinde ich inzwischen größeren Respekt vor der Meditationspraxis, was unter anderem daran liegt, dass ich Menschen begegnet bin, deren Leiden durch Meditieren erträglicher wurde und denen ein Weg zu einem mitfühlenden Leben geboten wurde. In den letzten drei Jahren habe ich mehr über Meditation gelesen, mit Kollegen gesprochen, die meditieren, und mit unterschiedlichen Meditationsformen experimentiert. Wenn ich abends ruhelos bin, höre ich mir eine der zahllosen Schlafmeditationen an, die man im Internet findet, und normalerweise schlafe ich vor dem Ende der Meditation ein.

Indien war meine erste intensive Begegnung mit der asiatischen Kultur. Es sollte nicht die letzte sein.

28

JAPAN, CHINA, BALI UND *DIE LIEBE UND IHR HENKER*

Als ich im Herbst 1987 in meinem Hotel in Tokio eincheckte, traf ich gleich den Englisch sprechenden Psychologen, den meine japanischen Gastgeber als meinen Übersetzer aus New York eingeflogen hatten. Er wohnte in dem Hotelzimmer neben mir und stand die ganze Woche meiner Beratungstätigkeit jederzeit zur Verfügung.

»Können Sie mir genauer sagen, was ich tun soll?«, fragte ich.

»Der Programmleiter des Hasegawa-Krankenhauses hat mir nicht genau gesagt, was die Pläne für diese Woche sind.«

»Ich frage mich, warum. Ich habe nachgefragt, aber sie haben nicht reagiert. Sie sind offenbar bewusst verschwiegen.«

Er schaute mich nur an und zuckte mit den Schultern.

Am nächsten Morgen, als wir gemeinsam im Hasegawa-Krankenhaus ankamen, wartete drinnen im Eingangsbereich eine große Runde von Psychiatern und Verwaltungsangestellten, die uns herzlich mit einem riesigen Blumenstrauß begrüßten. Sie sagten, mein erster Morgen sei ein besonderes Ereignis, alle Mitarbeiter des Krankenhauses seien bereit, meiner Besprechung einer stationären Gruppentherapiesitzung zuzuhören. Sie führten mich dann in einen Hörsaal, in dem für vierhundert Personen Platz war. Nachdem ich mich zahllose Male über Gruppentreffen geäußert habe, war ich erleichtert und lehnte mich zurück in Erwartung einer mündlichen Beschreibung oder eines Videos von einer Gruppensitzung. Entsprechend perplex war ich, dass die Mitarbeiter mit großer Sorgfalt eine Gruppensitzung als Rollenspiel vorbereitet hatten. Sie hatten eine Gruppensitzung auf einer der Krankenhausstationen im vergangenen Monat aufgezeichnet, diese transkribiert, Rollen unter den diversen Mitarbeitern verteilt und offensichtlich viel Zeit damit verbracht, das Stück zu proben. Es war eine glänzende Aufführung, aber leider wurde hier eines der schrecklichsten Gruppentreffen, das ich je gesehen habe, gezeigt. Die Leiter gingen um die Gruppe herum, boten Rat und verordneten daraufhin jedem Teilnehmer allerlei Übungen. Kein einziges Mal sprach ein Teilnehmer der Gruppe einen anderen an – aus meiner Sicht ein gutes Beispiel dafür, wie Gruppentherapie *nicht* aussehen sollte. Wäre es nur die Aufzeichnung einer echten Gruppensitzung gewesen, hätte ich kein Problem damit gehabt, die Aufnahme anzuhalten und jeweils andere Verfahrensmöglichkeiten aufzuzeigen. Aber wie konnte ich eine sorgfältig choreographierte Inszenierung unterbrechen, die endlose Probestunden gebraucht haben musste? Es wäre ein fürchterlicher Affront gewesen, und so blieb ich sitzen und sah mir die ganze Aufführung an (während mein Übersetzer mir ins Ohr flüsterte). Dann schlug ich in meiner Besprechung vorsichtig, sehr vorsichtig einige auf dem Zwischenmenschlichen basierende Methoden vor.

Ich tat mein Bestes, in meiner Woche in Tokio ein hilfreicher Lehrer zu sein, aber nach meinem Eindruck gelang es mir nie. Mir wurde in dieser Woche klar, dass die westliche Psychotherapie der japanischen Kultur zutiefst zuwiderläuft, insbesondere die Gruppenpsychotherapie – dies liegt vor allem an der Scheu, sich selbst zu offenbaren und Familiengeheimnisse preiszugeben. Ich erklärte mich bereit, eine Prozessgruppe für Therapeuten zu leiten, aber der Vorschlag wurde abgelehnt, und um ehrlich zu sein, war ich erleichtert. Ich vermute, es hätte so viel starken nonverbalen Widerstand gegeben, dass wir nicht wirklich weitergekommen wären. Bei sämtlichen Vorträgen in dieser Woche waren die Zuhörer respektvoll und aufmerksam, aber niemand machte eine Bemerkung oder stellte auch nur eine einzige Frage.

Marilyn machte auf derselben Reise eine ähnliche Erfahrung. Sie hielt an einem japanischen Fraueninstitut in einem sehr schön ausgestatteten Auditorium vor einem großen Publikum einen Vortrag über amerikanische Frauenliteratur des 20. Jahrhunderts. Die Veranstaltung war schön gestaltet, mit einer entzückenden Tanzvorführung vor dem Vortrag und aufmerksamen, respektvollen Zuhörern. Aber als sie um Fragen oder Kommentare bat, herrschte Schweigen. Zwei Wochen danach hielt sie denselben Vortrag in Beijing an der Universität für Auslandstudien, und am Ende wurde sie von chinesischen Studenten mit Fragen bombardiert.

In Tokio wurde mir jede nur denkbare Höflichkeit erwiesen. Ich mochte unsere offiziellen Lunchpakete mit sieben Lagen von köstlichen, wunderbar arrangierten Gängen. Großartige Partys wurden mir zu Ehren gegeben, und mein Gastgeber lud mich großzügig ein, in Hawaii jederzeit seine Wohnung mit 360-Grad-Aussicht zu nutzen.

Wo immer wir in Japan waren, wurden wir von Gastgebern und Fremden stets großzügig behandelt. Eines Abends, als wir in Tokio auf dem Weg zum Kabuki-Theater waren, hatten wir uns verlaufen und zeigten einer Frau, die die Treppe eines Gebäudes putzte, unsere Eintrittskarten und fragten nach dem Weg. Sie ließ sofort alles stehen und liegen und begleitete uns bis zum Eingang unseres Theaters. Ein anderes Mal waren wir in Kyoto aus einem Bus ausgestiegen und bummelten durch die Stadt, als wir eilige Schritte hinter uns hörten. Eine ältere Frau kam völlig außer Atem mit dem Schirm auf uns zu, den wir im Bus liegen gelassen hatten. Kurz danach kamen wir in einem buddhistischen Tempel mit einem Fremden ins Gespräch, einem College-Professor, der uns sofort zu sich nach Hause zum Abendessen einlud. Aber ihre Kultur kam meiner therapeutischen Methode nicht entgegen, und nur wenige meiner Bücher sind ins Japanische übersetzt.

* * *

Japan war die erste Station eines Sabbatjahres. Ich war gerade am Ende einer schwierigen Phase, in der ich nochmals mein Gruppentherapielehrbuch überarbeitet hatte. Anfänger, die wie ich ein Lehrbuch schreiben, sind sich im Allgemeinen nicht darüber im Klaren, dass ein Lehrbuch, wenn es erfolgreich ist, eine Verpflichtung fürs Leben bedeutet. Lehrbücher müssen alle paar Jahre überarbeitet werden, vor allem, wenn es neue Forschungen und Veränderungen auf dem Gebiet gibt – und dies traf für die Gruppentherapie in der Tat zu. Wenn sie nicht überarbeitet werden, suchen die Dozenten sich aktuellere Texte für ihren Unterricht.

Im Herbst 1987 hatten wir ein leeres Nest – mein Jüngster, Ben, ging zum Studium nach Stanford. Nachdem ich meine Überarbeitung des Lehrbuchs an den Verlag geschickt hatte, feierten Marilyn und ich unsere Freiheit mit einem ganzen Jahr Auslandsreisen und langen Auszeiten zum Schreiben in Bali und Paris.

Lange hatte ich schon über eine ganz andere Art von Buch nachgedacht. Mein ganzes Leben liebte ich das Erzählerische, und ich habe oft Therapiegeschichten in mein wissenschaftliches Schreiben eingeschmuggelt, manche nur wenige Zeilen lang, andere mehrere Seiten. Im Laufe der Jahre hatten mich viele Leser meines Gruppentherapiebuches wissen lassen, dass sie viele Seiten trockener Theorie hinnahmen, weil sie wussten, dass gleich wieder eine lehrreiche Geschichte kommen würde. Also beschloss ich im Alter von sechsundfünfzig, mein Leben fundamental zu ändern. Ich würde weiterhin angehende Psychotherapeuten durch mein Schreiben unterrichten, aber ich würde dem Narrativen einen bevorzugten Platz einräumen: Ich würde die Geschichte an die erste Stelle setzen, sie sollte mein wesentliches Lehrmedium sein. Ich hatte das Gefühl, es sei an der Zeit, den Geschichtenerzähler in mir zu befreien.

Ehe ich nach Japan aufbrach, war es ganz wichtig, mein neumodisches Spielzeug in den Griff zu bekommen: einen Laptop. Also mieteten wir für drei Wochen eine Hütte in Ashland, Oregon; wir waren wegen des großartigen Theaterfestivals schon oft dort gewesen. Abends gingen wir ins Theater, aber tagsüber übte ich eifrig, auf dem Laptop zu schreiben. Als ich mich sicher genug fühlte, brachen wir zu unserer ersten Station auf: der Beratungstätigkeit in Tokio.

Zu dem Zeitpunkt tippte ich mit einem Finger. Alle vorherigen Bücher und Artikel hatte ich mit Hand geschrieben (oder in einem Fall diktiert). Aber um diesen neuen Computer zu gebrauchen, musste ich tippen lernen, und dies gelang mir mit einer ungewöhnlichen Methode: Ich nutzte meinen langen Flug nach Japan, um eines der frühen Videospiele zu spielen, in dem mein Raumschiff von fremden Raumschiffen angegriffen wurde, die buchstabenförmige Raketen feuerten. Die konnte ich nur abwehren, indem ich die entsprechende Taste auf der Tastatur drückte. Es war ein außerordentlich effektives pädagogisches Mittel, und bei unserer Landung in Japan konnte ich tippen.

* * *

Nach unserem Aufenthalt in Tokio flogen wir nach Peking, wo wir vier amerikanische Freunde trafen und, den damaligen

Vorschriften entsprechend, mit einem Führer zu einer zweiwöchigen Chinareise aufbrachen. Wir fuhren zur Chinesischen Mauer, zur Verbotenen Stadt und gelangten auf einer Flussfahrt nach Guilin, wo wir von den bleistiftspitzen Hügeln in der Ferne bezaubert waren. Auf all diesen Reisen dachte ich darüber nach, wie ich eine Sammlung von Therapiegeschichten schreiben könnte.

Eines Tages in Shanghai fühlte ich mich nicht recht wohl und begleitete die anderen nicht auf ihrer Tagestour, sondern ruhte mich am Vormittag aus. Aus meiner Aktentasche, die mit diktierten Notizen über Gruppensitzungen vollgestopft war, wählte ich zufällig eine Mappe (von fünfundzwanzig) aus und überflog die Zusammenfassungen der fünfundsiebzig Therapiesitzungen, die ich mit Saul, einem sechzigjährigen Biochemiker, gehabt hatte.

An jenem Nachmittag, während ich allein durch die Gassen von Shanghai schlenderte, kam ich zu einer großen, schönen und lang verlassenen katholischen Kirche. Ich trat durch eine unverschlossene Tür ein und ging durch das Seitenschiff, als mein Auge auf den Beichtstuhl fiel. Nachdem ich mich versichert hatte, dass ich allein war, tat ich etwas, was ich immer schon hatte tun wollen: Ich zwängte mich hinein und setzte mich auf den Platz des Priesters. Ich dachte an die Generationen von Priestern, die in diesem Kasten Bekenntnissen zugehört hatten, und stellte mir vor, was sie alles gehört haben mochten – so viel Reue, so viel Scham, so viel Schuld. Ich beneidete diese Männer Gottes; ich beneidete ihre Fähigkeit, zu den Leidenden zu sagen: »Dir ist vergeben.« Was für eine therapeutische Macht! Meine eigenen Fähigkeiten schienen mir daneben blass.

Nachdem ich etwa eine Stunde auf diesem alten Sitz der Autorität gesessen und meditiert hatte, geschah etwas Erstaunliches: Ich verfiel in einen Traum, in dem sich mir der ganze Inhalt der Geschichte »Drei ungeöffnete Briefe« offenbarte. Plötzlich wusste ich alles über diese Geschichte – die Figuren, die Entwicklung und die Spannungsmomente. Ich wollte unbedingt alles festhalten, ehe es verflog, aber ich hatte kein Papier und keinen Bleistift (dies war die Zeit vor dem iPhone) zur Hand – und nichts, womit ich meine Gedanken festhalten konnte. Ich durchsuchte die Kirche und fand in einem leeren Bücherregal einen Bleistiftstummel, aber nirgends einen Papierfetzen, so dass ich auf das einzige Papier, das mir verfügbar schien – die leeren Seiten meines Passes –, den Kern der Geschichte kritzelte. Dies war die erste Geschichte einer Sammlung, die am Ende *Die Liebe und ihr Henker und andere Geschichten aus der Psychotherapie* heißen sollte.

Ein paar Tage danach verabschiedeten wir uns von unseren Freunden und von China und flogen für einen zweimonatigen Aufenthalt nach Bali, wo wir ein exotisches Haus gemietet hatten. Dort begann ich ernsthaft zu schreiben. Marilyn hatte auch ein Schreibprojekt (was am Ende zu *Blood Sisters: The French Revolution in Women's Memory*, ihrem Buch über die Französische Revolution aus weiblicher Sicht, wurde). So sehr wir unsere vier Kinder lieben, so genossen wir doch unsere Freiheit: Dies war unsere erste längere gemeinsame Zeit ohne Kinder seit unseren Flitterwochen in Frankreich vor dreiunddreißig Jahren.

Etwas wie unser balinesisches Haus hatten wir noch nie gesehen. Von außen sah man nur eine hohe Mauer, die ein großes Grundstück einfasste, wo eine Fülle üppiger tropischer Pflanzen gedieh. Im Haus waren keine Wände, nur Hängerollos, mit denen die Zimmer voneinander abgetrennt waren. Der Schlafbereich war oben, und das Badezimmer lag in einem eigenen Gebäude. Unsere erste Nacht dort war unvergesslich: Gegen Mitternacht stürzte sich ein Schwarm fliegender Insekten auf

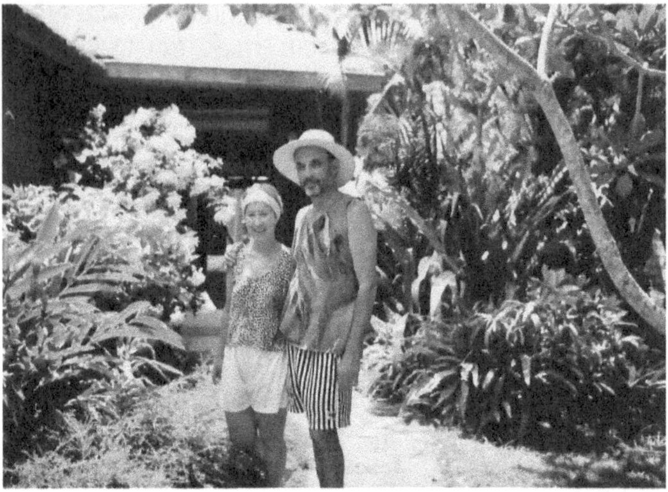

Bali, 1988.

uns, Millionen, so überwältigend viele, dass wir uns die Laken über den Kopf zogen. Ich fasste meine Koffer ins Auge und plante, sobald es Morgen war, hier so schnell wie möglich zu verschwinden. Aber als die Sonne aufging, war alles wieder ruhig, nicht ein Insekt in Sicht, und die Bediensteten schworen uns, dass es diesen Termitenpaarungsschwarm nur in einer Nacht im Jahr gebe. Vögel in schillernden Farben saßen verwegen in den verschlungen gedrehten Bäumen des Gartens und sangen merkwürdige Melodien. Der Duft von unbekannten Blüten machte uns trunken, und in der Küche fanden wir allerlei merkwürdig aussehende Früchte vor. Auf dem Grundstück wohnte eine Belegschaft von sechs Personen, die ihre Tage mit Saubermachen, Kochen, Gärtnern, Musizieren und dem Arrangement von Blumen und Früchten für die vielen religiösen Feste verbrachte. In drei Minuten gelangten wir durch das hintere Tor über einen sandigen Pfad an den herrlichen Kuta-Strand – damals noch unberührt und menschenleer. Und all dies für eine wesentlich niedrigere Miete, als wir sie für unser Haus in Palo Alto verlangten.

* * *

Nachdem ich »Drei ungeöffnete Briefe« geschrieben hatte, die Erzählung über Saul, nach den Notizen, die ich mir in meinem Pass gemacht hatte, verbrachte ich die Vormittage auf der Gartenbank und ging meine Fallnotizen für die nächste Geschichte durch. Nachmittags gingen Marilyn und ich stundenlang am Strand spazieren, und fast unmerklich keimte eine neue Geschichte auf und entwickelte ein solches Momentum, als müsste ich alle anderen Notizen beiseitelegen und mich dieser speziellen Geschichte widmen. Wenn ich mit dem Schreiben begann, hatte ich keine Ahnung, wohin eine Geschichte mich führen oder welche Form sie jeweils annehmen würde. Ich fühlte mich wie ein Zuschauer, wenn ich zusah, wie sie aufkeimte und Zweige austrieb, die sich bald verflochten.

Ich habe Schriftsteller oft sagen hören, dass eine Geschichte sich selbst schreibt, aber bis dahin hatte ich das nicht verstanden. Nach zwei Monaten konnte ich eine alte Anekdote über den englischen Romancier William Thackeray, die Marilyn mir einmal erzählt hatte, erst richtig verstehen und würdigen. Eines Abends, als Thackeray aus seinem Arbeitszimmer kam, fragte ihn seine Frau, wie es mit dem Schreiben am heutigen Tag gegangen sei. Er antwortete: »Oh, ein schrecklicher Tag! Pendennis (eine seiner Figuren) hat sich lächerlich gemacht, und ich konnte es einfach nicht ändern.«

Bald gewöhnte ich mich daran, zuzuhören, wie meine Figuren miteinander sprachen. Ich belauschte sie die ganze Zeit – sogar wenn ich schon für den Tag mit dem Schreiben abgeschlossen hatte und Arm in Arm mit Marilyn an einem der endlosen samtweichen Strände entlangbummelte. Schon bald machte ich eine weitere schriftstellerische Erfahrung, die zu den Hochgefühlen meines Lebens gehört. An einer Stelle mitten in einer Geschichte beobachtete ich, wie mein flatterhafter Geist mit einer anderen Geschichte flirtete, die jenseits meiner unmittelbaren Wahrnehmung Gestalt annahm. Ich hielt dies für ein Zeichen – ein unheimliches, von Ich zu Ich –, dass die Geschichte, die ich gerade schrieb, zum Ende kam und eine neue bereits im Entstehen war.

Nachdem nun all meine Texte nur in diesem mir nicht vertrauten Computer existierten, wurde mir zunehmend unangenehm, dass ich keine Papierkopien meiner Arbeit hatte – Dropbox, externe Festplatten, USB-Sticks oder dergleichen gab es noch nicht. Leider gefiel meinem tragbaren Kodak-Drucker das Reisen nicht, und bereits nach einem Monat in Bali gab er den Geist auf. Besorgt bei der Vorstellung, dass meine Arbeit auf immer tief im Inneren des Computers verschwinden könnte, suchte ich Hilfe. Es stellte sich heraus, dass es auf ganz Bali einen Drucker gab, und zwar in einer Computerschule in der Hauptstadt Denpasar. Eines Tages brachte ich meinen Computer zu der Schule, wartete bis zum Ende des Unterrichts und bat oder bestach – ich weiß nicht mehr, welches von beidem – den Lehrer, eine kostbare Kopie von meiner bisherigen Arbeit auszudrucken.

Die Inspiration stellte sich auf Bali leicht ein. Ohne Post, Telefon oder andere Ablenkungen schrieb ich besser und schneller als je zuvor. In meinen zwei Monaten dort schrieb ich vier der zehn Geschichten. Bei jeder Geschichte verbrachte ich viel Zeit damit, die Identität des Patienten unkenntlich zu machen. Ich änderte das Aussehen der Patienten, ihren Beruf, das Alter, die Nationalität, den Ehestand und oft auch das Geschlecht. Ich wollte ganz sicher gehen, dass niemand sie erkennen könnte, und natürlich schickte ich den Patienten jeweils die fertige Geschichte und bat um eine schriftliche Erlaubnis.

In unserer Freizeit erkundeten Marilyn und ich die Insel. Wir staunten über die eleganten Balinesen und bewunderten ihre Kunst, ihren Tanz, die Puppen und Schnitzereien und die religiösen Umzüge. Die Strandspaziergänge und das Schnorcheln waren himmlisch. An einem Tag brachte uns unser Fahrer mit zwei Fahrrädern an eine der höchsten Stellen von Bali, und wir rollten ohne zu treten bergab durch die Dörfer, vorbei an Ständen, wo Jackfrucht-Scheiben und Durianfrüchte verkauft wurden. Zu meiner Überraschung war Schach auf Bali sehr beliebt, und man spielte überall. Oft ging ich früh zu einem Restaurant in der Nähe und spielte mit dem Kellner Schach.

Meine Abmachung mit Marilyn war, dass wir die zweite Hälfte des Sabbatjahres in Europa verbringen würden. Ich liebe tropische Inseln, und Marilyn liebt Frankreich, und so haben wir in unserer Ehe dahingehend Kompromisse geschlossen. Marilyn hatte gerade offiziell ihre administrative Position in Stanford aufgegeben (auch wenn sie bis zum heutigen Tag als beratende Wissenschaftlerin dabei geblieben ist), und sie musste noch einige berufliche Pflichten erfüllen, die sie auf unserem Weg nach Europa noch einmal zurück nach Palo Alto führten. Ich unterbrach die Reise in Hawaii, um mich auf Oahu in der herrlichen Wohnung unseres japanischen Gastgebers zum Schreiben zurückzuziehen, und schrieb dort zwei weitere Geschichten. Nach fünf Wochen meldete sich Marilyn schließlich und teilte mir mit, dass wir jetzt unsere Reise fortsetzen könnten.

Der nächste Halt war Bellagio in Italien. Ein Jahr zuvor hatten wir uns beide erfolgreich um einen Aufenthalt in der Residenz der Rockefeller Foundation beworben. Marilyn wollte dort an ihren Frauenerinnerungen an die Französische Revolution arbeiten und ich an meinem Buch mit Psychotherapiegeschichten.

Ein Aufenthalt in Bellagio gehört wohl zu den größten Vergünstigungen der Wissenschaft. Nur einen kurzen Weg zum Comer See entfernt mit wunderschönen Gärten, einem hervorragenden Koch, der die Nudeln selber machte und jeden Abend ein anderes Gericht servierte, und einem schönen Haupthaus, in dem dreißig Stipendiaten wohnen können und jeweils ein eigenes Arbeitszimmer haben. Die Stipendiaten trafen sich zu den Mahlzeiten und Abendseminaren, bei denen wir alle unsere Arbeit vorstellten. Marilyn und ich schrieben jeden Morgen, und nachmittags nahmen wir oft die Fähre zu einem der kleinen, charmanten Dörfer am Comer See. Ich verbrachte viel Zeit mit einem anderen Stipendiaten, Stanley Elkins, einem wunderbaren Comic-Autor. Stanley war durch eine Polioinfektion gelähmt und saß im Rollstuhl. Jeden Abend ging er auf Fang nach Plots und Figuren, indem er Hörspiele hörte.

Nach Bellagio verbrachten wir die verbleibenden vier Monate unseres Sabbatjahres in Paris, wo wir am Boulevard Port Royal eine Wohnung mieteten. Marilyn schrieb zu Hause und ich in einem Straßencafé in der Nähe des Panthéon, wo ich die letzten vier Geschichten fertigstellte. Ich nahm auch wieder meinen täglichen Französischunterricht – leider wie immer ohne Erfolg –, und spätnachmittags und abends bummelten wir durch die Stadt und trafen uns mit Pariser Freunden zum Abendessen.

In einem Straßencafé zu schreiben, gefiel mir sehr, und ich machte unerwartet gute Fortschritte mit dem Schreiben. Als wir dann später nach Hause kamen, fand ich ein Straßencafé in North Beach in San Francisco (Café Malvino) mit guter Schreibatmosphäre, wo ich diese Routine fortsetzte. Weil dies eine Sammlung von Lehrgeschichten für junge Therapeuten sein sollte, machte ich mich daran, für das Ende jeder Geschichte ein paar Absätze zu verfassen, in denen die theoretischen Hintergründe genauer erläutert wurden. Diese Idee erwies sich als unergiebig, und stattdessen verbrachte ich mehrere Wochen damit, ein lehrreiches Nachwort zu schreiben, das am Ende des Buches erscheinen sollte. Dann sendete ich das Manuskript hochzufrieden an meinen Verlag.

Zwei oder drei Wochen später kontaktierte mich Phoebe Hoss, die Lektorin von Basic Books, die für das Buch zuständig war. Phoebe war eine Lektorin aus der Hölle (aber auch aus dem Himmel), und uns stand ein heroischer Kampf bevor. Wenn ich mich recht erinnere, lektorierte Phoebe bei den Geschichten nur minimal, außer dass sie an einer Stelle in der Geschichte über die Dicke Dame eine Formulierung einfügte »eine Lawine von Fleisch«. Diese Formulierung ist mir im Sinn geblieben, weil es die einzige überflüssige Phrase ist, die ein Lektor je eingefügt hat (selbst wenn ich mir oft mehr gewünscht hätte). Aber als Phoebe dann mein langes Nachwort las, rastete sie aus und bestand darauf, dass ich es ganz verwarf. Sie war überzeugt, dass keine abschließende theoretische Erklärung notwendig sei und dass die Geschichten für sich sprächen. Phoebe und ich hatten eine heftige Auseinandersetzung und stritten uns monatelang. Ich legte eine Version des Nachworts nach der anderen vor, und jede wurde mir grausam gekürzt zurückgeschickt, bis sie nach mehreren Monaten meine sechzig Seiten auf zehn reduziert hatte und darauf bestand, dass sie am Anfang des Buches stehen sollten. Wenn ich das Buch heute wiederlese und mit dem knappen Vorwort beginne, bedaure ich meinen heftigen Widerstand: Phoebe, eine begnadete Lektorin, wie ich nie wieder einer begegnet bin, hatte vollkommen Recht.

Als das Buch herauskam, flogen Marilyn und ich zur Buchpremiere des Verlags nach New York – damals waren solche Veranstaltungen, die es heute nur noch selten gibt, üblich. Die Party war für einen Montagabend angesetzt, aber eine schlechte Besprechung in der Sonntagsausgabe der *New York Times* hatte uns allen die Laune verdorben. Ein solches Buchformat hatte es eigentlich noch nicht gegeben: Nur einige von

Freuds Fallgeschichten und Robert Lindners *The Fifty-Minute Hour* über Patienten in der Hypnotherapie waren etwas Vergleichbares. Die Rezensentin der *New York Times*, eine Kinderpsychoanalytikerin, war über das Format empört und beendete ihre säuerliche Rezension mit der Bemerkung, dass sie ihre Fallgeschichten lieber in Fachzeitschriften lese.

Sonntags kurz nach Mitternacht wurde ich jedoch von einem Anruf meines hochbeglückten Verlegers geweckt, der berichtete, dass am Mittwoch in der *New York Times* eine seltene Rezension der bekannten Autorin und Kritikerin Eva Hoffman veröffentlicht werde. Bis heute bin ich Eva Hoffman, die ich dann Jahre später kennenlernen durfte, dankbar dafür. Ich gab Lesungen aus dem Buch in New York und in Buchhandlungen in einem Dutzend anderer Städte. Diese landesweiten Lesereisen gehören inzwischen der Vergangenheit an, ebenso wie der Beruf der Lesereisenbegleiter, die die Autoren am Flughafen abholten und zu ihrem Veranstaltungsort brachten. In fast jeder Buchhandlung war Oliver Sacks kurz vor mir da gewesen, er bewarb sein gerade erschienenes Buch *Der Mann, der seine Frau mit einem Hut verwechselte.* Unsere Wege kreuzten sich so oft, dass ich das Gefühl hatte, ihn zu kennen, aber leider trafen wir uns nie. Ich bewunderte seine Arbeit sehr, und nachdem ich sein bewegendes letztes Buch *On the Move. Mein Leben* noch einmal gelesen hatte, schrieb ich ihm kurz vor seinem Tod einen Fan-Brief.

Innerhalb weniger Wochen nach der Veröffentlichung landete *Die Liebe und ihr Henker* auf der *New York Times* Bestseller-Liste und stand dort wochenlang. Bald war ich mit Interviews und Vortragsanfragen überschüttet, und ich weiß noch, wie ich über meine Erschöpfung und den Stress Phillip Lopate gegenüber klagte, ein hervorragender Essayist, der bei einer Schreibwerkstatt am Bennington College einer meiner Lehrer war. Sein Rat für mich lautete: »Entspann dich und genieß die Aufmerksamkeit – Bestseller sind selten, und wer weiß, vielleicht passiert es dir nicht wieder.« Und er hatte ja so recht.

Dreiundzwanzig Jahre danach entschied der Verlag, *Die Liebe und ihr Henker* mit einem anderen Cover wiederaufzulegen, und bat mich, ein neues Nachwort zu schreiben. Ich las das Buch noch einmal – zum ersten Mal nach vielen Jahren –, und reagierte sehr heftig darauf: Stolz, gepaart mit Kummer über mein Altern, und Neid auf mein jüngeres Ich. Mir drängte sich das Gefühl auf, *der Typ schreibt viel besser als ich.* Ich freute mich, alle meine alten Patienten wiederzusehen, von denen viele nicht mehr am Leben sind. Aber es gab eine Ausnahme: die Geschichte »Dicke Dame«. Ich erinnere mich, dass ich die Geschichte in einem Pariser Café geschrieben und Stunden damit zugebracht hatte, den Einleitungsabschnitt zu schreiben, der den Begriff der Gegenübertragung erläutert, der unwillkürlichen emotionalen Reaktion des Therapeuten auf einen Patienten.

> *In dem Augenblick, als Betty meine Praxis betrat und ich sah, wie sie mit ihren auf ein Meter siebenundfünfzig komprimierten zweihundertfünfzig Pfund auf meinen schmucken High-Tech-Sessel zusteuerte, wusste ich, welche Gefahren hinsichtlich einer Gegenübertragung hier auf mich lauerten.*

Die Geschichte soll eine Lehrgeschichte für Therapeuten sein, und nicht so sehr die Patientin als vielmehr ich bin die Hauptfigur. Es ist eine Geschichte über die irrationalen, manchmal verwerflichen Gefühle, die ein Therapeut gegenüber einem Patienten haben kann und die ein beträchtliches Hindernis in der Therapie sein können. Ein Therapeut kann sich extrem stark zu einem Patienten hingezogen fühlen oder eine heftige negative Reaktion haben, die aus unbewussten Quellen stammt, vielleicht aus Begegnungen mit negativen Personen in der Vergangenheit des Therapeuten. Auch wenn mir nicht alle Gründe für meine negativen Gefühle gegenüber übergewichtigen Frauen bewusst waren, lag für mich nah, dass die Beziehung zu meiner Mutter hier eine Rolle spielte, und ich wusste, dass ich mich sehr bemühen musste, meine unangebrachten Gefühle zu beherrschen und mit der Patientin einen menschlichen und positiven Kontakt aufzubauen. Dies war die Geschichte, die ich erzählen wollte, und daher vergrößerte ich das Ausmaß meiner Gegenübertragung. Somit lag das eigentliche Drama in dem Konflikt zwischen meiner negativen Gegenübertragung und meinem Wunsch, Betty zu helfen.

Ein Vorfall weckte mein Mitgefühl besonders. Betty hatte sich durch eine Anzeige in einer lokalen Zeitung (die übliche Art in jenen Zeiten vor den entsprechenden Internet-Foren) ein Date arrangiert und sich eine Rose ins Haar gesteckt, damit man sie erkannte. Der Mann tauchte nie auf. Dies war nicht das erste Mal, dass Betty so etwas passierte, und sie vermutete, er habe sie aus der Entfernung gesehen und sei verschwunden. Sie tat mir so leid, und ich musste mit den Tränen kämpfen, als sie beschrieb, wie sie um Haltung rang und in einer gut besuchten Bar allein etwas trank.

Ich war stolz auf die Lösung am Ende der Geschichte, als sie um eine Abschiedsumarmung bat: »Als wir uns umarmten, stellte ich zu meiner Überraschung fest, dass ich meine Arme ganz um sie herumschlingen konnte.«

Ich entschied mich dafür, meine schändlichen Gedanken über Übergewicht in der Geschichte schonungslos offenzulegen. Nein, ich ging noch weiter: um der literarischen Überzeugungskraft willen, übertrieb ich meine Ablehnung und gestaltete die Geschichte als ein Wortgefecht zwischen meiner Rolle als Arzt und dem Ansturm quälender Gedanken im Hintergrund.

Etwas beklommen überreichte ich Betty die Geschichte zum

Lesen und bat sie um ihre Erlaubnis zur Veröffentlichung. Natürlich hatte ich alle Persönlichkeitsmerkmale geändert, und ich fragte sie, ob sie noch weitere Änderungen wünschte. Ich sagte ihr, wie ich um eines besseren Lehreffektes willen meine eigenen Gefühle übertrieben hatte. Betty sagte, sie verstehe, und gab mir schriftlich die Erlaubnis, die Geschichte zu veröffentlichen.

Die Reaktion auf diese spezielle Geschichte war vehement und lautstark. »Dicke Dame« provozierte eine Flut negativer Reaktionen von Frauen, die wütend waren und sich verletzt fühlten. Aber sie führte auch zu einer noch größeren Menge positiver Briefe von Therapeuten, die sich bei der Arbeit an ihren negativen Gefühlen gegenüber einigen Patienten unterstützt fühlten. Meine Aufrichtigkeit, meinten sie, erleichtere es ihnen, damit zu leben, wenn sie negative Gefühle hegten, und ließ sie leichter offen mit einem Supervisor oder Kollegen über solche Gefühle sprechen.

Als Terry Gross mit mir bei Fresh Air, einem beliebten öffentlichen Radioprogramm, ein Interview machte, fragte sie mich nach dieser Geschichte, oder »verurteilte« sie, ist wohl das treffendere Wort. Schließlich rief ich zu meiner Selbstverteidigung aus: »Haben Sie denn nicht den Schluss der Geschichte gelesen? Haben Sie begriffen, dass es in der Geschichte um meine Entwicklung in der Therapie geht, um jemanden, dem gegenüber ich negative Vorurteile habe, und dass ich am Ende geläutert und als Therapeut gereift bin?« Ich wurde nie wieder von ihr eingeladen.

Auch wenn sie vielleicht nicht in der Lage war, es mir zu sagen, so kann ich mir gut vorstellen, dass die Geschichte für Betty bitter war. Ich hatte Scheuklappen an. Ich war zu ehrgeizig, zu rücksichtslos, zu sehr darauf aus, mich schriftstellerisch zu beweisen. Bis heute bereue ich dies. Würde ich diese Geschichte heute schreiben, würde ich das Übergewicht in eine ganz andere Symptomatik übersetzen und den Verlauf der Therapie deutlicher fiktionalisieren.

* * *

Ich beendete mein Nachwort für die neue Auflage von *Die Liebe und ihr Henker* mit einer Beobachtung, die mein jüngeres Selbst erstaunlich gefunden hätte – und zwar, dass der Ausblick von achtzig aus besser als erwartet ist. Ja, ich kann nicht verleugnen, dass das Leben in den fortgeschrittenen Jahren ein verflixter Verlust nach dem anderen ist; aber trotzdem fand ich weitaus mehr Ruhe und Glück in meinem siebten und achten und neunten Lebensjahrzehnt, als ich je für möglich gehalten hätte. Und es gibt noch einen weiteren Vorteil: *das eigene Werk zu lesen, wird spannender*! Der Gedächtnisverlust hat ein paar unerwartete Vorzüge. Als ich bei »Drei ungeöffnete Briefe«, »Das falsche Kind ist gestorben« und bei der Titelgeschichte »Die Liebe und ihr Henker« umblätterte, brannte ich vor Neugier. Ich wusste nicht mehr, wie die Geschichten ausgingen!

29

UND NIETZSCHE WEINTE

1988 nahm ich meine Lehrtätigkeit und die klinische Arbeit wieder auf und arbeitete mit Sophia Vinogradov, einer ehemaligen Assistenzärztin in Stanford, an *A Concise Guide to Group Psychotherapy* für den amerikanischen Psychiatrie-Verlag. Doch bald schon stellte sich dabei ein vertrautes Unwohlsein ein – mir fehlte ein literarisches Projekt, und ich fühlte mich etwas verloren. Dann packte mich plötzlich wieder die Faszination für Nietzsche. Ich hatte immer gerne Nietzsche gelesen, und bald war ich so von seiner kraftvollen Sprache betört, dass ich mich nicht von diesem merkwürdigen Philosophen des 19. Jahrhunderts lösen konnte – ein so brillanter Mann, aber so isoliert und verzweifelt, und so hilfsbedürftig. Nachdem ich mich mehrere Monate in sein Frühwerk vertieft hatte, dämmerte mir, dass mein Unbewusstes sich schon mein nächstes Projekt ausgesucht hatte.

Ich fühlte mich jetzt zwischen zwei Bedürfnissen hin- und hergerissen: mein Leben mit Forschung und Lehre in Stanford weiterzuleben oder einen Sprung zu wagen und zu versuchen, einen Roman zu schreiben. Ich erinnere mich nicht mehr genau an diese innere Auseinandersetzung. Ich weiß nur, wie ich diese inneren widersprüchlichen Teile versöhnte – ich würde einen Lehrroman schreiben und versuchen, meine Schüler nach Wien in die Zeit des ausgehenden 19. Jahrhunderts zu versetzen, wo sie die Geburt der Psychotherapie miterleben würden.

Warum Nietzsche? Zwar hatte er in der Zeit gelebt, als Freud die Psychotherapie zum Leben erweckte, aber man hatte ihn in der Psychiatrie nie wirklich berücksichtigt. Und doch sind viele Aussagen von Nietzsche, überall in seinem Werk zu finden und, vor dem Aufkommen der Psychotherapie geschrieben, höchst relevant für die Ausbildung von Therapeuten:

»Arzt, hilf dir selber! So hilfst du auch deinem Kranken noch. Das sei seine beste Hilfe, dass er den mit Augen sehe, der sich selber heil macht.«
»Über dich sollst du hinausbauen. Aber erst musst du mir selber gebaut sein, rechtwinklig an Leib und Seele. Nicht nur fort sollst du dich pflanzen, sondern hinauf!«
»Der nämlich bin ich von Grund und Anbeginn, ziehend, heranziehend, hinaufziehend, aufziehend, ein Zieher, Züchter und Zuchtmeister, der sich nicht umsonst einmal zusprach: ›Werde, der du bist!‹.
»Hat man sein Warum? des Lebens, so verträgt man sich fast mit jedem wie?«
»Man liebt zuletzt seine Begierde und nicht das Begehrte.«
»Mancher kann seine eigenen Ketten nicht lösen, und doch ist er dem Freunde ein Erlöser.«

Ich stellte mir eine alternative fiktive Geschichtsschreibung vor, in der Nietzsche eine wichtige Rolle bei der Entwicklung der Psychotherapie spielte. Ich stellte mir vor, wie er mit den bekannten Darstellern, die mit der Geburt der Psychotherapie assoziiert sind, interagiert: Sigmund Freud, Josef Breuer (Freuds Mentor) und Breuers Patientin Anna O. (die erste Person, die mit der psychoanalytischen Methode behandelt wurde). Ich fragte mich, inwiefern die Psychotherapie anders aussähe, wenn der Philosoph Nietzsche eine Hauptrolle bei der Entstehung unseres Fachgebiets gespielt hätte.

Während diese Ideen sich entwickelten, las ich zufällig André Gides Roman *Die Verliese des Vatikans*, und mein Blick fiel auf eine gelungene Formulierung: »Geschichte ist Fiktion, die sich zugetragen hat; hingegen ist Fiktion Geschichte, die sich hätte zutragen können.« Diese Worte rüttelten mich wach: Hier wurde genau beschrieben, was ich leisten wollte – etwas Fiktives schreiben, das sich hätte zutragen können. Ich wollte eine Genesis der Psychotherapie schreiben, die durchaus möglich gewesen wäre, wenn die Geschichte nur leicht in ihrer Achse gedreht worden wäre. Die Ereignisse in meinem Roman sollten eine tatsächliche Möglichkeit darstellen.

Als ich mit dem Schreiben begann, spürte ich, wie meine Figuren sich regten, als wollten sie wieder zum Leben erwachen. Sie brauchten meine volle Aufmerksamkeit, aber meine Verpflichtungen in Stanford beanspruchten mich: Ich unterrichtete Assistenzärzte und Medizinstudenten, nahm an Meetings unserer Abteilung teil und hatte Patienten in Einzel- und Gruppentherapie. Mir war klar, dass ich, um diesen Roman schreiben zu können, frei von allen Ablenkungen sein musste, und so richtete ich es mir ein, dass ich 1990 eine viermonatige Sabbatzeit bekam. Wie immer hatte Marilyn die Wahl, wo wir die eine Hälfte verbringen würden, und ich die andere. Ich entschied mich für eine der ruhigsten, abgelegensten Inselketten der Welt – die Seychellen –, und sie wollte wie immer nach Paris.

Wir verbrachten unseren ersten Monat auf Mahé, der Hauptinsel der Seychellen, und den zweiten Monat auf Praslin. Beide Inseln waren sehr ursprünglich, umgeben mit spektakulären Stränden und einer fast unheimlichen Stille – keine Zeitungen, kein Internet, kein Telefon –, der zuträglichste Ort zum Schreiben, den ich je erlebt habe. Die erste Hälfte des Tages widmeten wir dem Schreiben, ich arbeitete an meinem Roman und Marilyn an *Blood Sisters*, einer erweiterten Fassung ihres französischsprachigen Buches über Frauen, die die Französische Revolution miterlebten. Nachmittags erkundeten wir die Insel, gingen am Strand spazieren und schnorchelten – und in der ganzen Zeit wurden meine Figuren langsam in meiner Phantasie lebendig. Abends lasen wir, spielten Scrabble und aßen in irgendeinem nah gelegenen Restaurant zu Abend, und ich sann darüber nach, wie sich meine Geschichte weiterentwickelte, so dass ich für das Schreiben am nächsten Tag vorbereitet war.

Ich begann behutsam und hielt mich so genau wie möglich an die historischen Tatsachen. Meine erste Entscheidung war das Zeitfenster. Ich wollte, dass der kranke Nietzsche therapeutische Hilfe findet, und verschiedene Erwägungen sprachen für 1882, das Jahr, in dem er Selbstmordgedanken hegte und dringend Hilfe gebraucht hätte. Seine Briefe aus jener Zeit dokumentieren, wie sehr er litt, an mehr als dreihundert Tagen im Jahr, unter quälenden Kopfschmerzen, Schwäche, starken Sehstörungen und Magenproblemen. In Folge seiner schlechten Gesundheit hatte er 1879 seine Professur an der Universität Basel niedergelegt und war danach für den Rest seines Lebens heimatlos, er reiste durch ganz Europa von einem Hotel zum nächsten, auf der Suche nach klimatischen Bedingungen, die sein Leiden lindern würden.

Seine Korrespondenz weist auf eine schwere Depression hin. Ein typischer Brief an seinen guten Freund Franz Overbeck lautete: »... Im tiefsten Grunde eine unbewegliche schwarze Melancholie. ... ich begreife gar nicht mehr, wozu ich auch nur ein halbes Jahr leben soll, alles ist langweilig schmerzhaft degoutant. Ich entbehre und leide zu viel ... ich werde nichts Gutes mehr machen. Wozu noch etwas machen! –«

1882 ereignete sich für Nietzsche ein Schicksalsschlag: seine leidenschaftliche (wenngleich nicht vollzogene) Beziehung zu Lou Salomé, einer reizvollen jungen Russin, der noch andere

Größen verfallen sollten, unter ihnen Freud und Rainer Maria Rilke, ging zu Ende. Nietzsche und sein Freund Paul Rée waren beide in Lou Salomé verliebt, und die drei planten, in Paris zusammen zu leben. Aber der Plan löste sich 1882 in Luft auf, als Paul und Lou eine sexuelle Beziehung begannen. Nietzsche war entsetzt und verfiel in große Verzweiflung. Demnach schien alles für 1882 zu sprechen in meinem Buch: es war der Tiefpunkt in Nietzsches Leben – die Zeit, in der er am meisten Hilfe gebraucht hätte. Und es war auch ein vielfach dokumentiertes Jahr im Hinblick auf alle meine Figuren: Nietzsche, Breuer, Freud (als Medizinstudent) und Lou Salomé.

Als Leser hatte ich mein ganzes Leben in Romanen gelebt, aber im Schreiben von Romanen war ich ein absoluter Amateur. Ich zerbrach mir den Kopf, wie ich den Plot ins Jahr 1882 verlegen könnte, ohne die historischen Ereignisse zu verändern. Ich konnte mir nur eine Lösung vorstellen: den ganzen Roman in einem fiktiven dreizehnten Monat in diesem Jahr anzusiedeln. Vielleicht war ich übervorsichtig: Ich wagte zwar den Sprung ins Fiktive, aber ging auf Nummer sicher, indem ich mit einem Fuß in der Realität blieb und historische Gestalten und Ereignisse gebrauchte, statt fiktive zu erfinden, und dies so weit, dass ich Nietzsche aus seinen Briefen zitierte. Es war ein Gefühl, als lernte ich Rad fahren und würde dabei Stützräder brauchen.

Schließlich stellte ich mir ein Gedankenexperiment vor, das für mein weiteres Schreiben den Grundstein legen sollte: *Stell dir vor, was passiert wäre, wenn Friedrich Nietzsche in einen historischen Augenblick versetzt worden wäre, in dem er, aus seinen eigenen veröffentlichten Schriften abgeleitet, eine Psychotherapie erfunden hätte, durch die er geheilt worden wäre.*

Wie schade, dachte ich oft, dass es nicht möglich war, die Geschichte zehn Jahre später anzusiedeln und sich eine therapeutische Begegnung zwischen zwei herausragenden Genies vorzustellen: Nietzsche, dem Philosophen, und Freud, dem Psychoanalytiker. Aber die Geschichte spielte hier nicht mit. 1882 war Freud noch ein junger Medizinstudent, und er sollte erst ein Jahrzehnt später ein anerkannter Arzt sein. Zu der Zeit litt Nietzsche bereits unter einer schrecklichen Geisteskrankheit (höchst wahrscheinlich Tertiäre Syphilis), die für den Rest seines Lebens zu schwerer Demenz führte.

Wenn nicht Freud, wen hätte Nietzsche 1882 sonst konsultieren können? Meine historische Forschung erbrachte keine Namen von in Wien oder anderswo auf der Welt praktizierenden Therapeuten: *das Gebiet der Psychotherapie musste erst erfunden werden*. Wie schon erwähnt sehen wir oft Freud als den Vater der Psychoanalyse an, aber er war weit mehr – *er war der Vater der Psychotherapie per se*.

Schließlich entschied ich mich dafür, Nietzsche Dr. Josef Breuer aufsuchen zu lassen, Freuds Lehrer und Mentor. Breuer wurde, als hervorragender Arzt, oft gebeten, so auch vom Königshaus, herausragende Persönlichkeiten zu behandeln, wenn es um geheimnisumwobene gesundheitliche Zustände ging. Zudem hatte Breuer 1880 eine einzigartige psychologische Therapie entwickelt, die Vorform der Psychoanalyse, um einer unter Hysterie leidenden Patientin namens Anna O. zu helfen. Breuer ließ niemanden von seiner innovativen Behandlung von Anna O. wissen, außer seinen Medizinstudenten Sigmund Freud, der auch ein Freund der Familie war, und möglicherweise einige seiner anderen Medizinstudenten, und er veröffentlichte seinen Bericht über Anna erst zwölf Jahre später, in *Studien zur Hysterie*, einem Buch, das er zusammen mit Freud schrieb.

Aber wie sollte man Breuer und Nietzsche zusammenbringen? Zufällig stieß ich auf ein historisches Faktum, das mir gelegen kam: 1882 begann Lou Salomés Bruder sein Studium der Medizin, und zwar an der Medizinischen Hochschule, an der Breuer lehrte. Ich stellte mir folgendes Szenario vor: Lou Salomé, belastet von Schuldgefühlen wegen des psychischen Leids, das sie Nietzsche zugefügt hat, spricht über ihre Sorgen mit ihrem Bruder, der in einem Seminar von seinem Lehrer Breuer von der Behandlung der Anna O. erfährt und seiner Schwester nun dringend rät, sie solle Breuer aufsuchen. Ein erfahrener Romanautor hätte keine Schwierigkeit gehabt, diese Ereignisse zu fiktionalisieren, aber ich hielt mich an mein Mantra, »*Fiktion ist Geschichte, die sich hätte zutragen können.*«

Schließlich nahm der erste Teil Form an. Durch Lou Salomé kommt Nietzsche dazu, Breuer aufzusuchen, der ihm bei seinen körperlichen Leiden helfen soll. Breuer versucht, Nietzsches körperliche Beeinträchtigungen zu behandeln, aber Nietzsche ist zu stolz und will die Macht nicht abgeben. Breuer versucht es vergeblich mit jeder ihm bekannten Taktik, und die Behandlung geht überhaupt nicht voran. Mit dem Bemühen, sowohl der Persönlichkeit Nietzsches wie Breuers treu zu bleiben, hatte ich mich selber in die Enge getrieben, und ich rang ein paar Tage darum, wie es weitergehen sollte. Ich weiß, dass viele Autoren zuerst ein detailliertes Konzept entwerfen, während ich die Aufgabe wieder an mein Unbewusstes übergebe und den Figuren und Ereignissen erlaube, sich natürlich in meinem Kopfkino zu entfalten, während ich das Ganze nur aufschreibe und daran feile. In diesem Fall hatte sich die Entwicklung festgefahren.

Marilyn und ich hörten von Silhouette, einer wunderschönen, kaum besuchten Insel in der Nähe von Mahé, und nahmen eine Fähre, um dort ein Wochenende zu verbringen. Kurz nach unserer Ankunft kam ein tropisches Unwetter mit starkem Sturm und heftigen Regengüssen auf, und ich hatte keine andere Wahl, als drinnen zu bleiben und zu schreiben. Genau hier hatte ich einen inspirativen Durchbruch, der das Nietzsche-Breuer-Problem löste.

Ich war über meine Lösung so begeistert, dass ich in den Regen hinauslief und Marilyn suchte. Schließlich entdeckte ich sie in der kleinen Hotel-Lounge, und genau dort las ich ihr die letzten Zeilen des Kapitels vor, wo Breuer nach Hause geht, nachdem Nietzsche nochmals seine Bemühungen, ihn zu heilen, abgelehnt hat.

> *Er lauschte dem Wind, seinen Schritten, dem Knirschen der feinen Harschkruste unter seinen Füßen. Und plötzlich tat sich ein Weg auf, der* einzig *mögliche Weg!*
> *Er knirschte heimwärts durch den Schnee, und mit jedem Schritt juchzte er innerlich: »Ich weiß einen Weg! Ich weiß einen Weg!«*

Marilyns Neugier darauf, was als Nächstes passieren würde, war ein hervorragendes Zeichen, und ich las ihr weiter vor. Breuers kreative Idee war, seinen so widerständigen Patienten zu behandeln, indem er die Plätze tauschte und Nietzsche bat, *sein* Therapeut zu sein. Dieser Tausch ist die Kernidee, um die sich alle spätere Handlung dreht.

Jahre später, als ich für eine Auswahl von Texten unter dem Titel *Was Hemingway von Freud hätte lernen können* einen Essay schrieb, fragte ich mich nach der Quelle für diese Kernidee. Vielleicht stammte sie aus Hermann Hesses Roman *Das Glasperlenspiel,* in dem es die Geschichte von zwei Einsiedlern gibt, die über große Heilkräfte verfügen, einen jungen und einen alten, die an verschiedenen Enden eines Kontinents leben. Der jüngere Heiler wird geisteskrank, stürzt in tiefe Verzweiflung und begibt sich auf eine weite Reise, um seinen Rivalen Dion um Hilfe zu bitten.

Auf seiner Reise kommt der junge Mann eines Abends an einer Oase mit einem älteren Reisenden ins Gespräch, der, wie sich herausstellt, Dion höchst persönlich ist, eben der Mann, den er aufsuchen will! Dion lädt den jungen Mann zu sich nach Hause ein, wo sie jahrelang zusammen leben und arbeiten, zuerst als Schüler und Lehrer, dann als Kollegen. Jahre später erkrankt Dion und ruft seinen jüngeren Kollegen zu sich und sagt, er wolle ihm etwas erzählen. Ob er noch wisse, »wie du einst in deiner Klause drüben bei Gaza so schlechte Zeiten hattest und deines Lebens überdrüssig warst? Und wie du dann die Flucht ergriffen und beschlossen hast, den alten Dion aufzusuchen, um ihm deine Geschichte zu erzählen?« Er, so Dion, sei damals ebenfalls verzweifelt gewesen und habe Hilfe gebraucht.

Einen analogen Rollentausch finden wir in *Emergency*, einem kaum bekannten Dramenfragment des Psychiaters Helmut Kaiser, das 1962 in einer psychiatrischen Zeitschrift veröffentlicht wurde. In dem Stück sucht eine Ehefrau einen Therapeuten auf und bittet ihn, ihrem Mann zu helfen, der selber Therapeut ist und aktuell schwer depressiv und selbstmordgefährdet. Der Therapeut erklärt sich einverstanden, natürlich werde er ihm gerne helfen, und schlägt vor, dass ihr Mann sich einen Termin geben lässt.

Die Frau antwortet daraufhin, eben dies sei das Problem. »Mein Mann leugnet seine Depression und weigert sich, eine Therapie zu machen.«

»Dann tut es mir leid, denn ich wüsste nicht, wie ich ihm helfen kann.«

Die Frau daraufhin: »Sie könnten ihn unter dem Vorwand, Patient zu sein, aufsuchen und dann einen Weg finden, ihm zu helfen.«

Leider erfahren wir nicht, ob die Strategie erfolgreich ist, da das Stück nicht vollendet wurde.

Später fiel mir ein, dass ich im eigenen Leben etwas Ähnliches erlebt hatte. Ich sah einmal Don Jackson, einen einfallsreichen Psychiater, wie er mit einem chronisch wahnhaften schizophrenen Patienten sprach. Dieser lief in violetter Hose und weitem magentafarbenem Mantel umher und verbrachte seine Tage auf der Station damit, herrisch auf einem erhöhten Stuhl zu thronen und wortlos das Personal und die Patienten zu beobachten, als wären sie seine Bittsteller. Dr. Jackson beobachtete das majestätische Verhalten des Patienten einige Minuten, fiel dann auf die Knie, neigte den Kopf zu Boden und bot dem Mann mit ausgestreckten Armen die Schlüssel zur Station mit den Worten an: »Eure Majestät, Ihr seid es, nicht ich, dem diese Schlüssel zustehen.«

Der Patient starrte verwirrt auf die Schlüssel und den knienden Psychiater und stammelte seine ersten Worte seit vielen Tagen. »Mister, einer von uns ist hier ziemlich verrückt.«

Gegen Ende unseres Aufenthaltes auf den Seychellen war mit einem Mal meine Sehfähigkeit eingeschränkt, verbunden mit einer schmerzhaften Reaktion auf das Morgenlicht. Ein lokaler Arzt gab mir ein Mittel, das die Schmerzen linderte, aber die Fotophobie blieb, und so musste ich mich bis mittags im Dunkeln aufhalten, bis das Licht für mich erträglich wurde. Das einzige Zimmer ohne Fenster war das Badezimmer, und so schrieb ich jeden Morgen bis mittags im Badezimmer, nur mit dem Licht meines Computers. Dies waren die ersten Symptome von Fuchs-Dystrophie, einer Erkrankung meiner Hornhaut, durch die ich jahrzehntelang an allerlei Unannehmlichkeiten und nachlassender Sehschärfe leiden sollte. Bei dieser Erkrankung verringert sich die Anzahl der Epithelzellen in der Hornhaut, die normalerweise die Flüssigkeit, die sich nachts bei geschlossenem Lid ansammelt, abpumpen. Dadurch verdickt sich die Hornhaut und schwillt an, was das Sehvermögen einschränkt. Wenn die Augen am Morgen geöffnet werden, verdunstet das Wasser in der Hornhaut langsam, und das Sehvermögen verbessert sich Schritt für Schritt im Laufe des Tages.

Der Roman war so gut im Fluss, dass ich gerne länger auf den Seychellen geblieben wäre, während Marilyn nach Paris ging, aber ich musste unbedingt einen Augenarzt aufsuchen. In Paris erfuhr ich, dass die einzige Therapie eine Hornhauttransplantation sei, ein Eingriff, den ich bis zu unserer Rückkehr nach Stanford verschob.

Wir mieteten in der Nähe des Jardin du Luxembourg eine Wohnung mit ausgezeichneten Jalousien, so dass ich in den nächsten zwei Monaten schreiben konnte, bis das Buch fertig war. Ich mailte das Manuskript an meinen Agenten Knox Burger, der *Die Liebe und ihr Henker* vertreten hatte. Er lehnte es umgehend ab mit den Worten: »Ich sehe keine Chance, diesen Roman zu verkaufen: da passiert ja nichts.« Dann schlug er vor, ich solle lernen, wie man einen Plot schreibt, indem ich das Manuskript von *Das Labyrinth* lese, dem neuen Roman von Martin Cruz Smith, einem seiner Autoren. Auf der Suche nach einem anderen Agenten schickte ich das Manuskript an Owen Laster bei der Literaturagentur William Morris, der es sofort annahm und an Basic Books verkaufte, einem reinen Sachbuchverlag, der erst einmal in seiner Geschichte einen Roman veröffentlich hatte (Allen Wheelis' *Der Doktor und das Verlangen*).

Bei der Veröffentlichung nannte eine kurze, abfällige Rezension in der *New York Times Und Nietzsche weinte* eine »kleine Bettlektüre«. Das war der Tiefpunkt. Danach folgte eine Reihe äußerst positiver Besprechungen in anderen Zeitungen und Zeitschriften, und ein paar Monate später wurde *Und Nietzsche weinte* vom Commonwealth Club of California die Goldmedaille für Belletristik verliehen. Und der zweite Preis? *Das Labyrinth* von Martin Cruz Smith! Marilyn zögerte nicht, den Rezensenten der *New York Times* und meinen ehemaligen Agenten Knox Burger über diese Auszeichnung zu informieren.

Und Nietzsche weinte verkaufte sich in den Vereinigten Staa-

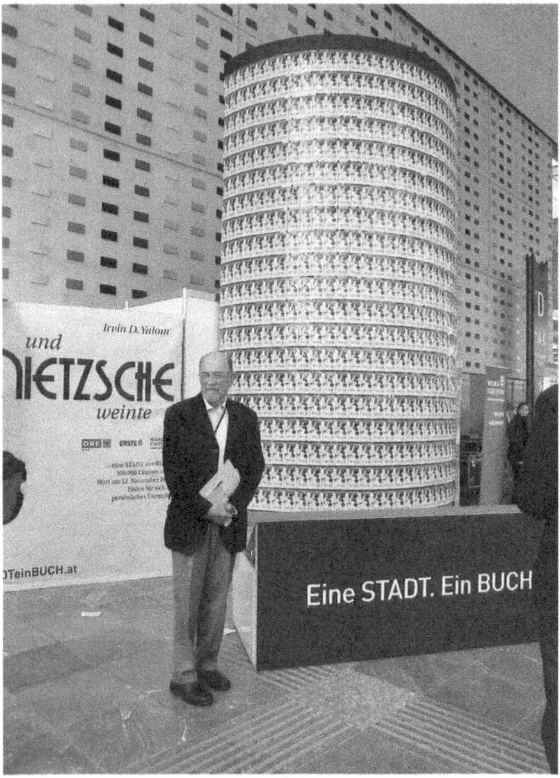

Der Autor neben einem Turm aus Freiexemplaren von
Und Nietzsche weinte, Wien 2009.

ten gut, wurde aber in den Schatten gestellt von der Beliebtheit in anderen Ländern. Insgesamt wurde das Buch in siebenundzwanzig Sprachen übersetzt, wobei es das insgesamt größte Publikum in Deutschland und die größte Pro-Kopf Leserschaft in Griechenland gab. 2009 ernannte der Bürgermeister von Wien den Titel zum Buch des Jahres. Jedes Jahr wählt der Bürgermeister ein Buch aus, lässt 100 000 Exemplare drucken und lässt sie kostenlos an die Bürger von Wien verteilen und Bü-

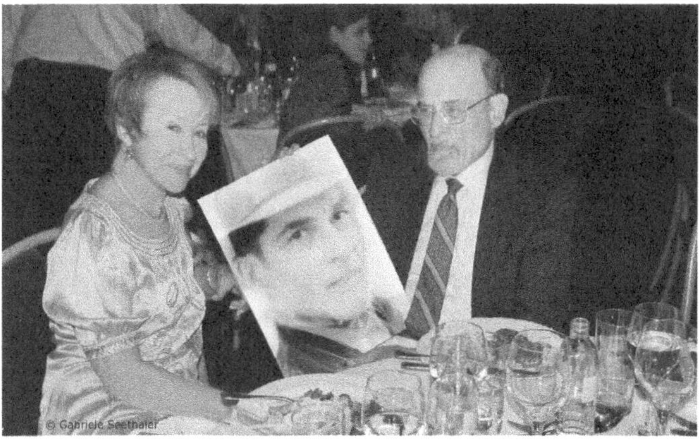

Der Autor mit seiner Frau Marilyn und seinem Portrait beim Dinner, Wiener Rathaus, 2009.

cherstapel in Apotheken, Bäckereien, Schulen und bei der jährlichen Buchmesse auslegen. Marilyn und ich flogen für ein paar Tage zu öffentlichen Lesungen nach Wien, unter anderem im Freud-Museum. Dort hatte ich in Freuds ehemaligem Wohnzimmer mit einem österreichischen Philosophen eine öffentliche Diskussion des Romans.

Der Höhepunkt dieser Woche war eine riesige Abendgala im Rathaus für mehrere Hundert Gäste, bei dem der Bürgermeister den Vorsitz hatte. Nach meiner Ansprache vor dem Publikum wurde das Essen serviert, und der Abend endete mit einem beschwingten Wiener Walzer. Da ich ein schlechter Tänzer bin, tanzte Marilyn mit unserem guten Freund Hans Steiner, einem gebürtigen Wiener Psychiater aus Stanford, der mit seiner Frau Judith eigens nach Wien geflogen war. Für uns alle war es ein überwältigendes Erlebnis.

Zwei Jahre nach der Veröffentlichung des Buches, als ich auf einer Vortragsreise in München und Berlin war, kam ein deutscher Filmemacher auf mich zu, der gerne einen Dokumentarfilm drehen wollte, der auf meinen Besuchen der verschiedenen Orte in Deutschland, wo Nietzsche gelebt hatte, basieren sollte. Wir besuchten gemeinsam Nietzsches Geburtsort und Elternhaus in Röcken und die Dorfkirche, wo sein Vater gepredigt hatte. Neben der Kirche befindet sich die Familiengruft, in der Nietzsche wie auch seine Schwester und die Eltern beigesetzt sind. Man munkelte, dass Nietzsches Schwester Elisabeth seinen Leichnam verlegen ließ, so dass sie neben ihre Mutter und ihren Vater gebettet werden konnte. In Schulpforta, wo Nietzsche zur Schule ging, berichtete mir ein alter Lehrer, dass Nietzsche sich zwar in den alten Sprachen hervortat, aber *nicht* der Klassenbeste war. In Elisabeths Haus in Weimar, das heute ein Museum ist, sah ich die offiziellen Aufnahmedokumente von Nietzsches Klinikeinweisung in Jena kurz vor seinem Tod – die Diagnose lautete klar »Paralytische Syphilis«. An der Wand des Museums hing ein Foto von Hitler, wie er Elisabeth einen Strauß weißer Rosen überreicht. Ein paar Tage später hatte ich das große Vergnügen, eine frühe Fassung von *Also sprach Zarathustra*, in Nietzsches eigener Handschrift, in Händen zu halten.

Jahre später drehte Pinchas Perry nach *Und Nietzsche weinte* einen Film. Auch wenn es nur ein Low-budget-Film war, spielt Armand Assante, ein Film-Fans wohlbekannter Schauspieler, die Rolle des Nietzsche ganz hervorragend. In einem Gespräch versicherte mir Assante, dass er unter seinen sämtlichen sechzig Filmen besonders auf seine Darstellung von Nietzsche stolz ist.

Eine der großen Überraschungen meines Lebens ereignete sich elf Jahre nach der Veröffentlichung, als ich von einer Wissenschaftlerin in den Weimarer Archiven, die ich bei meiner damaligen Deutschlandreise kennengelernt hatte, einen Brief erhielt. Sie berichtete mir, sie habe gerade einen Brief aus dem Jahr 1880 an Nietzsche gefunden, in dem ein Freund ihm dringend rät, sich mit seinen gesundheitlichen Problemen an Dr. Breuer zu wenden! Nietzsches Schwester Elisabeth durchkreuzte den Plan, angeblich weil er bereits verschiedene andere bekannte Ärzte konsultiert hatte. Nietzsche nannte seine Schwester eine »antisemitische Gans«, und es ist gut möglich, dass sie den Vorschlag ablehnte, weil Breuer Jude war. Der Brief an Nietzsche, in dem er zu einer Konsultation von Breuer aufgefordert wird, und zwei daran anknüpfende Briefe sind in dem englischen Hörbuch des Romans zu hören. Diese überraschende Information bestätigte mich darin, Gides Aphorismus treu geblieben zu sein: *Fiktion ist Geschichte, die sich hätte zutragen können.*

30

DIE ROTE COUCH

Mit *Und Nietzsche weinte* hatte ich in den Wolken gelebt, nun wurde ich durch mein Lehrbuch *Theorie und Praxis der Gruppenpsychotherapie,* das meine Aufmerksamkeit forderte, wieder auf den Boden der Tatsachen geholt. Es war jetzt zehn Jahre alt, und wenn es weiterhin mit anderen Lehrbüchern konkurrieren sollte, war eine Aktualisierung und Verschönerung notwendig. Während ich in den nächsten eineinhalb Jahren Tag für Tag in der Medizinischen Bibliothek in Stanford die Gruppenforschung der letzten zehn Jahre aufarbeitete, relevante neue Forschungsergebnisse hinzufügte und, was der härteste Teil war, altes Material strich, hatte ich das Gefühl, am Zügel gehalten zu sein.

In dieser Zeit nahm ein neuer Roman allmählich Gestalt an. Auf meinen Radtouren und in der Stille vor dem Einschlafen spielte ich mit Erzählsträngen und Figuren, und schon bald begann ich mit einer Geschichte, die ich *Lying on the Couch (Die rote Couch)* nennen wollte. Im Original gibt es ein Wortspiel, das auch auf den Inhalt verweist – es geht um viele Lügen und um Psychotherapie auf der Couch.

Nachdem ich mir die ersten Meriten als Romanautor verdient hatte, verwarf ich meine Hilfskonstruktionen und gab mich nicht mehr damit ab, die Figuren und Ereignisse in einen bestimmten historischen Rahmen zu zwängen. Bei diesem neuen Projekt sollte ich das Vergnügen haben, eine völlig fiktive Geschichte mit frei erfundenen Figuren zu gestalten, und wenn die Welt nicht verrückter war, als ich sie mir vorstellte, wäre dies eine Fiktion, die sich *nie* hätte zutragen können. Hinter den surrealen Ereignissen eines Unterhaltungsromans wollte ich allerdings ernsten und ganz wesentlichen Fragen nachgehen. Sollten wir, wie die frühen Psychoanalytiker meinten, unser wahres Ich verbergen und nur Interpretationen und eine weiße Wand bieten? Oder sollten wir stattdessen offen und natürlich sein und den Patienten unsere eigenen Gefühle und Erfahrungen mitteilen? Und wenn ja, welche Schwierigkeiten könnten sich daraus ergeben?

Ich habe in der psychiatrischen Fachliteratur viel darüber geschrieben, wie essentiell wichtig die therapeutische Beziehung ist. Die verändernde Kraft der Therapie ist nicht intellektuelle Einsicht, auch nicht Interpretation oder Katharsis, sondern vielmehr eine tiefe, authentische Begegnung zwischen zwei Menschen. Die Psychoanalyse der Gegenwart ist inzwischen zu dem Ergebnis gekommen, dass Interpretation nicht genug ist. Während ich dies hier schreibe, gehört zu den meist zitierten psychoanalytischen Artikeln der letzten Jahre ein Aufsatz mit dem Titel »Nicht-interpretierende Mechanismen in der psychoanalytischen Therapie: Das ›etwas Mehr‹ als Interpretation.« Dieses »etwas Mehr«, auch »Gegenwärtigkeit« oder »Momente der Begegnung«, unterscheidet sich kaum von dem, was mein fiktiver Ernest in *Die rote Couch* in seinem Artikel »Über das Dazwischensein: Ein Argument für Authentizität in der Psychotherapie« schreiben möchte.

In meiner eigenen Praxis bemühe ich mich immer um eine authentische Begegnung mit meinen Patienten, in der Gruppen- ebenso wie in der Einzeltherapie. Ich bin meist aktiv, persönlich engagiert und bringe die Aufmerksamkeit oft in das Hier und Jetzt: es vergeht kaum eine Sitzung, ohne dass ich nach unserer Beziehung frage. Aber wie viel sollte der Therapeut oder die Therapeutin von sich zeigen? Das große Problem der therapeutischen Transparenz wird in diesem Unterhaltungsroman heiß diskutiert, analysiert, seziert und bis an die Grenzen ausgetestet.

Gerade habe ich *Die rote Couch* nach Jahren wieder einmal gelesen und bin von vielem überrascht, was ich längst vergessen hatte. Zum einen ist der Inhalt zwar völlig fiktiv, aber es fanden doch viele tatsächliche Ereignisse aus meinem Leben darin Eingang. Dies ist ja nichts Besonderes – ich hörte Saul Bellow einmal sagen: »Wenn ein Romanautor geboren wird, ist die Familie verloren.« Bekanntlich bevölkern die Menschen seiner Kindheit die Seiten seiner Romane. Ich schließe mich dem an. Etwa ein Jahr, ehe ich mit dem Schreiben dieses Romans begann, versuchte mich der Freund eines Freundes zu betrügen, indem er mir Anteile eines Unternehmens verkaufte, das, wie ich später erfuhr, gar nicht existierte. Meine Frau und ich gaben ihm 50 000 Dollar für seine Investition. Obwohl wir recht bald von einer Schweizer Bank sehr offiziell wirkende Zertifikate über unsere Einlage erhielten, war da etwas an ihm, das mir verdächtig vorkam. Ich brachte die Zertifikate zu einer amerikanischen Filiale der Schweizer Bank und erfuhr, dass die Unterschriften gefälscht waren. Dann rief ich beim FBI an und informierte den Betrüger darüber. Kurz vor meiner Besprechung beim FBI erschien er an meiner Tür mit den 50 000 Dollar in bar. Dieses Erlebnis und dieser Betrüger regten mich an zu Peter Macondo in meinem Roman, einem Betrüger, der Therapeuten nachstellt.

Aber es war nicht nur der Betrüger – viele andere Bekanntschaften, Ereignisse und Teile von mir fanden ihren Weg in den Roman. Da sind zum Beispiel Details von meinem Pokerspiel (einschließlich Karikaturen von mir und anderen Spielern). Wegen meiner schlechten Sehfähigkeit spiele ich nicht mehr Poker, aber bis heute treffe ich mich gelegentlich mit meinen Pokerfreunden zum Lunch, und sie nennen sich gegenseitig bei den Namen, die ich ihnen in dem Roman verliehen habe. Es gibt auch eine Patientin (sehr verändert), die im richtigen Leben für mich sehr verführerisch war, ebenso wie einen gebildeten, aber arroganten Psychiater, der ehemals mein Supervisor war. Ich nahm auch einen Freund aus meiner Hopkins-Zeit dazu, Saul, der im Roman Paul ist. Vieles von dem Mobiliar und den Kunstwerken ist real, einschließlich einer Glasskulptur von Saul, die er mir gewidmet hat und die einen Mann zeigt, der über den Rand einer Schale blickt, mit dem Titel »Sisyphus genießt den Ausblick«. Die Liste ist lang: Lieblingsärgernisse, Bücher, Kleidung, Gesten, meine frühesten Erinnerungen, die Geschichte meiner Eltern als Immigranten, die Schach- und Binokelspiele mit meinem Vater und meinen Onkeln – alles über den ganzen Roman verstreut, einschließlich meines Bemühens, mir die Sägespäne aus dem Geschäft von den Schuhen zu treten. Ich erzähle die Geschichte des Vaters eines Marshall Streider, der ein kleines Lebensmittelgeschäft an der Ecke 5. und R-Street in Washington, D.C. besitzt. Als ein Kunde seinen Laden betritt und ein Paar Arbeitshandschuhe möchte, sagt er, die seien im hinteren Lagerraum, aber dann geht er durch die Hintertür und läuft im Eilschritt zum Markt, um für zehn Cent ein Paar Handschuhe zu kaufen, die er dem Kunden dann für dreizehn Cent verkauft. Dies ist eine wahre Geschichte, die mir von meinem Vater erzählt wurde, der bis kurz vor meiner Geburt einen Laden mit eben dieser Adresse besaß.

Der genaue Bericht über einen Analytiker, der vom Psychoanalytischen Institut verwiesen wird, basierte vage auf Masud Khan, der 1988 aus der Britischen Psychoanalytischen Gesellschaft geworfen wurde. Charles Rycroft, mein britischer Analytiker, war Zeuge dieses Ereignisses und hat es mir in allen Einzelheiten beschrieben. Sogar der Traum von »Smokey Bear«

stammt von mir, aus jener Nacht, als Rollo verstarb. Viele Namen der Figuren hatten für mich eine persönliche Bedeutung – zum Beispiel der Protagonist Ernest Lash. Indem ich über Ernest, der tatsächlich sehr ernst war, und seine verführerische Patientin schrieb, dachte ich oft an Odysseus, der sich an den Mast seines Schiffes fesseln ließ (»*lashed himself*«), um den Lockrufen der Sirenen zu entkommen. Eine weitere Figur in meinem fiktiven Analytischen Institut ist Terry Fuller, ein Name, den ich von einem ehemaligen Studenten, Fuller Torrey, ableitete und der eine herausragende Persönlichkeit in der Psychiatrie wurde. Marshall Streider, nach einem meiner Supervisoren an der Johns Hopkins gestaltet, schreitet mit geradem Rücken und hält sich strikt an das Gesetz (außer bei einer ungeheuerlichen Fehlentscheidung).

Auch wenn ich persönlich gerne an der Vorstellung von therapeutischer Genialität festhalte, wollte ich Ernest Lash vor eine große Herausforderung stellen. Ernest macht aus Gründen, die im Roman nicht geklärt werden, ein Experiment – er will mit der nächsten neuen Patientin, die zu ihm kommt, vollkommen transparent sein. Leider ist rein zufällig die nächste neue Patientin eine Anwältin, die ihre eigene versteckte Agenda hat: sie ist, ohne dass er dies weiß, die Rache suchende Frau eines Patienten von Ernest und glaubt, dass Ernest ihren Mann dazu gebracht hat, sich von ihr scheiden zu lassen. Um sich zu rächen, will sie ihn verführen und ihn dadurch ruinieren. Ich habe nie so viel Spaß beim Schreiben gehabt wie bei dieser Geschichte über einen Therapeuten, der der Authentizität verpflichtet ist und nun einer Patientin begegnet, die entschlossen ist zum Verrat. Und noch mehr Spaß machte mir eine der Binnengeschichten, in der ich beschrieb, wie meine Variante der Britischen Psychoanalytischen Gesellschaft einen Analytiker hinauswirft, der sich häretischer Interpretationen strafbar gemacht hat, und nun einen öffentlichen Rückruf – wie Automobilfirmen sie versenden – an alle Patienten startet, die mit schädlichen Interpretationen behandelt wurden.

Mehrere Filmemacher wollten *Die rote Couch* verfilmen. Harold Ramis, der verstorbene Filmschauspieler und Regisseur von *Und täglich grüßt das Murmeltier* und *Reine Nervensache* kaufte eine Option auf den Film, und wir hatten viel Kontakt miteinander, als er in den Straßen von San Francisco *Teuflisch* drehte. Leider fiel *Teuflisch* durch, und das Filmstudio wollte *Die rote Couch* erst verfilmen, wenn *Reine Nervensache 2*, eine Fortsetzung des sehr erfolgreichen Films *Reine Nervensache*, einen Riesenerfolg eingespielt hätte. Unglücklicherweise fiel auch *Reine Nervensache 2* durch. Obwohl Harold Ramis viele Jahre lang immer wieder Filmoptionen auf das Buch erwarb, gelang es ihm nicht, das Projekt hinreichend zu finanzieren. Ich mochte Harold Ramis sehr gerne, und bei seinem Tod im Jahr 2014 habe ich sehr um ihn getrauert.

Eine andere Beinahe-Verfilmung gab es mit Wayne Wang, dem Regisseur von so großartigen Filmen wie *Töchter des Himmels, Smoke, Raucher unter sich* und *Manhattan Love Story*. Auch er erwarb die Option, konnte aber die Finanzierung nicht sicherstellen. Später drehte er einen Film mit dem Titel *Noch einmal Ferien*, in dem es um eine Frau (gespielt von Queen Latifah) mit einer tödlichen Krankheit geht, und er bat mich, in New Orleans eine zweitägige Trainingsgruppe mit dem Filmteam zu leiten, um sie dafür zu sensibilisieren, wie es ist, mit den Problemen im Kontext einer tödlichen Erkrankung umzugehen. Es machte mir viel Spaß, mit Queen Latifah, LL Cool J und Timothy Hutton zu arbeiten, die alle erfrischend offen, gut informiert und ernsthaft bei der Arbeit waren sowie sehr interessiert an meinen Beobachtungen.

Schließlich kam Ted Griffin ins Spiel, ein begabter Drehbuchautor (*Ocean's Eleven, Tricks*), er hatte in den letzten Jahren die Filmrechte gehabt. Er hatte das Drehbuch geschrieben und kam auf Anthony Hopkins zu – eines meiner Filmidole, mit dem ich mich gerne am Telefon unterhielt. Leider ist bisher nichts daraus geworden. Außerdem bin ich auch nicht so sicher, ob nicht eine Verfilmung die wichtigen Botschaften des Romans übergehen und zu stark, vielleicht sogar ausschließlich, die betrügerischen und sexuellen Aspekte in den Mittelpunkt stellen würde. Mir ist inzwischen die erotische Überschwänglichkeit der Protagonistin peinlich. Meine Frau, stets meine erste Leserin, hat mir in Großbuchstaben auf die letzte Seite des Manuskripts geschrieben: »IST DAS ALLES, WAS DU AMERIKA ÜBER DEINE SEXUELLEN PHANTASIEN ZU SAGEN HAST?«

31

DIE REISE MIT PAULA

Jedes Jahr führen die psychiatrischen Assistenzärzte bei der Abschlussfeier einen Sketch auf, der ihre Stanford-Erfahrung auf die Schippe nimmt. In einem Jahr war ich das Ziel, und der Arzt, der mich darstellte, streichelte immer, wenn er auftrat, einen Stapel Bücher, auf deren Rücken »Yalom« stand. Aber ich war nicht gekränkt – vielmehr war ich angetan, die vielen Bücher zu sehen, die ich geschrieben habe.

Zu der Zeit arbeitete ich gerade an einem vom Verlag initiierten Buch mit Auszügen aus meinem früheren Werk und neuen Essays, *Was Hemingway von Freud hätte lernen können*, sehr schön von meinem Sohn Ben herausgegeben. Nachdem der letzte Essay geschrieben war, hatte ich einen unvergesslichen Traum über meine Mutter, den ich in der Eingangsgeschichte meines nächsten Buches *Die Reise mit Paula* beschrieb:

Dämmerung. Vielleicht liege ich im Sterben. An meinem Bett unheimliche Gebilde: Monitore, die meinen Puls überwachen, Sauerstoffgeräte, tropfende Flaschen mit Infusionslösungen, zusammengerollte Plastikschläuche – die Eingeweide des Todes. Ich schließe die Augen und gleite in die Dunkelheit.

Doch dann bin ich mit einem Satz aus dem Bett, renne aus dem Krankenhaus und bin urplötzlich in dem hellen, sonnenbeschienenen Vergnügungspark Glen Echo, wo ich vor

Jahrzehnten viele Sommersonntage verbrachte. Ich höre Karussell-Musik. Ich atme den feuchten, karamellisierten Duft von klebrigem Popcorn und Äpfeln ein. Und ich gehe geradeaus weiter – ohne bei dem Stand mit dem gefrorenen Vanillepudding, der Achterbahn, die sich zwei Mal hinunterstürzt, oder dem Riesenrad innezuhalten –, um mich in der Warteschlange vor der Geisterbahn anzustellen. Nachdem ich meine Eintrittskarte bezahlt habe, warte ich, bis der nächste Wagen mit einem Ruck um die Ecke fährt und scheppernd vor mir hält. Nachdem ich eingestiegen bin und den Sicherungsbügel heruntergezogen habe, um mich sicher und gemütlich hinzusetzen, sehe ich mich ein letztes Mal um – und da, in einer kleinen Gruppe von Zuschauern, sehe ich sie.

Ich winke mit beiden Armen und rufe so laut, dass jeder es hören kann: »Mama! Mama!« In diesem Moment macht der Wagen einen Satz und kracht gegen die Doppeltür, die sich öffnet und den Blick auf einen gähnenden schwarzen Schlund freigibt. Ich lehne mich so weit zurück, wie ich nur kann, und bevor ich von der Dunkelheit verschluckt werde, rufe ich erneut: »Mama! Zufrieden, Mama? Zufrieden mit mir?«

War die Botschaft des Traumes – und die Möglichkeit erschüttert mich –, dass ich mein ganzes Leben mit dieser bedauernswerten Frau als meinem eigentlichen Publikum gelebt habe? Mein ganzes Leben lang habe ich mich bemüht, meiner Vergangenheit zu entkommen – dem Ghetto, dem Lebensmittelgeschäft. Kann es sein, dass ich weder meiner Vergangenheit noch meiner Mutter entkommen bin?

Meine Mutter hatte eine konfliktbehaftete Beziehung zu ihrer Mutter, die ihre letzten Lebensjahre in einem Pflegeheim in New York verbrachte. Außer Putzen und Kochen und im

Geschäft Arbeiten nahm meine Mutter regelmäßig eine vierstündige Bahnfahrt auf sich, um ihrer Mutter etwas Selbstgebackenes zu bringen, die sich dann nicht etwa bedankte, sondern von Simon, dem Bruder meiner Mutter, schwärmte. Er hatte ihr außer einer Flasche 7UP nie etwas mitgebracht.

Meine Mutter erzählte mir diese Geschichte so oft, dass ich nicht mehr zuhörte – ich hatte ihre Nörgelei satt. Aber jetzt sehe ich das anders. Offenbar hatte meine Mutter das Gefühl, dass ihr eigener Sohn sie nicht achtete. Ich frage mich oft: *Warum hatte ich kein Mitgefühl mit ihr? Warum konnte ich nicht sagen: »Wie unfair! Du machst dir all die Mühe und backst und besuchst deine Mutter, und sie hat nichts Besseres zu tun, als Simon wegen seiner 7UP zu loben. Wie weh das getan haben muss!«* Wirklich, das kann doch nicht so schwer gewesen sein. Wie sehr wünschte ich, ich wäre so nett gewesen, etwas Derartiges zu sagen. Dieser einfache Akt der Wertschätzung hätte ihr so viel bedeutet. Und vielleicht würde sie mich nicht mehr in meinen Träumen verfolgen, wenn ich es gesagt hätte.

Und natürlich bringt mich der Traum insofern aus dem Gleichgewicht, als ich dem Tod näher komme, jenem dunklen Schreckenshaus, und immer noch nach Bestätigung suche. Aber nicht von meiner Frau, meinen Kindern, meinen Freunden, Kollegen, Studenten oder Patienten, sondern von meiner Mutter! Von der Mutter, die ich nicht ausstehen konnte und für die ich mich so geschämt habe. Ja, in meinem Traum wende ich mich an sie. Ihr habe ich meine letzte Frage gestellt, »Zufrieden mit mir?« Gibt es einen besseren Beweis für die andauernde Macht der frühen Bindungen?

Eine solche Reue spielte in der Therapie einer jungen Frau eine Rolle, die derzeit bei mir in Therapie ist. Sie hatte mich um einige Beratungsstunden per Skype gebeten, und in unserer zweiten Sitzung fragte ich sie nach ihrer Beziehung zu ihren Eltern. »Meine Mutter ist eine Heilige, und ich hatte immer eine warme, wunderbare Beziehung zu ihr. Aber mein Vater … also, das ist eine andere Geschichte.«

»Erzählen Sie mir über Ihre Beziehung zu ihm.«

»Die beste Beschreibung, die ich geben kann, ist, dass sie ähnlich wie Ihre Beziehung zu Ihrer Mutter ist, so wie Sie die in *Die Reise mit Paula* beschreiben. Mein Vater arbeitete hart und sorgte finanziell für die Familie, aber er war ein Tyrann. Ich habe nie ein lobendes oder nettes Wort von ihm zu irgendjemandem in der Familie oder zu den Menschen, die in seiner Firma arbeiteten, gehört. Bis dann vor acht Jahren sein älterer Bruder und Geschäftspartner Selbstmord beging; mit dem Unternehmen ging es bergab, und mein Vater ging pleite. Er verlor alles. Jetzt ist er wütend und depressiv und tut nichts, außer den ganzen Tag aus dem Fenster zu schauen. Ich habe ihn seit seiner Insolvenz finanziell unterstützt, aber kein Dankeswort. Gestern gerieten wir beim Frühstück schlimm aneinander, und er warf seinen Teller auf den Boden und ging raus.«

Meine Patientin und ich hatten uns erst dreimal gesehen, aber da sie meine Geschichte gelesen hatte, beschloss ich, mit ihr zu teilen, wie sehr ich bereue, nie Mitgefühl für meine Mutter aufgebracht zu haben. »Ich frage mich, ob Sie nicht eines Tages auch solche Reuegefühle gegenüber Ihrem Vater empfinden werden.«

Sie nickte bedächtig, »Ja, vielleicht.«

»Ich kann nur vermuten, aber ich stelle mir vor, dass es für Ihren Vater, der so in seiner Rolle als Ernährer aufging und ein großes Unternehmen leitete und so viel Macht in der Welt und in der Familie hatte, eine große Demütigung sein muss, von seiner Tochter unterstützt zu werden.«

Sie nickte. »Wir haben nie darüber gesprochen.«

»Sind Sie bereit dazu?«

»Ich bin mir nicht sicher. Ich muss darüber nachdenken.«

In der Folgewoche beschrieb sie eine Begegnung mit ihrem

Vater. »Ich besitze ein großes Bekleidungsgeschäft, und wir hatten eine besondere Veranstaltung, um unsere neue Kollektion vorzustellen. Ich hatte noch Eintrittskarten übrig und dachte, meinem Vater würde es vielleicht Spaß machen. Er kam, aber ging dann, ohne es mit mir abzustimmen, in den Mitarbeiterbereich und sprach alle leutselig an und tat kund, dass er mein Vater sei. Als ich das erfuhr, verlor ich die Kontrolle und sagte: ›Wie konntest du das tun? Es passt mir nicht, dass du dich nicht mir abgestimmt hast. Ich will mein Geschäft und mein Privatleben auseinander halten.‹ Da schrie er mich an, und ich schrie zurück, und schließlich ging er in sein Zimmer und knallte die Tür zu.«

»Und dann?«

»Ich wollte gehen, aber dann kam mir der Gedanke, was für ein trister Abend das für meine Mutter werden würde ... und, ja, auch für meinen Vater, und ich dachte daran, was Sie über Ihre Mutter gesagt haben. Also holte ich Atem und klopfte an seiner Tür und redete mit ihm. ›Schau mal, Dad, es tut mir leid. Aber weißt du: Ich habe dich eingeladen, bei einer meiner Veranstaltungen dabei zu sein, aber ich wollte nicht, dass du dich bei meinen Mitarbeitern einschmeichelst – ich wollte lediglich dieses Ereignis mit dir teilen. Wie oft tun wir das?‹«

»Wie schön Sie das gesagt haben. Und dann?«

»Zuerst schwieg er. Fast sprachlos. Dann kam er auf mich zu und nahm mich in den Arm, und er weinte. Ich habe ihn noch nie, kein einziges Mal, weinen sehen. Und ich weinte auch. Wir haben beide geweint.«

Ja, dies ist eine wahre Geschichte – fast wortwörtlich.

* * *

Zu dem Erzählband *Die Reise mit Paula* gehört auch die effektivste Lehrgeschichte, die ich je geschrieben habe: »Trauer-

Therapie: Sieben Lektionen zur Bewältigung von Leid«, als Anleitung für Therapeuten gedacht, die nach der existentiellen Methode arbeiten.

Irene, eine hoch geschätzte Chirurgin, nahm Kontakt mit mir auf, weil sie Hilfe brauchte. Ihr noch junger Ehemann hatte ein tödliches Krebsleiden, und Irenes Traurigkeit war aus verständlichen Gründen akut. Vor einigen Jahren hatte ich zwei Jahre lang eine Gruppe für Menschen geleitet, die einen Ehepartner verloren hatten, und vor diesem Hintergrund hielt ich mich für einen Experten in der Arbeit mit Trauernden und war bereit, mit Irene zu arbeiten. Überaus intelligent, aber kühl und streng mit sich und anderen, wurde Irene für zwei Jahre meine Patientin. Unsere gemeinsame Arbeit zeigte mir, wie viel ich noch über Verlust lernen musste, daher der Titel der Geschichte »Sieben Lektionen zur Bewältigung von Leid«.

Meine erste Lektion lernte ich bereits in unserer ersten Sitzung, als sie den Traum beschrieb, den sie in der Nacht zuvor geträumt hatte:

> *Ich bin immer noch Chirurgin, zugleich aber Doktorandin in Englisch. Zu meiner Vorbereitung auf einen Kurs gehören zwei verschiedene Texte, ein antiker und ein moderner, die beide den gleichen Titel tragen. Ich habe mich nicht für das Seminar vorbereitet, weil ich keinen der Texte gelesen habe. Vor allem habe ich den alten, ersten Text nicht gelesen, der mich auf den zweiten vorbereitet hätte.*

Ich fragte sie, ob sie sich noch an die Titel der Texte erinnere. »Oh, ja ich erinnere mich sehr deutlich. Beide Bücher, das alte und das neue, trugen den Titel *Der Tod der Unschuld.*« Für einen Therapeuten mit meinen Interessen und meinem Hintergrund war dies ein großes Geschenk. Man stelle sich das nur vor, zwei Texte – ein alter und ein neuer –, und der alte

Text (das heißt die ersten Lebensjahre) war notwendig, um den neuen zu verstehen.

Es war nicht nur so, dass Irenes Traum eine intellektuelle Schatzsuche allererster Güte versprach; er war auch ein *erster Traum*. Wie ich in »Sieben Lektionen zur Bewältigung von Leid« erkläre, hat seit 1911, als Freud dies erstmals diskutierte, der erste Traum, von dem ein Patient in der Therapie berichtet, etwas Geheimnisumwobenes. Freud glaubte, dass dieser erste Traum einfach und höchst enthüllend sei, weil neue Patienten noch nicht auf der Hut seien. Wenn sie dann später in der Therapie schon einige Träume mit dem Therapeuten durchgearbeitet haben, wird der Traumerreger, der in unserem Unbewussten sitzt, vorsichtig und wachsam und sorgt anschließend dafür, dass er komplexere und verwirrendere Träume hervorbringt.

Freud folgend stellte ich mir den Traumerreger oft als einen untersetzten, jovialen Homunkulus vor, der es sich inmitten eines Waldes aus Dendriten und Neuriten gut gehen lässt. Er schläft am Tage, aber nachts, wenn er auf einem Kissen summender Synapsen ruht, trinkt er mit Honig gesüßten Nektar und spinnt träge Traumsequenzen für seinen Wirt. Am Vorabend des ersten Besuchs beim Therapeuten schläft der Patient voller widerstreitender Gedanken über die bevorstehende Therapie ein, und der Homunkulus macht sich an seine nächtliche Arbeit und verwebt diese Ängste und Hoffnungen in einen Traum. Dann erfährt der Homunkulus nach der Therapiesitzung, dass der Therapeut seinen Traum geschickt gedeutet hat, und von nun an achtet er sorgfältig darauf, die Bedeutung des Traums immer tiefer und tiefer in nächtlicher Verkleidung zu begraben. Natürlich ist das nur ein albernes Märchen – wenn ich nur nicht daran glaubte.

Ich erinnere mich noch unheimlich klar an meinen eigenen Traum, eine Nacht vor der ersten Sitzung meiner eigenen Analyse vor mehr als fünfzig Jahren, den ich auch in *Sieben Lektionen zur Bewältigung von Leid* beschreibe.

> *Ich liege auf dem Untersuchungstisch eines Arztes. Das Laken ist zu klein, um mich ganz zu bedecken. Ich sehe eine Krankenschwester, die mir eine Nadel ins Bein sticht – ins Schienbein. Plötzlich ist ein explosiver zischender, gurgelnder Laut zu hören – WHOOOOOSH.*

Der Mittelpunkt des Traums – das laute *Whoosh* – war mir sofort klar. Als Kind war ich mit chronischer Nebenhöhlenentzündung geschlagen, und in jedem Winter brachte mich meine Mutter zu Dr. Davis, der mir die Nebenhöhlen drainierte und ausspülte. Ich hasste seine gelben Zähne und sein Fischauge, das mich durch die Mitte eines kreisförmigen Spiegels anstarrte, wie ihn Hals-Nasen-Ohren-Ärzte am Stirnband trugen. Als er mir die Kanüle in die Öffnung der Nebenhöhlen einführte, spürte ich einen stechenden Schmerz und hörte dann ein ohrenbetäubendes *Whoooosh – dasselbe Whoooosh, das ich im Traum hörte –*, als die eingespritzte Salzlösung aus den Nebenhöhlen herausgespült wurde. Als ich die wabbelige abstoßende Schweinerei in der verchromten Drainagepfanne ansah, dachte ich, dass mir das Gehirn ausgewaschen worden war. In meinem ersten Traum in der Analyse hatte sich der Schrecken aus dem realen Leben mit meiner Angst, dass auf der Couch des Analytikers peinliche oder abstoßende Gedanken zu Tage kämen, vermischt.

* * *

Irene und ich arbeiteten hart an *ihrem* ersten Traum. »Sie hatten also keinen der beiden Texte gelesen«, begann ich, »*vor allem* den alten nicht.«

»Genau, ich hatte erwartet, dass Sie danach fragen. Ich hatte keinen der beiden Texte gelesen, *vor allem* aber nicht den sehr alten.«

»Haben Sie eine Ahnung, welche Bedeutung diese beiden Texte in Ihrem Leben haben?«

»Eine Ahnung kann man das kaum nennen«, entgegnete Irene. »Ich weiß genau, was sie bedeuten.«

Ich wartete darauf, dass sie fortfuhr, doch sie saß einfach nur schweigend da und sah aus dem Fenster. Ich kannte Irenes irritierende Eigenheit noch nicht, erst dann mit einer Schlussfolgerung herauszurücken, wenn ich ausdrücklich darum bat.

Verärgert ließ ich die Stille eine Minute oder zwei dauern. Schließlich mahnte ich sie: »Und der Sinn der beiden Texte, Irene, ist...«

»Der Tod meines Bruders war der alte Text. Ich war damals zwanzig. Der bevorstehende Tod meines Mannes ist der neue Text.«

»Der Traum sagt uns demnach also, dass Sie den Tod Ihres Mannes vielleicht nicht bewältigen werden, bevor Sie nicht den Ihres Bruders bewältigt haben.«

»Sie haben's erfasst. Genau.«

Der *Inhalt*, mit dem wir umgingen, war erhellend, aber der *Prozess* (also die Art der Beziehung zwischen uns) war konfrontativ und höchst angespannt, und am Ende war die Arbeit an unserer Beziehung die eigentliche Quelle der Heilung. In einer Sitzung führte unser Gespräch über einen Traum von einer Mauer aus Leibern, die uns beide trennte, zu einem Zornanfall:

»Was ich meine, ist Folgendes: Wie können Sie mich verstehen? Ihr Leben ist irreal – warm, gemütlich, unschuldig. Wie dieses Sprechzimmer.« Sie zeigte auf meine vollgestellten Bücherregale hinter ihr und auf den scharlachroten japanischen Ahorn, dessen leuchtendes Laub direkt vor dem Fenster zu sehen war. »Das Einzige, was hier noch fehlt, sind ein paar Chintzkissen, ein Kamin und ein knisterndes Feuer. Ihre Familie umgibt Sie – alle in derselben Stadt. Ein heiler Familienkreis. Was wissen Sie denn *wirklich* von Verlusten? Glauben Sie, Sie könnten besser damit umgehen? Angenommen Ihre Frau oder eines Ihrer Kinder würde in diesem Augenblick sterben? Wie würde es Ihnen damit wohl ergehen? Selbst dieses schicke gestreifte Hemd, das Sie da tragen – ich hasse es. Ich zucke jedes Mal zusammen, wenn Sie es tragen. Ich hasse, was es ausdrückt.«

»Was drückt es denn aus?«

»Es sagt: ›Ich habe meine Probleme alle gelöst. Erzählen Sie mir von Ihren.‹«

* * *

Oft trafen Irenes Bemerkungen ins Schwarze. Es gibt eine Geschichte über den Schweizer Bildhauer Alberto Giacometti, der sich bei einem Verkehrsunfall ein Bein brach. Als er auf der Straße lag und auf den Notarzt wartete, soll er gesagt haben: »Endlich, endlich ist mir etwas zugestoßen.« Ich weiß genau, was er meinte. Irene hatte mich durchschaut. Dreißig Jahre, als Professor in Stanford, hatte ich im selben Haus gewohnt, zugeschaut, wie meine Kinder in dieselben Schulen gingen, und brauchte nie einer Tragödie ins Auge zu sehen: keine einschneidenden, unvorhersehbaren Todesfälle – mein Vater und meine Mutter starben in hohem Alter, er war neunundsechzig, sie über neunzig. Meine sieben Jahre ältere Schwester war damals noch am Leben. Ich hatte noch keine engen Freunde verloren, und meine vier Kinder waren gesund.

Für einen Therapeuten, der sich einen existentiellen Bezugsrahmen geschaffen hat, ist ein so behütetes Leben eine Bürde. Oftmals habe ich mich danach gesehnt, aus dem Elfenbeinturm herauszukommen zu den Problemen der richtigen Welt. Jahrelang habe ich mir ein Sabbatjahr als Arbeiter vorgestellt, vielleicht als Notarztfahrer in Detroit oder als Fast-food-Koch in der Bowery oder als Sandwich-Macher in einem Delikatessenladen. Aber dazu ist es nie gekommen. Der Sirenengesang, der mich zum Schreiben nach Bali oder zum Aufenthalt in der Wohnung eines Kollegen in Venedig oder zu einem Stipendium nach Bellagio an den Comer See lockte, war unwiderstehlich. Ich habe nie die Erfahrung von persönlichem Wachstum durch eine Scheidung gemacht, ich war als Erwachsener nie auf mich gestellt. Meine Beziehung mit Marilyn war nicht immer problemlos – Gott sei Dank für den *Sturm und Drang*, denn wir haben beide daraus gelernt.

Ich sagte Irene, sie habe recht, und ich gab zu, dass ich manchmal diejenigen beneidete, die mehr am Rande leben. Manchmal habe ich die Sorge, dass ich meine Patienten ermutige, den heroischen Sprung für mich zu wagen.

»Aber es stimmt nicht, dass ich keine tragischen Erfahrungen habe. Ich muss ständig über den Tod nachdenken. Wenn ich mit Ihnen zusammen bin, stelle ich mir oft vor, wie es wäre, wenn meine Frau todkrank wäre, und dann überkommt mich immer eine unbeschreibliche Traurigkeit. Ich bin mir darüber klar, völlig klar, dass ich mich der Sache nähere und nun eine andere Lebensphase erreiche. Alle Anzeichen des Alterns – meine abgenutzten Kniegelenke, mein nachlassendes Sehvermögen, meine Rückenschmerzen, meine Altersplaques, mein grauer Bart und meine grauen Haare, Träume vom eigenen Tod –, all dies sagt mir, dass ich auf das Ende meines Lebens zugehe.«

Sie hörte zu, aber sagte nichts.

»Und noch etwas«, fügte ich hinzu. »Ich habe mich freiwillig dafür entschieden, mit sterbenden Patienten zu arbeiteten in der Hoffnung, dass sie mich dem tragischen Kern meines eigenen Lebens näher bringen. Und so ist es tatsächlich geschehen: Ich bin daraufhin noch einmal für drei Jahre in Therapie gegangen.«

Nach dieser scharfen Erwiderung nickte Irene. Ich kannte ihr Nicken – diese charakteristische Abfolge von Bewegungen, ein scharfes Kinnzucken gefolgt von zwei oder drei weicheren Bewegungen –, ihr somatischer Morsecode, mit dem sie mir mitteilte, dass meine Antwort zufriedenstellend war. Ich hatte die erste Lektion gelernt, dass der Therapeut nicht distanziert bleiben kann, wenn er große Trauer behandeln will, sondern sich der Sterblichkeit aus der Nähe stellen muss. Und es folgten noch viele Lektionen, um die herum ich die Geschichte aufbaute. In dieser Erzählung war die Patientin die eigentliche Lehrerin, und ich war nur der Mittelsmann, der ihre Lektionen weitergab.

* * *

Der Text, der mir am meisten Spaß machte, ist »Der ungarische Katzenfluch«. In dieser Geschichte versucht Ernest Lash (von *Die Rote Couch* beurlaubt), Merges zu behandeln, einen bösen, deutschsprachigen Kater in seinem neunten und letzten Leben. Merges war ein weit gereistes Wesen, das in einem früheren Leben mit Xanthippe, einer Katze im Hause Heidegger, verkehrte und jetzt gnadenlos Artemis, Ernests Geliebte, heimsuchte.

Auf einer Ebene ist die Geschichte eine Farce, aber auf einer anderen Ebene ist es wohl meine scharfsinnigste Abhandlung über den Tod und die Beschwichtigung der Angst vor dem Tod. Einen Großteil der Geschichte habe ich bei einem Besuch bei Bob Berger geschrieben, einem engen Freund aus dem Medizinstudium, der vor Kurzem verstorben ist. Ich siedelte die Geschichte in Budapest an, und Bob, der in Ungarn aufgewachsen ist, lieferte mir die ungarischen Namen für die Figuren, die Straßen, Brücken und Flüsse.

Ich erinnere mich noch mit Vergnügen an eine öffentliche Lesung aus *Die Reise mit Paula* im Book Depot in Mill Valley, wo mein Sohn Ben, der Theaterregisseur ist, mit mir gemeinsam ein Gespräch zwischen Ernest und Merges las. Ich lege keinen großen Wert auf Trauerfeiern, aber wenn meine Familie nach meinem Tod eine planen sollte, hätte ich gern, dass dieser Dialog gelesen wird – es würde die Veranstaltung aufheitern. Also, Ben, bitte, übernimm die Rolle des Katers und such dir einen deiner Brüder oder Lieblingsschauspieler aus, der Ernest spielt.

32

WIE MAN GRIECHE WIRD

Griechenland ist unter den Ländern, in denen meine Bücher übersetzt wurden, eines der kleinsten und ragt doch in meiner Vorstellung als größtes heraus. 1997 erwarb Stavros Petsopoulos, der Eigentümer von Agra Publications, die griechischen Rechte für sämtliche Bücher von mir und beauftragte ein Ehepaar, Yannis Zervas und Evangelia Andritsanou, als Übersetzer. Damit begann eine lange und bedeutsame Freundschaft für unsere Familie. Yannis ist ein in den Vereinigten Staaten ausgebildeter Psychiater und bekannter griechischer Dichter, und Evangelia ist Klinische Psychologin und außerdem Übersetzerin. Selbst wenn Griechenland auf dem Gebiet der Psychotherapie nie eine bedeutende Rolle gespielt hat und ein Lesepublikum von etwa fünf Millionen hat, wurde es umgehend meine weltweit größte Pro-Kopf-Leserschaft, und ich bin als Autor dort bekannter als irgendwo sonst. Warum dies so ist, habe ich nie verstanden.

Nach unserer ersten Begegnung mit Griechenland, als unser Gepäck verloren ging und Marilyn und ich fünf Tage lang mit leichtem Gepäck als Touristen unterwegs waren, hatten wir dort noch zwei außerordentlich schöne gemeinsame Aufenthalte. Dem ersten ging ein Aufenthalt in der Türkei voraus. 1993 gab ich am Bakirkoy-Krankenhaus in Istanbul einen Workshop für Psychiater und leitete dann eine zweitägige Selbsterfahrungsgruppe für achtzehn türkische Psychiater und Psychologen in

Bodrum, einer alten Stadt an der Ägäis, die Homer als »Paradies des ewigen Blau« beschrieb. Diese Gruppe arbeitete zwei Tage lang hart, und ich war von der Kultiviertheit und Offenheit von vielen der Teilnehmer beeindruckt. Nach dem Workshop spielte dann einer der Psychiater, Ayça Cermak, mit dem ich bis zum heutigen Tag im Kontakt bin, den Führer und fuhr Marilyn und mich durch Teile der Westtürkei und wieder zurück nach Istanbul. Dort nahmen wir einen Flug nach Athen und gelangten mit der Fähre auf die Insel Lesbos. Marilyn hatte sich schon lange für die Dichterin Sappho interessiert, die im siebten Jahrhundert vor Christus umgeben von ihren Schülerinnen auf Lesbos lebte.

Kaum hatten wir die Fähre verlassen, als ich zu meiner Freude einen kleinen Laden sah, wo Motorräder vermietet wurden, und schon waren wir unterwegs, Lesbos auf einem alten, aber anscheinend kooperativen Motorrad zu erkunden. Gegen Ende des Tages, als die Sonne gerade ins Meer tauchte, tat das Motorrad außerhalb des kleinen Ortes einen letzten Atemzug und gab den Geist auf. Wir hatten keine andere Wahl, als die Nacht in den Ruinen eines verlassenen Gasthauses zu verbringen, wo Marilyn wenig Schlaf fand, nachdem sie eine große Ratte erspäht hatte, die durch das beengte Badezimmer huschte. Am nächsten Tag gegen Mittag schickte der Motorradladen mit einem Laster einen Ersatz, und wir konnten unsere Fahrt fortsetzen, wir kamen durch freundliche Dörfer, faulenzten in Tavernen, plauderten mit anderen Gästen und beobachteten dabei weißbärtige alte Männer, die Retsina tranken und Backgammon spielten.

Yannis hatte ich 2002 bei einer Konferenz der American Psychiatric Association in New Orleans kennengelernt, wo mir der Oskar-Pfister-Preis in Religion und Psychiatrie verliehen wurde. Ich war über diese Auszeichnung erstaunt und erkundigte mich bei dem Komitee, warum sie jemanden wie mich, der offen zu seiner Skepsis gegenüber der Religion steht, ausgewählt hatten, und sie antworteten, dass ich mich mehr als die meisten Psychiater »religiösen Fragen« gestellt hätte. Nach meinem Vortrag, der später als Sonderdruck unter dem Titel *Religion and Psychiatry* in griechischer und türkischer Übersetzung (aber in keiner anderen Sprache) veröffentlicht wurde, traf ich mich zum Lunch mit Yannis, der eine Einladung von Stavros Petsopoulos überbrachte, in Athen einen Vortrag zu halten.

Ein Jahr später landeten wir wieder in Athen und nahmen sofort einen 45-Minuten-Anschlussflug mit einer kleinen Maschine nach Syros, einer kleinen griechischen Insel, wo Yannis und Evangelia ein Sommerhaus hatten. Da ich sehr unter Jetlag leide, brauche ich immer ein paar Tage vor meinen Auftritten, um mich zu akklimatisieren. Wir erholten uns auf der Insel in einem kleinen Gasthof in dem Städtchen Hermoupolis, bekamen jeden Morgen zum Frühstück hausgebackene Croissants und Marmelade aus Feigen, die an einem ausladenden Baum im Vordergarten gediehen. Zwei Tage später sollten wir die Insel wegen einer Pressekonferenz in Athen verlassen, aber in der Nacht vor unserer Abreise trat das Personal der Fähren in Streik, und daraufhin buchte Stavros ein kleines viersitziges Flugzeug.

Auf dem kurzen Flug nach Athen unterhielt sich der Pilot, der *Und Nietzsche weinte* gelesen hatte, angeregt mit mir über das Buch. Dann erkannte mich der Taxifahrer am Flughafen und erzählte mir, welches seine Lieblingsstellen in *Die rote Couch* seien. Im Hilton ging ich in eine Pressekonferenz mit etwa zwanzig Journalisten. Ich hatte noch nie, weder in den Vereinigten Staaten noch in einem anderen Land, eine Pressekonferenz gehabt. Näher bin ich echter Berühmtheit nie gekommen.

Am nächsten Tag kamen 2500 Menschen, um meinen Vortrag im Ballsaal des Hotels zu hören. Die Lobby war so brechend voll, dass ich nur auf einem Geheimweg durch die Küche im Keller dorthin kam. Man hatte nur neunhundert Kopfhörer bestellt, und die ursprünglich geplante Simultanübersetzung musste im letzten Augenblick abgeblasen werden. Ich strich meinen Text auf die Hälfte zusammen, so dass konsekutiv übersetzt werden konnte. Die Übersetzerin, die sich an Hand eines schriftlichen Vortragstextes vorbereitet hatte, geriet in Panik, fing sich aber wieder, und dann machte sie es fabelhaft. Die Zuhörer unterbrachen den Vortrag ständig mit Fragen und Anmerkungen. Einer im Publikum griff mich derart heftig an, weil ich nicht alle Fragen umfassend beantwortete, so dass die Polizei ihn abführen musste.

Nach meinem Vortrag signierte ich Bücher, viele brachten mir Geschenke – Honig von eigenen Bienenwaben, Wein oder selbstgebrannten Schnaps, Bilder, die sie selbst gemalt hatten. Eine rührende ältere Frau bestand darauf, dass ich eine Goldmünze annahm, die ihre Eltern in ihren Mantel genäht hatten, als sie als Kind aus der Türkei hatte flüchten müssen.

An jenem Abend fühlte ich mich erschöpft, dankbar und geliebt, aber auch verwirrt über das Ausmaß an Anerkennung. Ich konnte nicht viel mehr tun, als mit dem Strom zu schwimmen und zu versuchen, im Gleichgewicht zu bleiben. Mit Geschenken beladen kamen wir in unser Hotelzimmer zurück und fanden noch ein Geschenk vor: ein Schiff aus Schokolade, sechzig Zentimeter lang und mit flatternden Segeln. Marilyn und ich ließen es uns schmecken.

Am nächsten Tag signierte ich Bücher in der Buchhandlung Hestia, einem kleinen Laden im Zentrum von Athen. Ich habe davor und danach Dutzende von Signierstunden gehabt, aber dieses war die Urform aller Signierstunden. Die Schlange ging aus dem Laden heraus und acht Straßenblocks weiter, wodurch eine beträchtliche Verkehrsstörung entstand. Die Leute kauften nicht nur neue Bücher in der Buchhandlung, sondern brachten auch früher gekaufte Bücher mit, die ich signieren sollte. Ihre Namen zu schreiben war schwierig, weil die meisten mir unbekannt waren – zum Beispiel Docia, Ianthe, Nereida, Tatiana – und schwer zu buchstabieren. Die Kunden wurden dann gebeten, ihre Namen in großen Buchstaben auf gelbe Papierstreifen zu schreiben, die sie mir mit ihren Büchern übergeben sollten. Viele machten Fotos, aber das hielt die Schlange auf, und so wurden sie bald gebeten, das Fotografieren zu unterlassen. Nach einer Stunde wurde den Kunden gesagt, ich könne maximal vier Bücher signieren, und nach einer weiteren Stunde drei, und am Ende nur noch ein altes Buch mit den neu erworbenen Büchern. Trotzdem dauerte das Signieren fast vier Stunden, und ich signierte über achthundert neue und noch viel mehr ältere Bücher. Kürzlich hörte ich zu meinem Bedauern, dass die ehrwürdige Buchhandlung Hestia endgültig schließen musste, ein Opfer der griechischen Finanzkrise.

Die große Mehrzahl der Kunden in dieser Schlange waren Frauen – wie dies beim Signieren meiner Bücher immer der Fall ist –, und ich machte die einmalige Erfahrung, dass mindestens fünfzig reizende Griechinnen mir ins Ohr flüsterten: »Ich liebe Sie.« Damit mir dies nicht in den Kopf stieg, zog mich Stavros zur Seite und erklärte mir, dass Griechinnen dies oft sagen und beiläufiger meinen als Amerikaner.

* * *

Zehn Jahre später kam mir die Buchhandlung Hestia noch einmal in den Sinn, als ein älterer britischer Arzt mich um eine Beratung bat. So unzufrieden, wie er mit seinem Leben als Junggeselle und seinem ungenutzten Potenzial war, musste er mir gegenüber höchst ambivalent sein: einerseits wollte er meine

Hilfe, andererseits beneidete er mich auch zutiefst um meinen Erfolg als Autor, weil er der Überzeugung war, dass auch er das Talent hätte, gute Bücher zu schreiben. Gegen Ende unserer Beratung erzählte er eine Schlüsselgeschichte, die ihn seit fünfzig Jahren verfolgte, damals hatte er gerade zwei Jahre in Griechenland an einer Mädchenschule Englisch unterrichtet. Am Ende der Abschiedsfeierlichkeiten, als er gerade aufbrechen wollte, umarmte ihn eine gutaussehende griechische Schülerin zum Abschied und flüsterte ihm ins Ohr: »Ich liebe Sie.« Seither hatte er immer an dieses junge Mädchen gedacht, ihr Geflüster im Kopf gehört und sich damit gequält, dass er nicht den Mut hatte, sich auf das Leben einzulassen, zu dem er ausersehen war. Ich bot ihm alles Mögliche an, wohl wissend, dass ich ihm eines *nicht* sagen konnte: »Wenn Griechinnen ›Ich liebe Sie‹ sagen, bedeutet es für sie nicht dasselbe wie in den Vereinigten Staaten oder vielleicht in Großbritannien. Mir haben tatsächlich einmal fünfzig Griechinnen dasselbe ins Ohr geflüstert.«

Am Tag nach dem Signieren bei Hestia verlieh mir die Panteion-Universität meinen einzigen Ehrendoktor. Ich war beeindruckt, vor einem großen Publikum in einem riesigen Saal zu stehen, dessen Wände mit Gemälden von Aristoteles, Platon, Sokrates, Epikur und Aischylos bedeckt waren. Am nächsten Abend sprach Marilyn an der Universität von Athen über feministische Themen. Berauschende Zeiten für die Familie Yalom!

Mein nächster Griechenlandaufenthalt folgte vier Jahre später, 2009. Marilyn war von der Universität von Ioannina eingeladen, über ihr Buch *Eine Geschichte der Brust* zu sprechen. Da die Onassis-Stiftung wusste, dass wir nach Griechenland kommen würden, luden sie mich ein, im Megaron, dem größten Konzertsaal in Athen, einen Vortrag über mein Buch *Die Schopenhauer-Kur* zu halten.

Als wir in Athen ankamen, bekamen wir eine private Füh-

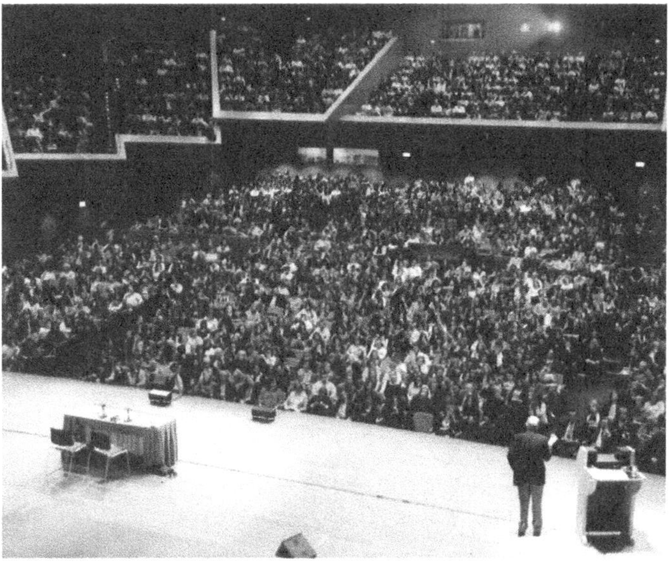

Vortrag im Megaron in Athen, 2009.

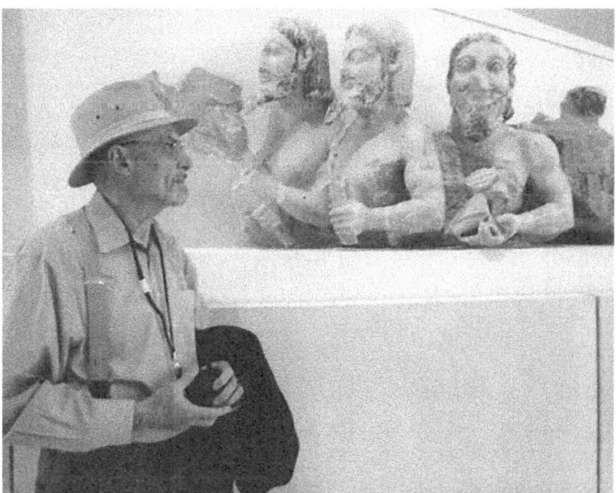

Akropolis-Museum, Athen, 2009.

rung durch das neue Akropolis-Museum, das in wenigen Wochen eröffnet werden sollte. Beim Eintreten staunten wir über die Glasfußböden, durch die wir unter unseren Füßen Schicht um Schicht die Kulturüberreste von Jahrtausenden sehen konnten. An anderer Stelle im Museum waren die Elgin-Marbles, nach jenem Engländer benannt, der etwa die Hälfte dieser Marmorskulpturen aus der Akropolis ins Britische Museum verbracht hatte. Die fehlenden (mancher würde sagen, gestohlenen) Exponate wurden als Gipsabgüsse in einer anderen Farbe als die Originale gezeigt. Die Rückführung von Kunstwerken in ihr Ursprungsland ist heutzutage für alle Museen ein kompliziertes Problem. Aber in Griechenland fühlten wir mit den Griechen.

Von Athen flogen wir nach Ioannina, wo Marilyn von Frau Professor Marina Vrelli-Zachou zu einem Vortrag an der Universität eingeladen worden war, einer beeindruckenden Einrichtung mit 20000 Studierenden. Wie immer wenn ich Marilyn vor einem Publikum sprechen hörte, lehnte ich mich glücklich zurück und konnte mich nur schwer beherrschen, nicht zu rufen: »Hallo, hallo, dies ist meine Frau.« Am nächsten Tag machten unsere Gastgeber mit uns einen Ausflug aufs Land und nach Delphi, einem Ort des Altertums, der bei Homer erwähnt wird. Wir saßen eine lange Zeit in dem griechischen Amphitheater auf den 2000 Jahre alten Sitzplätzen und spazierten dann zu einem Hain, wo die Orakel früher den Flug der Vögel deuteten. Der Ort hatte etwas sehr Bewegendes – seine Größe, seine Würde und Geschichte –, und trotz meiner Skepsis bekam ich eine Ahnung, eine dunkle Ahnung, vom Sakralen.

Wir bummelten durch Ioannina, eine an einem wunderschönen See gelegene Stadt, und kamen zu ihrer Synagoge, noch aus römischen Zeiten stammend, die von der kleinen jüdischen Gemeinde nach wie vor als Gottesdienst genutzt wird. Im Zweiten Weltkrieg wurden fast alle Juden in Ioannina ermordet, und nur wenige Überlebende kehrten zurück. Die verbleibende Gruppe ist so klein, dass die Synagoge heutzutage den Frauen gestattet, zu den *Minjan* zu gehören, also zu den zehn Personen, die nach jüdischer Tradition mindestens zusammenkommen müssen, um einen Gottesdienst abzuhalten. Während wir über den Marktplatz gingen und die alten Männer Backgammon spielen und Ouzo schlürfen sahen, atmeten wir die Düfte ein, die mit diesem Land verbunden sind, aber ein unwiderstehlicher Duft – Baklava – verzauberte mich, und ich folgte meiner Nase und gelangte zu einer Bäckerei, in der ich zwei Dutzend verschiedene Sorten fand. Ich stelle mir noch immer eine Schreibauszeit in Ioannina vor, am liebsten in der Nähe dieser Bäckerei.

Während wir beide in der Buchhandlung der Universität von Ioannina Bücher signierten, fragte Marilyn den Inhaber nach meiner Beliebtheit bei den griechischen Lesern. »Yalom ist hier der bekannteste amerikanische Autor«, sagte er. Marilyn fragte nach Philip Roth. »Den mögen wir auch«, antwortete er, »aber Yalom halten wir für einen Griechen.«

Die Journalisten haben mich im Laufe der Jahre nach meiner Beliebtheit in Griechenland gefragt, und ich weiß eigentlich nie, wie ich antworten soll. Mir ist klar, dass ich mich, obwohl ich kein Wort Griechisch spreche, hier zu Hause fühle, und sogar in den Vereinigten Staaten empfinde ich gegenüber Menschen griechischer Abstammung Zuneigung. Ich bin vom griechischen Theater und griechischer Philosophie und von Homer fasziniert, aber dies ist keine Erklärung. Vielleicht ist es eher ein Phänomen des Mittleren Ostens, denn meine Leserschaft in der Türkei, in Israel und im Iran ist auch überproportional.

Erstaunlicherweise erhalte ich regelmäßig E-Mails von iranischen Studenten, Therapeuten und Patienten. Ich weiß nicht, wie viele Exemplare meiner Bücher auf Farsi verkauft worden sind: Iran ist das einzige Land, das meine Bücher ohne

Genehmigung und ohne Lizenzen veröffentlicht. Meine Kollegen im Iran sagen mir, sie seien vertraut mit den Büchern von Sigmund Freud, C. G. Jung, Mortimer Adler, Carl Rogers und Abraham Maslow und wünschten sich mehr Kontakt mit westlichen Psychotherapeuten. Da ich nicht mehr ins Ausland reise, musste ich ihre Einladungen zu Vorträgen im Iran leider absagen.

Wir alle sind heutzutage von den vielen schrecklichen Nachrichten in der Welt erschöpft oder abgestumpft, aber wenn ein Nachrichtensprecher Griechenland erwähnt, hören Marilyn und ich immer aufmerksam hin. Ich werde stets ein Gefühl großer Bewunderung für die Griechen haben und dankbar dafür sein, als ein Ehrengrieche angesehen zu werden.

33

DER PANAMA-HUT

Rilkes Buch *Briefe an einen jungen Dichter* hat für mich einen besonders hohen Stellenwert, und jahrelang dachte ich daran, ein solches Buch für junge Therapeuten zu schreiben, aber fand nicht die passende Form und Struktur dafür. Dies änderte sich eines Tages, als Marilyn und ich 1999 die Huntington Gärten in San Marino in Südkalifornien besuchten. Wir wollten die spektakulären Anlagen besichtigen, insbesondere den japanischen Garten mit seinen Bonsai-Bäumen. Gegen Ende unserer Tour ging ich in die Huntington Library und sah mir eine neue Ausstellung über Bestseller der Englischen Renaissance an. *Bestseller?* Das erregte meine Aufmerksamkeit. Ich war erstaunt über die Tatsache, dass sechs von zehn Bestsellern im 16. Jahrhundert Ratgeberbücher waren. Zum Beispiel Thomas Tussers *A Hundreth Good Pointes of Husbandry* aus dem Jahr 1570 bot hundert Ratschläge für Ackerbau, Viehzucht und gute Hauswirtschaft für Landwirte und deren Ehefrauen. Bis zum Ende des Jahrhunderts wurde es elf Mal nachgedruckt.

Fast immer haben sich meine Bücher langsam entwickelt und sind nicht in einem einzigen Moment entstanden. *Der Panama-Hut* ist die einzige Ausnahme. Als ich diese Renaissance-Bestseller-Ausstellung verließ, wusste ich genau, was mein nächstes Buch sein würde. Ich wollte ein Buch mit Ratschlägen für junge Therapeuten schreiben. Das Gesicht einer Patientin kam mir in den Sinn, eine Schriftstellerin, die ich vor Jahren behandelt hatte. Nachdem sie zwei Romane unfertig liegengelassen hatte, verkündete sie mir, dass sie nie wieder einen neuen anfangen würde, bis ihr eine Idee für ein Buch käme, das sie in den Hintern biss. Also, an jenem Tag in der Huntington Library biss mich ein Buch in den Hintern, und ich ließ alles stehen und liegen und begann am nächsten Tag mit dem Schreiben.

Mir war völlig klar, wie ich vorgehen würde. Seit meinen ersten Anfängen in Stanford hatte ich einen Ordner mit »Gedanken für die Lehre«, in den ich Ideen und Skizzen aus meiner klinischen Arbeit ablegte. Ich machte mich einfach über meinen Ordner »Gedanken für die Lehre« her. Ich überflog meine Notizen immer wieder, bis eine mir gefiel, und ich führte sie in mehreren Absätzen aus. Die Ratschläge waren nicht in einer bestimmten Reihenfolge geschrieben, aber am Ende hatte ich sie nach fünf Kategorien sortiert:

1. Das Wesen der Beziehung Therapeut-Patient
2. Methoden zur Erforschung existentieller Fragen
3. Fragen, die sich in der alltäglichen Praxis der Therapie stellen
4. Die Verwendung von Träumen
5. Gefahren und Privilegien im Dasein eines Therapeuten

Ursprünglich hatte ich auf einhundert Ratschläge gehofft, wie in *A Hundreth Good Pointes of Husbandry*, aber als ich bei vierundachtzig ankam, hatte ich meinen Ordner vollkommen ausgenommen. (Ich versuchte ihn wieder aufzufüllen, während ich weiter Patienten behandelte, und neun Jahre später fügte ich für die zweite Auflage elf weitere Ratschläge hinzu.)

Von Anfang an schwebte mir ein Titel vor: Ich wollte Rilkes Titel abwandeln und mein Buch *Briefe an einen jungen Therapeuten* nennen. Aber als ich das Buch fast fertiggestellt hatte, ergab sich eine erstaunliche Koinzidenz: Basic Books lud mich ein, an einer Ratgeberserie mitzuwirken unter dem Titel »Briefe an einen jungen …« (Therapeuten, Mathematiker, Nonkonformisten, Katholiken, Konservativen, Koch usw.) So loyal ich gegenüber Basic Books war, wollte ich mich doch lieber nicht an dieser Serie beteiligen. Aber da sie Rilkes Titel belegt hatten, brauchte ich einen neuen. *Einhundert Ratschläge für Therapeuten* kam nicht in Frage, und alle waren gegen *84 Ratschläge für Therapeuten*. Schließlich schlug meine Agentin, Sandy Dijkstra, *The Gift of Therapy*, (deutsch: *Der Panama-Hut*) vor. Der Originaltitel hat mich nicht begeistert, aber mir fiel nichts Besseres ein, und im Laufe der Jahre habe ich mich daran gewöhnt.

Ich schrieb das Buch im Widerspruch zu einem kurzen, fragebogenartigen, lösungsorientierten, kognitiv-verhaltenstherapeutisch orientierten Ansatz, der von ökonomischen Zwängen getrieben ist. Ich widersetzte mich auch einer Psychiatrie, die sich übermäßig auf pharmakologische Behandlung verlässt. Diese Auseinandersetzungen bestehen immer noch, obwohl die Forschung nachweislich zeigt, dass gute Erfolge von der Intensität, der Wärme, der Authentizität und Empathie der therapeutischen Beziehung abhängen. Mir schwebte vor, dass *Der Panama-Hut* dazu beitragen würde, eine menschliche und humane Methode im Umgang mit psychischem Leiden zu bewahren.

Aus diesem Grund wähle ich bewusst eine provokative Sprache: Ich bemühe mich ausdrücklich, den Lernenden genau das Gegenteil von dem zu sagen, was sie in ihren behavioristischen Ausbildungsprogrammen gelernt haben. »Vermeiden Sie eine Diagnose«, »Kreieren Sie für jeden Patienten eine neue Therapie«, »Lassen Sie zu, dass der Patient Ihnen wichtig ist«, »Vergessen Sie die ›Leere Leinwand‹. Seien Sie Sie selbst«, »Gehen Sie in jeder Sitzung auf das Hier und Jetzt ein«.

Mehrere Abschnitte in *Der Panama-Hut* betonen die Wichtigkeit von Empathie und vermitteln das alte Gefühl des römischen Theaterautors Terenz: »Ich bin menschlich, und nichts Menschliches ist mir fremd.« Ein Abschnitt »Einfühlungsvermögen: mit den Augen des Patienten sehen« bezieht sich auf meine Lieblingsgeschichten aus der klinischen Praxis. Eine meiner Patientinnen war ihre ganze Jugend hindurch in einem langen, erbitterten Zwist mit ihrem sich verweigernden Vater verstrickt. Da sie sich nach einer Aussöhnung und einem Neuanfang ihrer Beziehung sehnte, freute sie sich darauf, sich von ihm ins College fahren zu lassen – eine seltene Gelegenheit, bei der sie mehrere Stunden mit ihm allein sein würde. Doch der lang ersehnte Ausflug erwies sich als Katastrophe: Ihr Vater verhielt sich typisch, indem er ausgiebig über den hässlichen, mit Müll übersäten Bach am Straßenrand nörgelte. Sie dagegen sah keinerlei Abfälle in dem schönen, ländlichen, sauberen Fluss. Sie gab es auf mit ihrem Vater und verfiel in Schweigen, und die beiden verbrachten den Rest der Fahrt (und ihres Lebens) damit, jeden Blickkontakt zu meiden. Viele Jahre später unternahm sie dieselbe Fahrt und bemerkte mit Erstaunen, dass es zwei Bäche gab – auf jeder Straßenseite einen. »Diesmal saß ich am Steuer«, sagte sie traurig, »und das Flüsschen, das ich durch das Fenster auf der Fahrerseite sah, war genauso hässlich und voller Müll, wie mein Vater es beschrieben hatte.« Als sie aber gelernt hatte, mit den Augen ihres Vaters zu sehen, war es zu spät – ihr Vater war nicht mehr am Leben. »Sehen Sie mit den Augen des Patienten«, rate ich Therapeuten. »Versuchen Sie die Welt so zu sehen wie ihre Patienten.«

Wenn ich jetzt *Der Panama-Hut* noch einmal lese, fühle ich mich ziemlich bloßgestellt – meine sämtlichen Tricks und Reaktionen sind da für jeden ersichtlich. Erst kürzlich weinte eine Patientin in meinem Sprechzimmer, und ich sagte zu ihr, »Wenn Ihre Tränen sprechen könnten, was würden sie sagen?«. Als ich das Buch wieder las und eben diese Worte in einem der

Ratschläge sah, hatte ich das Gefühl, mich selber zu plagiieren (und hoffte, sie hatte das Buch nicht gelesen).

Einige Ratschläge ermutigen den Therapeuten, Fehler einzugestehen. *Nicht das Begehen von Fehlern ist wichtig, sondern, was Sie daraus machen.* Mehrere Ratschläge ermutigen den angehenden Therapeuten, das Hier und Jetzt zu nutzen, das heißt, sich darauf zu konzentrieren, was in der Therapeut-Patient-Beziehung passiert.

Der letzte Ratschlag in *Der Panama-Hut*, »Genießen Sie Ihre berufsbedingten Privilegien«, berührt mich besonders – ich werde oft gefragt, warum ich im Alter von fünfundachtzig noch immer praktiziere. Der Ratschlag Nummer fünfundachtzig (reiner Zufall, dass ich gerade fünfundachtzig bin) beginnt mit einer einfachen Erklärung: *Meine Arbeit mit Patienten bereichert mein Leben, indem sie Sinn stiftet.* Ich höre selten, dass Therapeuten über einen Mangel an Sinn in ihrem Leben klagen. Unser Leben als Therapeuten leben wir im Dienste anderer, indem wir unseren Blick auf ihre Bedürfnisse richten. Wir haben nicht nur an der Weiterentwicklung unserer Patienten Freude, sondern auch an der Hoffnung, dass unsere Patienten einen heilsamen Einfluss auf andere haben.

Wir sind auch privilegiert durch unsere Rolle als Hüter von Geheimnissen. Jeden Tag vertrauen uns Patienten oft nie zuvor geteilte Geheimnisse an. Diese Geheimnisse erlauben einen Blick hinter die Kulissen, auf die menschliche Natur ohne gesellschaftliches Drumherum, ohne Rollenspielchen, Prahlereien oder Posen. Hüter von solchen Geheimnissen zu sein ist ein außerordentliches Privileg. Manchmal treffen mich diese Geheimnisse schmerzlich, und ich gehe nach Hause und umarme meine Frau und schätze mich glücklich.

Unsere Arbeit bietet uns auch die Möglichkeit, uns selbst zu transzendieren und mit klarem Blick auf die wahre und tragische Grundbedingung des Menschseins zu schauen. Aber das ist nicht alles. Wir vertiefen uns in die Erforschung des großartigsten und komplexesten aller Gebiete – die Entwicklung und Förderung des menschlichen Geistes. Hand in Hand mit unseren Patienten kosten wir die Freude an großen Entdeckungen aus – das »Aha«-Erlebnis, wenn disparate Gedankenfragmente plötzlich ein Ganzes bilden. Manchmal komme ich mir wie ein Führer vor, der die Patienten durch die Räume ihres eigenen Hauses geleitet. Was für ein Genuss ist es, dabei zuzuschauen, wie sie Türen zu Zimmern öffnen, die nie zuvor betreten wurden, neue Trakte ihres Hauses entdecken, die lange verbannte Dinge enthalten – schöne und kreative Teile ihrer Identität.

Vor Kurzem nahm ich an einem Weihnachtsgottesdienst in der Stanford-Kapelle teil, um eine Predigt von Pfarrerin Jane Shaw zu hören, in der sie die Wichtigkeit von Liebe und Mitgefühl betonte. Ihr Aufruf, diese Gefühle möglichst oft in die Tat umzusetzen, bewegte mich. Sorge und Großzügigkeit in unserem Handeln können jede Umgebung, in die wir gestellt sind, bereichern.

Ihre Worte motivierten mich, die Rolle der Liebe in meinem Beruf neu zu überdenken. Mir wurde bewusst, dass ich die Worte *Liebe* oder *Mitgefühl* in meinen Ausführungen über die Praxis der Psychotherapie nie, nicht ein einziges Mal, gebraucht habe. Dies ist ein großes Versäumnis, das ich nun korrigieren möchte, denn ich weiß, dass ich regelmäßig Liebe und Mitgefühl in meiner Arbeit als Therapeut spüre und mein Bestes tue, um Patienten dabei zu helfen, dass sie ihre Liebe und Großzügigkeit anderen gegenüber zeigen. Wenn ich diese Gefühle für einen bestimmten Patienten *nicht* empfinde, dann ist es unwahrscheinlich, dass ich eine wirkliche Hilfe bin. Daher versuche ich, auf Liebe oder auf einen Mangel daran gegenüber meinen Patienten zu achten.

* * *

Neulich habe ich eine Therapie mit Joyce angefangen, einer depressiven, wütenden jungen Frau, die nach einem schweren chirurgischen Eingriff wegen einer lebensbedrohlichen Krebserkrankung wieder zu Kräften kommen musste. Kaum dass sie mein Sprechzimmer betrat, spürte ich ihre Angst, und ich fühlte mit ihr. Trotzdem hatte ich in unseren ersten Sitzungen nicht das Gefühl, ihr nah zu sein. Auch wenn sie offensichtlich sehr litt, vermittelte sie zugleich den Eindruck, dass sie alles unter Kontrolle hatte. Und ihre schwankenden Klagen verwirrten mich – in einer Woche beschwerte sie sich bitter über die störenden Gewohnheiten ihrer Nachbarn und Freunde, in der nächsten klagte sie über Einsamkeit. Etwas fehlte, und jede Woche, wenn ich über unsere nächste Sitzung nachdachte, merkte ich, wie ich zusammenzuckte. Manchmal zog ich in Erwägung, sie an einen anderen Therapeuten zu überweisen. Aber diese Idee verwarf ich wieder, weil sie viele meiner Bücher gelesen hatte und gleich zu Beginn betont hatte, dass sie schon viele Therapeuten aufgesucht habe und ich ihre letzte Hoffnung sei.

In unserer dritten Sitzung passierte etwas Merkwürdiges: Plötzlich merkte ich, dass sie Aline, der Frau eines guten Freundes, erstaunlich ähnlich sah, und mehrmals hatte ich das flüchtige, unheimliche Gefühl, mit Aline und nicht mit Joyce zu sprechen. Immer wenn dies geschah, musste ich mich wieder in die Wirklichkeit zurückholen. Auch wenn ich jetzt mit Aline auf gutem Fuß stand, hatte ich sie anfangs arrogant und abweisend gefunden. Wäre sie nicht die Ehefrau eines guten Freundes gewesen, hätte ich sie gemieden. Ich begann mir die Frage zu stellen, ob vielleicht mein Unbewusstes auf merkwürdige Art und Weise diese Störgefühle gegenüber Aline auf Joyce übertragen hatte.

Unsere vierte Stunde begann Joyce auf ungewohnte Art. Nach einem kurzen Schweigen sagte sie: »Ich weiß nicht, wo ich anfangen soll.« Mir war klar, dass es entscheidend war, auf unsere problematische Beziehung einzugehen, und ich antwortete: »Sagen Sie mir, wie Sie sich am Ende unseres letzten Treffens gefühlt haben.«

Bisher hatte sie sich solchen Fragen entzogen, aber heute überraschte sie mich: »Genau wie nach jeder Sitzung – ich habe mich schrecklich gefühlt. Völlig verwirrt. Ich habe noch stundenlang danach gelitten.«

»Das tut mir leid, Joyce, aber erzählen Sie mehr. Wie gelitten?«

»Sie wissen so viel. Sie schreiben diese vielen Bücher. Deshalb habe ich den Kontakt mit Ihnen aufgenommen. Sie sind klug. Ich fühle mich so unterlegen. Und ich weiß, Sie halten mich für nichts. Ich bin sicher, dass Sie alles über mein Problem wissen, aber Sie sagen mir nicht, was es ist.«

»Ich merke, wie weh Ihnen das tut, Joyce, aber ich bin auch froh, dass Sie das so ehrlich ansprechen – genau das müssen wir tun.«

»Warum sagen Sie mir dann nicht, was mir fehlt? Was ist mein Problem? Wie kann ich es lösen?«

»Das ist zu viel der Anerkennung. Ich weiß nicht, was Ihr Problem ist. Aber ich weiß, dass wir es gemeinsam herausfinden können. Und ich weiß, dass Sie Angst haben und wütend sind. Und angesichts dessen, was Sie durchgemacht haben, kann ich das verstehen: Ich würde mich auch so fühlen. Ich kann Ihnen helfen, wenn wir weiter so arbeiten wie heute.«

»Aber *warum* fühle ich mich so? Dass ich Ihre Zeit nicht wert bin? Warum geht es mir immer schlechter?«

Ich wusste, was ich zu tun hatte, und wagte den Sprung. »Lassen Sie mich etwas sagen, was wichtig für Sie sein mag.« Ich zögerte – dies war eine schwierige Selbstoffenbarung, und ich fühlte mich sehr unsicher. »Sie sehen der Ehefrau eines engen Freundes von mir verblüffend ähnlich – und in unserer letzten Sitzung geschah es mehrmals, für ein oder zwei kurze

Augenblicke, dass ich den merkwürdigen Gedanken hatte, dass diese Frau und nicht Sie, Joyce, in Ihrem Sessel säße. Auch wenn ich dieser Person heute wohlgesinnt bin, kam ich mit ihr anfangs nicht zurecht. Ich fand sie schroff und abweisend und war einfach nicht gern mit ihr zusammen. Ich sage Ihnen dies – und es mag für Sie merkwürdig klingen, und mir ist es peinlich –, weil ich diese Gefühle, die zu ihr gehörten, vielleicht unbewusst auf Sie übertragen habe. Und ich denke, Sie spüren das vielleicht.«

Wir waren einige Augenblicke still, und dann fügte ich hinzu, »Aber, Joyce, um es klar zu sagen, das fühle ich Ihnen gegenüber nicht. Ich bin vollkommen auf Ihrer Seite. Ich habe Mitgefühl und bin fest entschlossen, Ihnen zu helfen.«

Joyce wirkte erstaunt, und Tränen liefen ihr über die Wangen. »Danke für dieses Geschenk. Ich habe viele Therapeuten aufgesucht, aber dies ist das erste Mal, dass einer etwas Persönliches mit mir teilt. Heute möchte ich nicht weggehen – ich würde gerne noch zwölf Stunden reden. Es geht mir gut.«

Meine Patientin hatte meine Selbstoffenbarung in dem Sinne aufgenommen, wie ich sie angeboten hatte, und von da an änderte sich alles. Wir arbeiteten gut und intensiv, und ich freute mich auf jedes Treffen. Wie soll ich meine Intervention beschreiben? Ich denke, es war ein Akt des Mitgefühls, der Liebe. Mir fallen keine anderen Worte dafür ein.

34

ZWEI JAHRE MIT SCHOPENHAUER

Im Mittelpunkt meiner philosophischen Lektüren stand immer die *Lebensphilosophie*, jene Schule von Denkern, denen es um den Sinn und die Werte des Lebens geht. Dazu gehören die alten Griechen, Kierkegaard, Sartre und natürlich Nietzsche. Erst später entdeckte ich Arthur Schopenhauer, dessen Vorstellungen vom unbewussten Einfluss des Sexualtriebs Freuds Theorien vorwegnahmen. Meiner Ansicht nach bereitete Schopenhauer den Weg für die Psychotherapie. Wie Philip, eine Figur in meinem Roman *Die Schopenhauer-Kur*, sagt: »Ohne Schopenhauer hätte es Freud nicht gegeben.«

Schopenhauer muss ein aggressiver, unerschrockener und äußerst isolierter Mensch gewesen sein. Er war der Don Quichotte des 19. Jahrhunderts, der alle Mächte, einschließlich der Religion, angriff. Schopenhauer war auch ein Leidender, und sein Unglück, sein Pessimismus und seine gnadenlose Misanthropie machten viel von der Energie aus, die hinter seinem Werk stand. Man denke an die Darstellung menschlicher Beziehungen in seiner bekannten Parabel von den Stachelschweinen: Die kalte Winterluft drängt die Stachelschweine zusammen, damit sie sich aneinander wärmen, doch dadurch geraten sie mit ihren Stacheln aneinander. Schließlich merken sie, dass es am besten ist, wenn sie einen gewissen Abstand voneinander halten. Also ist ein Mensch (wie Schopenhauer), der viel innere Wärme hat, gut beraten, lieber die Gesellschaft zu meiden.

Schopenhauers tiefer Pessimismus verschlug mir die Sprache, als ich ihm begegnete. Ich fragte mich, wie er in solcher Verzweiflung weiterhin denken und arbeiten konnte. Im Laufe der Zeit merkte ich, dass nach seiner Überzeugung Erkenntnis die Last selbst des noch so bemitleidenswerten Menschen erleichtern kann. Auch wenn wir vergängliche Wesen sind, bereitet es uns Vergnügen, zu verstehen, selbst wenn dieses Wissen unsere niedrigsten Impulse enthüllt und uns mit der Kürze unseres Lebens konfrontiert. In *Parerga und Paralipomena* schrieb er:

> *Zuvördert: keiner ist glücklich, sondern strebt sein Leben lang nach einem vermeintlichen Glücke, welches er selten erreicht und auch dann nur, um enttäuscht zu werden: in der Regel aber läuft zuletzt jeder schiffbrüchig und entmastet in den Hafen ein. Dann aber ist es auch einerlei, ob er glücklich oder unglücklich gewesen, in einem Leben, welches bloß aus dauerloser Gegenwart bestanden hat und jetzt zu Ende ist.*

Außer diesem extremen Pessimismus war Schopenhauer auch von einem starken Sexualtrieb gequält, und seine Unfähigkeit, nicht-sexuelle Beziehungen zu anderen zu pflegen, führte zu chronisch schlechter Stimmung. Nur in der Kindheit, vor dem Erwachen der Sexualität, und im späteren Leben, als seine Begierden sich legten, konnte er sich glücklich fühlen. In seinem Hauptwerk *Die Welt als Wille und Vorstellung* schrieb er:

> *Eben weil die heillose Tätigkeit (des Genitalsystems) noch schlummert, während die des Gehirns schon volle Regsamkeit hat, ist die Kindheit die Zeit der Unschuld und des Glückes, das Paradies des Lebens, das verlorene Eden, auf welches wir, unsern ganzen übrigen Lebensweg hindurch, sehnsüchtig zurückblicken.*

Aber bei Schopenhauer findet sich keine positive Wendung, sein Pessimismus ist unerbittlich:

> *Vielleicht wird nie ein Mensch am Ende seines Lebens, wenn er besonnen und zugleich aufrichtig ist, wünschen, es nochmals durchzumachen, sondern, eher als das, viel lieber gänzliches Nichtssein erwählen.*

Je mehr ich über Arthur Schopenhauer erfuhr, desto tragischer kam mir sein Leben vor – wie traurig, dass eines unserer großen Genies so schonungslos gelitten hat. Er war ein Mensch, der nach meinem Eindruck dringend eine Therapie gebraucht hätte. Die Beziehung zu seinen Eltern erinnert an ein ausgeprägtes Ödipus-Drama. Zuerst empörte er seinen Vater, indem er sich weigerte, in das Familiengeschäft einzusteigen. Er bewunderte seine Mutter, eine bekannte Schriftstellerin, und als sein Vater Selbstmord beging, war der sechzehnjährige Arthur in seinem Bemühen, sie zu besitzen und zu kontrollieren, so hartnäckig, dass sie schließlich die Beziehung zu ihm abbrach und sich in den letzten fünfzehn Jahren ihres Lebens weigerte, ihn wiederzusehen. Er hatte solche Angst, bei lebendigem Leibe begraben zu werden, dass er in seinem Testament bestimmte, dass er mehrere Tage nicht bestattet werden sollte, bis der Gestank seines Leichnams die Umgebung durchdrang.

In meiner Beschäftigung mit seinem leidvollen Leben begann ich mich zu fragen, ob Schopenhauer mit Psychotherapie zu helfen gewesen wäre. Wäre ich in der Lage gewesen, ihm zu helfen, wenn er mich konsultiert hätte? Ich stellte mir Szenen unserer Therapie vor, und allmählich nahm das Konzept eines Romans über Schopenhauer Gestalt an.

Schopenhauer in Behandlung – allein die Vorstellung! –, was für ein herrlich herausfordernder Gedanke! Aber wer könnte in dieser Geschichte als sein Therapeut dienen? Schopenhauer wurde 1788 geboren, mehr als ein Jahrhundert vor dem ersten Aufflackern der Psychotherapie. Wochenlang stellte ich mir einen mitfühlenden, gebildeten, philosophisch belesenen Ex-Jesuiten vor, der intensive Meditationen angeboten haben könnte, bei denen Schopenhauer bereitwillig mitgemacht hätte. Diese Idee hatte etwas für sich. Zu Lebzeiten Schopenhauers gab es Hunderte von Jesuiten, die nichts zu tun hatten: der Papst hatte den Jesuitenorden 1773 aufgelöst und setzte ihn erst einundvierzig Jahre später wieder ein. Aber dieser Plot passte nicht so recht, und so ließ ich die Idee fallen.

Stattdessen entschied ich mich dafür, einen Schopenhauer-Klon zu erschaffen, einen zeitgenössischen Philosophen, ausgestattet mit Schopenhauers Intelligenz, mit seinen Interessen und seinen Persönlichkeitsmerkmalen (einschließlich seiner Misanthropie, seiner Besessenheit von Sex und seinem Pessimismus). Und so entstand die Figur des Philip. Ich wollte Philip ins 20. Jahrhundert versetzen, als es die Psychotherapie schon gab. Aber welche Art Therapie wäre für Philip am ehesten wirksam? Diese akuten zwischenmenschlichen Probleme schrien nach einer intensiven Gruppentherapie. Und der Gruppentherapeut? Ich brauchte einen erfahrenen, geschickten Gruppentherapeuten, und so erfand ich Julius, einen klugen, älteren Arzt mit einem ähnlichen gruppentherapeutischen Ansatz wie meinem eigenen.

Dann dachte ich mir die anderen Figuren aus (die Mitglieder der Therapiegruppe), führte Philip in die Gruppe ein und überließ es dann den Figuren, miteinander zu interagieren. Ich hatte keine vorgefassten Pläne, ich schrieb die Handlung einfach nur auf, wie sie sich in meiner Vorstellung ergab.

Man stelle sich das nur vor! Ein Schopenhauer-Klon geht in eine Therapiegruppe, sorgt für Unruhe, fordert den Gruppenleiter heraus und bringt die anderen Mitglieder auf die Palme, aber macht schließlich selber dramatische Entwicklungen durch.

Was für eine Botschaft würde dies für mein Gebiet bedeuten: *Wenn die Gruppentherapie Arthur Schopenhauer helfen kann, dem Erzpessimisten und dezidierten Misanthropen, dann würde sie jedem helfen!*

Später merkte ich in der Rückschau auf den fertigen Roman, dass er ein gutes Anschauungsmaterial für angehende Gruppentherapeuten sein könnte, und in der fünften Auflage meines Lehrbuchs der Gruppenpsychotherapie verweise ich die Leser an vielen Stellen auf diverse Seiten in dem Roman, wo sich dramatische Darstellungen der therapeutischen Prinzipien nachlesen lassen.

Ich habe den Roman auf ungewöhnliche Art und Weise geschrieben, indem ich die Kapitel über die Treffen der Therapiegruppe sich mit denjenigen über die Psychobiographie von Schopenhauer abwechseln lasse. Ich vermute, viele Leser waren von diesem Format verwirrt, und selbst beim Schreiben war mir klar, dass es ein komisches Gemisch ergab. Trotzdem glaubte ich, dass eine Zusammenfassung von Schopenhauers Leben dem Leser helfen würde, Philip, Schopenhauers Doppelgänger, zu verstehen. Aber dies ist nur ein Teil des Grundes: Ich gestehe, dass ich inzwischen so fasziniert von Schopenhauers Werk, Leben und Psyche war, dass ich die Gelegenheit nicht verstreichen lassen konnte, über die Entstehung seiner Persönlichkeit zu spekulieren. Und es war für mich unwiderstehlich, der Frage nachzugehen, inwiefern Schopenhauer Freud vorweggenommen und die Bedingungen für die Psychotherapie geschaffen hatte.

Ich glaube, dieses Buch ist die beste Darstellung von gelungener Gruppentherapie, die ich je geschrieben habe. Julius war ein Therapeut, wie ich es gerne gewesen wäre. Im Buch entwickelt er allerdings ein unheilbares Melanom. Trotz seiner Krankheit findet er weiter Sinn, selbst kurz vor dem Tod, indem er das Leben von allen Mitgliedern seiner Gruppe verbessert. Er ist offen, großzügig, konzentriert auf das Hier und Jetzt und steckt all seine übrige Energie da hinein, den Mitgliedern zu helfen, ihre Beziehungen untereinander zu explorieren und mehr über sich selber zu erfahren.

Den Titel des Romans zu finden, war ungewöhnlich einfach: Sobald mir *Die Schopenhauer-Kur* in den Sinn kam, hielt ich daran fest. Mir gefiel dieser Doppelsinn: der Mensch Schopenhauer wird kuriert, und der Philosoph Schopenhauer bietet uns allen eine Kur.

Zwölf Jahre nach der Veröffentlichung ist der Roman weiterhin einflussreich. Eine tschechische Filmproduktionsfirma arbeitet an einer Verfilmung. Zudem ist *Die Schopenhauer-Kur* auf dem Gebiet der Klinischen Philosophie ein wichtiger Titel geworden, wie mir von führenden Köpfen in dieser Disziplin zugetragen wurde.

Vor einigen Jahren konnte ein großes Publikum von Gruppentherapeuten beim Jahreskongress der American Group Psychotherapy Association in San Francisco einen halben Tag lang zuschauen, wie Molyn Leszcz, ein ehemaliger Student von mir und Ko-Autor der fünften Auflage meines Lehrbuchs über Gruppenpsychotherapie, ein Treffen von Schauspielern leitete, die Gruppenmitglieder in dem Roman spielten. Mein Sohn Ben hatte die Schauspieler ausgesucht, führte bei der Inszenierung Regie und spielte eine der Figuren. Die Schauspieler hatten keine Rollentexte, vielmehr sollten sie sich vorstellen, in einer Therapiegruppe zu sein, sie sollten in ihrer Rolle bleiben und spontan mit den anderen interagieren. Ich übernahm Teile der Diskussionsleitung. Mein anderer Sohn Victor drehte einen Film von der Veranstaltung und stellte das Video auf seiner Website ein. Es ist für mich ein großes Vergnügen, mich zurückzulehnen und meine erfundenen Figuren tatsächlich in Interaktion miteinander zu sehen.

35

IN DIE SONNE SCHAUEN

Meine sieben Jahre ältere Schwester Jean starb, während ich dieses Buch schrieb. Jean war eine gute Seele, und ich liebte sie von Herzen. Im Erwachsenenalter lebte sie an der Ostküste und ich an der Westküste, aber wir telefonierten jede Woche miteinander, und immer wenn ich in Washington war, wohnte ich bei ihr und ihrem Mann Morton, einem Kardiologen, der stets großzügig und gastfreundlich war.

Jean litt unter einer schweren Demenz, und bei meinem letzten Besuch in Washington ein paar Wochen vor ihrem Tod erkannte sie mich nicht mehr. Weil ich das Gefühl hatte, dass ich sie bereits verloren hatte, war ich von der Todesnachricht nicht wirklich erschüttert – nicht bewusst. Vielmehr empfand ich es als eine Erlösung für sie und ihre Familie, und am nächsten Tag flogen Marilyn und ich zu ihrer Beisetzung nach Washington.

Ich hatte mir vorgenommen, meine Grabrede mit einer Geschichte über die Beisetzung unserer Mutter in Washington fünfzehn Jahre zuvor zu beginnen. Bei dieser Gelegenheit hatte ich versucht, meiner Mutter eine Ehre zu erweisen, indem ich *Kichel* backte, ein traditionelles jüdisches Gebäck, das der Familie vorgesetzt werden sollte, wenn wir von der Beerdigung nach Hause kämen. Meine *Kichel* sahen gut aus und dufteten köstlich, aber leider schmeckten sie nach nichts: ich hatte das Rezept meiner Mutter befolgt, aber den Zucker vergessen! Jean war immer freundlich und großzügig, und ich wollte mit dieser Erzählung hervorheben, wie süß meine Schwester war, und wenn ich *Kichel* für sie gebacken hätte, hätte ich den Zucker nicht vergessen. Aber obwohl ich in guter Verfassung zu der Beisetzung kam und mir keiner tiefen Trauer bewusst war, brach ich während meiner Ansprache völlig zusammen und ging auf meinen Platz zurück, ohne sie zu beenden.

Mein Platz war in der ersten Reihe, nah genug, um den schmucklosen Holzsarg meiner Schwester zu berühren. Als dann heftige Windböen aufkamen und den Friedhof schüttelten, sah ich aus dem Augenwinkel, wie der Sarg meiner Schwester zu wackeln begann. Trotz meines sonst so rationalen Denkens ging mir der Gedanke nicht aus dem Kopf, dass *meine Schwester versuchte, aus dem Sarg herauszukommen,* und ich musste meinem Impuls widerstehen, um nicht vom Grab wegzulaufen. Die ganze Erfahrung, die ich mit dem Tod habe, alle Patienten, die ich bis zum letzten Ende begleitet habe, und meine ganze erhabene Distanz und Rationalität im Schreiben über das Thema Tod – all dies war angesichts meiner eigenen Erschütterung verflogen.

Dieses Erlebnis schockierte mich. Jahrzehntelang hatte ich versucht, meine eigene Todesangst zu verstehen und zu lindern. Ich hatte diese Ängste in meinen Romanen und Geschichten ausgespielt und auf fiktive Charaktere projiziert. In *Die Schopenhauer-Kur* sagt Julius, der Gruppenleiter, dass bei ihm eine tödliche Erkrankung diagnostiziert wurde, und die Gruppenmitglieder versuchen, ihn zu trösten. Ein Mitglied der Gruppe, Pam, versuchte ihm Trost zu spenden, indem sie ein Zitat von Vladimir Nabokovs Autobiographie *Erinnerung, sprich,* beiträgt, in dem er das Leben als einen Funken zwischen zwei dunklen Zonen bezeichnete – zwischen der Dunkelheit vor der Geburt und der Dunkelheit nach dem Tod.

Sofort reagiert Philip, der Schopenhauer-Klon und -Jünger in der für ihn typischen herablassenden Art: »Dieser Gedanke, den ihm Nabokov zweifellos geklaut hat, war für Schopenhauer ebenfalls beruhigend. Er meinte, nach unserem Tod würden wir das sein, was wir vor unserer Geburt waren, und machte sich dann daran, die Unmöglichkeit zu beweisen, dass es mehr als eine Art von Nichts geben kann.«

Pam funkelt Philip an und sagt: »Sie glauben also, Schopenhauer hat mal etwas verschwommen Ähnliches gesagt. Verdammt tolle Sache.«

Philip schließt die Augen und beginnt zu rezitieren: »›Man ist mit einem Male, zu seiner Verwunderung, da, nachdem man zahllose Jahrtausende hindurch nicht gewesen und nach einer kurzen Zeit ebenso lange wieder nicht zu sein hat.‹ Ich zitiere hier Schopenhauers Essay ›Nachträge zur Lehre von der Nichtigkeit des Daseins‹. Ist das verschwommen genug für Sie, Pam?«

* * *

Ich zitiere diese Passage wegen dem, was sie *nicht* einschließt: dass nämlich Schopenhauer und Nabokov sich jeweils auf Epikur beziehen, einen Philosophen der griechischen Antike, der meinte, dass die wesentliche Quelle menschlichen Leids unsere allgegenwärtige Angst vor dem Tod sei. Um diese Angst zu bekämpfen, entwickelte Epikur eine Reihe von säkularen Argumenten für die Schüler in seiner Schule in Athen und forderte, dass sie sie auswendig lernten, als wäre es ein Katechismus. Eines dieser Argumente war das bekannte »Argument der Symmetrie«, das besagt, dass *unser Zustand des Nichtseins nach dem Tod derselbe ist wie der vor unserer Geburt,* und doch haben wir keine Angst vor jener Zeit vor der Geburt. Die Philosophen haben dieses Argument im Laufe der Jahrhunderte angegriffen, aber meiner Ansicht nach ist es wunderbar in seiner Schlichtheit und hat doch große Kraft. Vielen meiner Patienten hat es Trost gespendet, und mir selber auch.

Als ich mehr über Epikurs Argumente las, wie man die Todesfurcht vertreiben kann, schlug eine Idee für mein nächstes Buch wie eine Bombe ein und fesselte mich viele Monate lang. Und das war mein Konzept. Der Mensch wird von einem schrecklichen Alptraum geplagt – er wird bei einbrechender Dunkelheit im Wald von einem gefährlichen Tier verfolgt. Er läuft, bis er nicht mehr weiter laufen kann; er stolpert, spürt, wie das Tier sich auf ihn stürzt, und merkt, dass dies sein Tod ist. Er wacht schreiend auf, mit rasendem Herzen, schweißgebadet. Er springt aus dem Bett, zieht sich schnell an, läuft aus seinem Schlafzimmer und aus dem Haus und macht sich auf, jemanden zu suchen – einen Alten, einen Denker, einen Heiler, einen Priester, einen Arzt –, irgendwen, der ihm in seiner Todesangst helfen kann.

Ich stellte mir ein Buch aus acht oder neun Kapiteln vor, jedes sollte mit einem ersten Absatz beginnen: der Alptraum, das Aufwachen und dann der Aufbruch, um Hilfe in dieser Todesangst zu suchen. Dabei sollte jedes Kapitel in einem anderen Jahrhundert angesiedelt sein! Das erste würde um 300 vor Christus in Athen spielen, der Träumer würde auf die Agora laufen, jenen Teil von Athen, wo viele wichtige Philosophieschulen ihren Sitz hatten. Er wäre an der Akademie vorbeigekommen, die, von Platon gegründet, jetzt von dessen Neffen Speusippus geleitet wurde; dann am Peripatos, der Schule des Aristoteles; er hätte die Schulen der Stoiker und der Zyniker passiert; und schließlich hätte er sein Ziel erreicht, den Garten des Epikur, wo er bei Sonnenaufgang eingelassen würde.

Ein weiteres Kapitel sollte in der Zeit von Augustinus spielen, wieder ein anderes während der Reformation, dann eines im späten 18. Jahrhundert zur Zeit von Arthur Schopenhauer, eines in den Tagen von Freud, vielleicht noch eines zur Zeit von Sartre oder Camus und vielleicht noch welche in einem muslimischen oder buddhistischen Land.

Aber eins nach dem anderen. Ich beschloss, die ganze Episode um 300 vor Christus in Epikurs Griechenland zu schreiben und mich dann den späteren Epochen zu widmen. Monatelang recherchierte ich die Einzelheiten des griechischen Alltagslebens jener Zeit, die Kleidung, das Frühstück, die Alltagsbräuche. Ich studierte alte und zeitgenössische historische und philosophische Texte, las Romane, die im alten Griechenland spielen (von Mary Renault und anderen), und kam schließlich zu der traurigen Erkenntnis, dass die notwendige Forschung, um dieses und die Kapitel über die anderen Epochen zu schreiben, den Rest meines Lebens beanspruchen würde. Mit großem Bedauern gab ich das Vorhaben auf. Es ist das einzige Buch, das ich begonnen, aber nicht vollendet habe.

* * *

Stattdessen entschied ich mich, das Werk von Epikur in einem Sachbuch über Todesangst zu erörtern, und daraus entstand dann *In die Sonne schauen*, 2008 veröffentlicht. *In die Sonne schauen* geht meinen Gedanken über den Tod nach, die aus meiner klinischen Praxis mit gesunden ebenso wie mit sterbenskranken Patienten hervorgingen. Der Titel des Buches stammt von einer Maxime aus dem 17. Jahrhundert von François de La Rochefoucauld: »*Der Sonne und dem Tod kann man nicht ins Gesicht blicken.*« Auch wenn ich diese Maxime in meinen Titel einbeziehe, stelle ich doch deren Wahrheit im Text in Frage, indem ich betone, dass viel Gutes daraus entsteht, wenn man den Tod direkt anschaut.

Ich verdeutliche diese Ansicht nicht nur mit klinischen, sondern auch mit literarischen Beispielen. Beispielsweise ist Ebenezer Scrooge in Charles Dickens' *Eine Weihnachtsgeschichte* zu Beginn ein geiziger, isolierter Mensch, aber am Ende ein warmherziger, großmütiger und geliebter Mann. Wie ist diese Verwandlung geschehen? Dickens hat Scrooge eine starke Dosis existenzieller Schocktherapie verabreicht, indem der Geist der bevorstehenden Weihnacht Scrooge sein eigenes Grab besichtigen und seinen Namen auf dem Grabstein sehen lässt.

In dem ganzen Buch *In die Sonne schauen* bedeutet die Konfrontation mit dem Tod einen Weckruf, der uns lehrt, wie wir ein erfüllteres Leben führen können. Therapeuten, die für diesen Prozess sensibel sind, erleben dies oft. Wie ich bereits erwähnt habe, schlage ich in meiner klinischen Praxis oft vor, dass die Patienten auf einem Stück Papier einen Strich zeichnen und sich vorstellen, dass das eine Ende ihre Geburt und das andere ihren Tod bedeutet. Ich bitte sie, einzuzeichnen, wo sie sich gerade auf dem Strich befinden, und darüber sollen sie dann eine Weile nachdenken. Am Anfang des Filmes *Anleitung zum Glücklichsein* ist meine Stimme zu hören, die diese Übung erklärt.

In meiner Ausbildung als Psychiater habe ich nie erlebt, dass der Tod in Therapieseminaren oder Fallbesprechungen thematisiert wurde. Es war, als ob man immer noch dem Rat von Adolf Meyer, dem langjährigen Vorsitzenden des amerikanischen Psychiatrieverbandes, folgte: »Kratzen Sie nicht, wo es nicht juckt« – mit anderen Worten, bringen Sie keine beunruhigenden Themen auf, wenn der Patient dies nicht von sich aus tut, vor allem in Bereichen, in denen Sie nicht besänftigend wirken können. Ich habe die Gegenposition eingenommen – da der Tod die ganze Zeit juckt, ist viel gewonnen, wenn wir den Patienten helfen, ihre Einstellung dazu zu erkunden.

Ich stimme dem tschechischen existentialistischen Schriftsteller Milan Kundera vollkommen zu, wenn er schreibt, dass der Akt des Vergessens uns einen Vorgeschmack auf den Tod bietet. Mit anderen Worten, am Tod ist für uns nicht nur der Verlust von Zukunft, sondern auch der Verlust der Vergangenheit so erschreckend. Wenn ich meine eigenen Bücher wiederlese, kann ich mich oft nicht mehr an die Gesichter und Namen von Patienten erinnern, über die ich geschrieben habe – ich habe sie so gut abgewandelt, dass ich nicht mehr erkenne, wer sie sind. Manchmal tut es mir weh, wenn ich an all die intimen und quälenden Stunden denke, die ich mit Menschen verbracht habe, die mir jetzt nicht mehr in Erinnerung sind.

Ich bin überzeugt, dass die Angst vor dem Tod hinter vielen Beschwerden steckt, über die Patienten klagen. Man denke beispielsweise an das Unbehagen, das oft runde Geburtstage (dreißig, vierzig, fünfzig) begleitet, die uns an den unaufhaltsamen Lauf der Zeit erinnern. Kürzlich kam eine Patientin zu mir, die über mehrere Nächte mit schrecklichen Alpträumen berichtete. In einem hatte ein Einbrecher gedroht, ihr das Leben zu nehmen; in einem anderen hatte sie das Gefühl, durch den Weltraum zu stürzen. Sie erwähnte, dass demnächst ihr fünfzigster Geburtstag anstehe und dass sie Angst vor der Party habe, die ihre Familie geben wolle. Ich forderte sie auf, allen Assoziationen nachzuspüren, die mit dem Alter fünfzig zusammenhingen. Sie meinte, fünfzig fühle sich wirklich alt an, und sie erinnerte sich, wie alt ihre Mutter mit fünfzig aussah. Beide Eltern waren im Alter von über sechzig verstorben, und so wusste sie, dass sie jetzt zwei Drittel ihres Lebens hinter sich hatte. Bevor wir uns trafen, hatte sie nie offen darüber gesprochen, woran sie sterben könne, über ihre Beisetzung oder über ihre religiöse Überzeugung, und auch wenn unsere Sitzungen schmerzlich waren, bin ich sicher, dass es eine Erleichterung für sie war, das Ganze zu entmystifizieren. Todesfurcht lauert in vielen unserer Wendepunkte – »Leeres-Nest-Syndrom«, Ruhestand, Midlife-Krise und Schul- oder Hochschuljahrestreffen – ebenso wie in unserer Trauer über den Tod von anderen. Ich glaube, dass die meisten Alpträume aus Todesangst entstehen, die aus ihrem Gehege entkommen ist.

Während ich jetzt diese Zeilen schreibe, zehn Jahre nach *In die Sonne schauen* – zehn Jahre näher an meinem Tod – glaube ich, dass ich nicht mehr so nüchtern über das Thema schreiben könnte wie damals. Im letzten Jahr habe ich nicht nur meine Schwester verloren, sondern drei meiner ältesten und engsten Freunde – Herb Kotz, Larry Zaroff und Bob Berger.

Larry und Herb waren Kommilitonen von mir im College und beim Medizinstudium. Wir waren Partner in der Anatomie beim Sezieren einer Leiche und wohnten während unseres Praktikums zusammen. Wir drei haben zusammen mit unseren Ehefrauen viele gemeinsame Urlaube verbracht: in den Poconos, an der Ostküste von Maryland, im Hudson Valley, in Cape May und im Napa Valley. Wir hatten herrliche Tage und Nächte, in denen wir unsere gemeinsamen Gespräche und Radtouren, Spiele und Mahlzeiten genossen.

Larry hatte eine lange Karriere als Herzchirurg in Rochester, New York, hinter sich, aber nachdem er dreißig Jahre auf diesem Gebiet praktiziert hatte, wechselte er das Fach und erwarb in Stanford einen Doktortitel in Medizingeschichte. In seinen letzten Jahren unterrichtete er Literatur für Undergraduates und Medizinstudenten, ehe er plötzlich an einem geplatzten Aortenaneurisma verstarb. In meiner kurzen Grabrede bemühte ich mich um einen heiteren Ton, indem ich einen Urlaub beschrieb, den wir zu sechst in den Poconos verbracht hatten; zu der Zeit war Larry gerade in seiner Phase, in der er abgetragene Kleidung liebte und in einem schicken Restaurant ein verschlissenes, zerknittertes T-Shirt anhatte. Wir alle machten ihm Vorhaltungen über seine Aufmachung, bis er aufstand und den Tisch verließ. Zehn Minuten später kam er gepflegt aussehend wieder: Er hatte unserem Kellner gerade dessen Hemd abgekauft! (Der Kellner hatte zum Glück ein zusätzliches in seiner Umkleidekabine.) Obgleich ich die Atmosphäre bei der Beisetzung mit dieser Geschichte auflockern wollte, kamen mir die Tränen, und ich brachte kaum die Worte heraus.

Herb, der als Gynäkologe ausgebildet war und dann als Onkologe, bekam eine schleichende Demenz. In seinen letzten Jahren lebte er in einem Zustand von solcher Verwirrung und physischen Schmerzen, dass ich ähnlich wie bei meiner Schwester das Gefühl hatte, ihn längst verloren zu haben, ehe er starb. Ich war an einer schweren Grippe erkrankt, so dass ich nicht zu seiner Beisetzung nach Washington, D.C., fahren konnte, schickte aber einem Freund meine Ansprache, die er am Grab verlesen sollte.

Ich empfand Erleichterung für ihn und seine Familie, und doch war ich zu dem Zeitpunkt der Beisetzung sehr unruhig, machte einen kleinen Spaziergang in San Francisco und brach ganz unerwartet in Tränen aus, als ich mich einer Szene entsann, die ich viele Jahre vergessen hatte. In unserer Zeit im College und beim Medizinstudium spielten Herb und ich sonntags oft Binokel mit seinem Onkel Louie, einem Junggesellen, der bei Herbs Familie lebte. Louie war ein liebenswürdiger Mann mit einem Hang zur Hypochondrie und begann den Abend immer damit, dass er verkündete, er wäre nicht sicher, ob er an diesem Abend gut spielen könne, weil etwas »oben nicht stimmte«, wobei er auf seinen Kopf zeigte. Das war das Stichwort für uns alle, unsere brandneuen Stethoskope und Blutdruckmanschetten herauszuholen und ihm gegen ein Fünf-Dollar-Honorar den Blutdruck zu messen, sein Herz abzuhören und ihn für gesund zu erklären. Louie war ein so guter Spieler, dass er nicht sehr lange auf unseren fünf Dollar sitzen blieb: Fast immer hatte er am Ende des Abends sein Geld und mehr wieder eingespielt.

Ich liebte diese Abende. Aber Onkel Louie war längst verstorben, und jetzt, nachdem Herb auch nicht mehr da war, verspürte ich eine bedrückende Einsamkeit, als ich merkte, dass ich keinen Zeugen dieser so lang zurückliegenden Szene mehr hatte. Sie existierte nur noch in meinem Kopf, irgendwo in den

Geheimnissen meiner knackenden neuronalen Schleifen, und wenn ich sterben würde, wären sie ganz verschwunden. Natürlich weiß ich seit Jahrzehnten *abstrakt* um diese Dinge und habe sie in Büchern und Vorträgen und vielen Therapiestunden betont, aber jetzt *spüre* ich sie, ich spüre, dass, wenn wir sterben, jede einzelne unserer kostbaren, freudigen, einzigartigen Erinnerungen mit uns verschwinden wird.

Ich trauere auch um Bob Berger, mit dem ich über sechzig Jahre befreundet war und der einige Wochen nach Herb starb. Nach einem Herzstillstand war Bob mehrere Stunden bewusstlos, ehe er wiederbelebt wurde, und in einer kurzen Phase der Klarheit rief er mich an. Zu Scherzen aufgelegt wie immer, knarzte er: »Ich habe eine Botschaft von der anderen Seite.« Das war alles, was er sagte: sein Zustand verschlechterte sich schnell. Er fiel in ein Koma, und zwei Wochen später starb er.

Bob und ich lernten uns in Boston im zweiten Jahr meines Medizinstudiums kennen. Auch wenn wir später an entgegengesetzten Küsten des Kontinents lebten, verband uns eine lebenslange Freundschaft, und wir blieben telefonisch im Kontakt und besuchten uns oft. Fünfzig Jahre nach unserer ersten Begegnung bat er mich, ihm dabei zu helfen, über sein Leben als Jugendlicher zu schreiben, als die Deutschen in seiner Heimat Ungarn einfielen. Er erzählte mir, wie er sich als Christ ausgab und während der Nazi-Belagerung von Budapest für den Widerstand arbeitete. Er erzählte entsetzliche Geschichten, eine nach der anderen. Beispielsweise waren er und ein anderer Widerstandskämpfer im Alter von sechzehn Jahren mit dem Motorrad Schlangen von Juden gefolgt, die aneinandergebunden waren und gezwungen wurden, durch den Wald bis zur Donau zu gehen, wo sie in den Fluss geworfen und ertränkt werden sollten. Es gab keine Hoffnung, Gefangene zu retten, aber Bob und sein Freund fuhren vorbei und warfen Granaten, um die Nazi-Wachen zu töten. Als Bob später ein paar Tage unterwegs war und vergeblich seine Mutter suchte, hatte ihr Vermieter seinen Mitbewohner, auch ein enger Freund, an die Nazis verraten, die ihn auf die Straße zerrten und ihm die Hosen herunterzogen. Als sie sahen, dass er beschnitten war, schossen sie ihm in den Bauch und ließen ihn sterben, und dann warnten sie die Schaulustigen, zu helfen oder ihm etwas Wasser zum trinken zu geben. Ich hörte so entsetzliche Geschichten, eine nach der anderen – alle zum ersten Mal –, und am Ende des Abends sagte ich zu ihm: »Bob, wir stehen uns so nah. Wir kennen uns seit fünfzig Jahren. Warum hast du mir davon bisher nichts erzählt?« Seine Antwort verblüffte mich: »Irv, du warst nicht bereit, das zu hören.«

Ich protestierte nicht. Ich wusste, dass er recht hatte – ich war tatsächlich nicht bereit gewesen, es zu hören, und ich muss ihm dies auf unterschiedliche Weise vermittelt haben. Ich hatte lange vermieden, mich dem Holocaust zu stellen. Als Jugendlicher war ich entsetzt, als kurz nachdem die Alliierten die Konzentrationslager befreit hatten, die Wochenschauen die wenigen Überlebenden zeigten, die wie menschliche Skelette aussahen, und die Leichenberge, die von Bulldozern weggeschafft wurden. Als Marilyn und ich uns Jahrzehnte später *Schindlers Liste* ansahen, fuhr Marilyn im eigenen Wagen, da sie wusste, dass ich höchstwahrscheinlich vor dem Ende des Films gehen würde. Was ich auch tat. Für mich war es ein vorhersagbares Szenario. Wenn ich etwas Explizites über die Gräuel des Holocaust sah oder las, wurde ich von einem Ansturm von Gefühlen überwältigt: schreckliche Traurigkeit, unerträgliche Wut, lähmender Schmerz, wenn ich daran dachte, was die Opfer erlebt haben mussten, und mir vorstellte, wie ich an ihrer Stelle gewesen wäre. (Es war reine Glückssache, dass ich in Amerika und sicher war und nicht in Europa, wo die Schwester meines Vaters und ihre ganze Familie und die Frau meines Onkels Abe mit vier Kindern ermordet wurden.)

Ich habe Bob gegenüber meine Gefühle nie zum Ausdruck gebracht, aber er hat sie wahrgenommen: Er sagte mir, dass ich zwar andere Geschichten aus der Kriegszeit von ihm gehört, aber dazu nie eine Frage gestellt hätte.

Ein halbes Jahrhundert später hatte Bob am Flughafen von Nicaragua ein furchtbares Erlebnis, als jemand ihn kidnappen wollte. Er war schwer traumatisiert und kontaktierte mich kurz danach und bat mich, über seine Lebenserfahrung während seiner Jugend im Nazi-besetzten Budapest zu schreiben. Wir verbrachten viele Stunden miteinander und besprachen das Kidnapping und alle Erinnerungen an die Kriegsjahre, die dadurch wiederbelebt wurden.

Ich verband seine Jugenderlebnisse mit einem Bericht über unsere Freundschaft zu einem Roman, *I'm Calling the Police*, der in den Vereinigten Staaten als E-Book veröffentlicht wurde. In Europa kam es in acht Ländern als Taschenbuch heraus, in Deutschland unter dem Titel *Ein menschliches Herz*. Der Originaltitel stammt von einem besonders schlimmen Ereignis in dem Roman. Obgleich das Kriegsende mehr als sechzig Jahre her war, als das Buch veröffentlicht wurde, hatte Bob solche Angst vor den Nazis, dass er seinen richtigen Namen nicht auf dem Buchumschlag preisgeben wollte. Ich brachte ihm in Erinnerung, dass überlebende Nazis über neunzig Jahre alt und harmlos wären, aber er bestand für die englische und ungarische Ausgabe auf einem Pseudonym – Robert Brent. Erst nach ausführlichen Debatten gab er nach und erklärte sich einverstanden, bei sieben Übersetzungen, einschließlich der deutschen, seinen richtigen Namen, Robert L. Berger, zu nennen.

Ich habe mich oft über Bobs Mut und Beharrlichkeit gewundert. Als Waisenkind kam er nach dem Zweiten Weltkrieg aus einem Vertriebenenlager in die Vereinigten Staaten, ohne ein Wort Englisch zu sprechen. Nach weniger als zwei Jahren an der Boston Latin High School wurde er in Harvard angenommen, wo er nicht nur so gute Leistungen erbrachte, dass er zum Medizinstudium zugelassen wurde, sondern auch im Universitätssoccerteam spielte – und all dies, während er völlig auf sich allein gestellt war. Später heiratete er Pat Downs, eine Ärztin, Tochter aus einem Arzthaushalt und Enkelin von Harry Emerson Fosdick, einem bekannten Pfarrer der interkonfessionellen Riverside-Kirche in Manhattan. Bob bat sie vor der Eheschließung, zum Judentum zu konvertieren, und Pat war einverstanden. Pat erzählte mir, dass mit dieser Konversion alles gut lief, bis der Rabbiner ihr erklärte, dass die jüdischen Essenregeln Schalentiere, einschließlich Hummer, untersagten. Nachdem Pat die längste Zeit in Maine gelebt hatte, war sie sprachlos. Sie hatte ihr Leben lang Hummer gegessen und fand dies nun zu viel, ein mögliches Ausschlusskriterium. Der Rabbiner war, vielleicht wegen Pats berühmtem Großvater, so darauf aus, Pat in die Gemeinde zu holen, dass er nach Beratung mit einem Konsortium von Rabbinern eine seltene Ausnahme machte – ihr sollte es, als einziger Jüdin, erlaubt sein, Hummer zu essen.

Bob entschloss sich für die Ausbildung als Herzchirurg – er berichtete mir, er fühle sich nur dann lebendig, wenn er ein schlagendes Herz in der Hand halte. Seine Karriere als Herzchirurg war außergewöhnlich, er wurde Professor für Chirurgie an der Boston University, schrieb über fünfhundert Forschungs- und klinische Artikel für Fachzeitschriften und war kurz davor, die erste Herztransplantation der Welt vorzunehmen, als ein anderer Chirurg, Christiaan Barnard, schneller war als er.

* * *

Ende 2015, als ich unter dem Verlust meiner Schwester und von drei engen Freunden litt, hatte ich mehrere Wochen lang die Grippe, mit Appetitlosigkeit und Gewichtsverlust, und dann einen akuten Magen-Darm-Infekt, höchstwahrscheinlich durch eine Lebensmittelvergiftung, mit Erbrechen und Durchfall, wodurch ich dehydriert war. Mein Blutdruck war gefährlich niedrig, so dass mein Sohn Reid mich aus San Francisco in die Notaufnahme in Stanford brachte, wo ich eineinhalb Tage blieb. Ich erhielt sieben Liter Flüssigkeit mittels einer Infusion, und mein Blutdruck normalisierte sich. Während ich auf die Ergebnisse eines CTs des Bauchraums wartete, hatte ich zum ersten Mal ein ausgeprägtes Gefühl, ich könnte sterben. Meine Tochter Eve, die Ärztin, und meine Frau waren bei mir und trösteten mich, und ich versuchte, mich zu beruhigen, indem ich mich an einen Gedanken hielt, den ich oft in meiner Arbeit mit Patienten erwähnte: je größer das Gefühl von ungelebtem Leben, desto größer die Angst vor dem Tod. Diese Gleichung beruhigte mich, denn mir wurde klar, dass ich kaum bereue, wie ich gelebt habe.

Als ich aus dem Krankenhaus entlassen wurde, wog ich nur 63 Kilogramm – etwa neun Kilogramm weniger als mein übliches Gewicht. Manchmal führt meine nebulöse Erinnerung an meine medizinische Ausbildung zu Problemen. In diesem Fall verfolgte mich eine medizinische Maxime: *Wenn der Patient einen beträchtlichen Gewichtsverlust aus unbekanntem Grund hat, denke an ein nicht entdecktes Krebsleiden*. Ich stellte mir vor, wie mein Unterleib mit Metastasen durchsetzt war. In dieser Zeit tröstete ich mich mit einem Gedankenexperiment von Richard Dawkins: Stell dir ein laser-dünnes Scheinwerferlicht vor, das sich unaufhaltsam über das riesige Lineal der Zeit bewegt. Alles, was der Strahl hinter sich lässt, ist im Dunkel der Vergangenheit verloren. Nur das, was von dem schmalen Lichtstrahl erleuchtet wird, ist lebendig und bewusst. Dieser Gedanke bringt mir immer Trost – es macht mich glücklich, in diesem Augenblick am Leben zu sein.

Manchmal denke ich, dass der Akt des Schreibens mein Versuch ist, den Lauf der Zeit und den unvermeidlichen Tod zu bannen. Faulkner meinte, das Ziel jedes Künstler sei es, die Bewegung anzuhalten und festzuhalten, bis irgendwann ein Fremder den Text lesen würde, und dann erwache alles wieder zum Leben. Ich glaube, dieser Gedanke erklärt die Intensität meiner Leidenschaft zu schreiben – und damit nicht aufzuhören.

Ich nehme die Vorstellung sehr ernst, dass man, wenn man gut lebt und eigentlich nichts bereut, dem Tod mit mehr Gelassenheit begegnet. Ich habe diese Botschaft nicht nur von vielen sterbenden Patienten gehört, sondern auch von hochgesinnten Schriftstellern wie Tolstoi, dessen Iwan Iljitsch erkennt, dass er so schlimm stirbt, weil er so schlimm gelebt hat. Alle meine Lektüren und Lebenserfahrungen haben mich gelehrt, wie wichtig es ist, so zu leben, dass man mit wenig Reue stirbt. In den darauffolgenden Jahren habe ich mich bewusst bemüht, großzügig und liebevoll mit jedem zu sein, der mir begegnete, und ich nähere mich mit angemessener Zufriedenheit dem Ende meiner achtziger Jahre.

Eine weitere Erinnerung an meine Sterblichkeit ist meine E-Mail. Seit mehr als zwanzig Jahren erhalte ich jeden Tag ziemlich viel Fan-Post. Ich bemühe mich, jede Nachricht zu beantworten – ich sehe es als meine Art einer täglichen buddhistischen Achtsamkeitsübung an. Es macht mir Freude, dass meine Arbeit denen, die mir schreiben, etwas zu bieten hat. Aber mir ist auch bewusst, dass die Anzahl der E-Mails im Laufe der Jahre immer größer wird – ein Ansturm, der von dem Wissen getrieben ist, dass ich nicht mehr lange leben werde. Diese Botschaft wird zunehmend explizit, wie in dieser E-Mail, die ich vor ein paar Tagen erhielt:

... Ich wollte Ihnen schon längst schreiben, aber dachte, dass Sie mit E-Mails überhäuft werden und keine Zeit hätten, sie alle zu lesen; aber ich dachte, ich schreibe Ihnen trotzdem.

Wie Sie selber sagen, sind Sie in fortgeschrittenem Alter, und vielleicht sind Sie nicht mehr lange da, und dann wäre es zu spät.

Oder in einer anderen, die am folgenden Tag ankam:

... Um es ganz offen zu sagen, und ich denke, Sie werden dies wertschätzen, mir ist klar, dass Sie irgendwann einmal nicht mehr da sein werden. Ich möchte Ihre Existenz nicht für selbstverständlich halten und bedauern müssen, Sie zu spät zu kontaktieren... Es würde mir viel bedeuten, mit Ihnen einen Gedankenaustausch zu haben, weil die meisten Menschen, die ich kenne, nicht daran interessiert sind, über den Tod zu sprechen, und sich auch noch nicht damit befasst haben, dass sie einmal sterben werden.

Seit ein paar Jahren beginne ich meine Vorträge manchmal damit, dass ich die Größe des Publikums anmerke und sage: »Mir fällt auf, dass das Publikum, seit ich älter werde, immer größer wird. Und natürlich ist dies eine wunderbare Bestätigung. Aber wenn ich meine existentialistische Brille aufsetze, sehe ich eine dunklere Seite und frage mich, warum da so eine Eile ist, mich zu sehen.«

36

SPÄTWERKE

Ich war ein Teenager, als ich zum ersten Mal Einsteins Reaktion auf die Quantentheorie hörte: »Gott spielt nicht mit dem Universum Würfel.« Wie die meisten naturwissenschaftlich interessierten Jungen bewunderte ich Einstein und war erstaunt, dass er an Gott glaubte. Diese Tatsache stellte meinen eigenen religiösen Unglauben in Frage, und ich bat meinen Physiklehrer in der Schule um eine Erklärung. Seine Antwort: »Einsteins Gott ist der Gott von Spinoza.«

»Was heißt das?«, fragte ich ihn. »Wer ist Spinoza?« Ich erfuhr, dass Spinoza ein Philosoph des 17. Jahrhunderts und ein Pionier der naturwissenschaftlichen Revolution war. Auch wenn er sich in seinen Schriften oft auf Gott bezog, wurde er im Alter von vierundzwanzig Jahren von seiner jüdischen Gemeinde wegen Häresie exkommuniziert, und viele, wenn nicht die meisten Wissenschaftler halten ihn für einen heimlichen Atheisten. Es wäre für Spinoza im 17. Jahrhundert gefährlich gewesen, so erklärte mir mein Lehrer, seine Skepsis über die Existenz Gottes zu äußern, und so schützte er sich, indem er den Begriff »Gott« oft verwendete. Trotzdem verstehen die meisten Gelehrten, dass er, wenn er das Wort »Gott« gebraucht, *die Gesetze der Natur* meint. Ich suchte mir in der Bibliothek aus dem Regal mit den Biographien ein Buch über Spinoza aus, und auch wenn ich viel davon gar nicht verstand, war ich entschlossen, eines Tages mehr über Einsteins Idol herauszufinden.

Etwa siebzig Jahre später fiel mir ein Buch in die Hand, das mein Interesse wiederbelebte. Ich erfuhr, dass Spinoza sich nach seiner Exkommunikation vom Judentum geweigert hatte, sich irgendeiner religiösen Gemeinschaft anzuschließen. Stattdessen arbeitete er als Glasschleifer und stellte Linsen für Brillen und optische Instrumente her, lebte bescheiden und abgeschieden, und schrieb philosophische und politische Traktate, die den Lauf der Geschichte änderten. Die Verfasserin jenes Buches war Rebecca Goldstein, eine Schriftstellerin und Philosophin. Ich hatte ihre hervorragenden Romane einen nach dem anderen gelesen, aber *Betraying Spinoza*, zugleich Philosophie, Belletristik und Biographie, begeisterte mich. Der Gedanke, einen Roman über Spinoza zu schreiben, kam mir in den Sinn, aber ich war erst einmal vollkommen ratlos. Wie sollte ich einen Roman über einen Mann schreiben, der letztlich ein kontemplatives Leben führte, dessen Leben einsam und ohne Intrigen oder Liebesgeschichten verlief, der sein ganzes Erwachsenenleben in Zimmern zur Miete wohnte und Linsen schliff und mit Feder und Tinte kritzelte?

Der Zufall wollte es, dass ich nach Amsterdam zu einem Vortrag vor der Vereinigung der niederländischen Psychotherapeuten eingeladen wurde. Zwar freue ich mich mit zunehmendem Alter selten auf Überseereisen, aber diese Gelegenheit kam mir gelegen, und ich erklärte mich bereit, einen Workshop zu geben, unter der Bedingung, dass sie einen Spinoza-Tag organisierten, an dem ein kundiger Führer meine Frau und mich zu den Spinoza-Schauplätzen in den Niederlanden begleitete: seinen Geburtsort, seine diversen Wohnstätten, sein Grab und vor allem das kleine Spinoza-Museum in Rijnsburg. Nach einem Vortragstag in Amsterdam brachen Marilyn und ich mit unseren Guides – dem Vorsitzenden der holländischen Spinoza-Gesellschaft und einem führenden Spinoza-Philosophen – zu unserer Mission auf.

Wir besichtigten das Viertel in Amsterdam, wo Spinoza seine Kindheit verbrachte, sahen die Häuser, in denen er später wohnte, und machten dieselben Schiffsfahrten auf den Grachten, die er gemacht hatte. Somit hatte ich nun viele visuelle Eindrücke von Spinozas Holland, aber das brachte mich noch nicht dem notwendigen Erzählstrang für einen Roman näher. Dies änderte sich, als wir das Spinoza-Haus besuchten. Zuerst war ich enttäuscht, dass das Museum keine persönlichen Gegenstände von ihm besaß. Stattdessen bekam ich Repliken von Gerätschaften für das Schleifen von Linsen zu sehen, die er benutzt hatte, und ein Portrait, das nach seinem Tod entstanden war. Mein Gastgeber meinte, dass Spinoza eigentlich gar nicht so aussah, da es zu Lebzeiten keine Abbildungen von ihm gab. Alle Gemälde waren nach schriftlichen Darstellungen gemalt.

Dann wendete ich mich der Hauptattraktion des Museums zu: Spinozas Privatbibliothek mit 151 Büchern des 16. und 17. Jahrhunderts. Ich hatte mich darauf gefreut, Bücher in Händen zu halten, die Spinozas Finger einst berührt hatten, in der Hoffnung, dass sein Geist mich inspirieren würde. Zwar hat die Öffentlichkeit keinen Zugang zu den Büchern, aber mir wurde eine Sondergenehmigung erteilt. Als ich eines davon ehrfürchtig in den Händen hielt, trat mein Gastgeber zu mir und sagte sanft: »Verzeihen Sie, Dr. Yalom ... vielleicht wissen Sie es ... aber Spinozas Hände haben dieses Buch nie berührt, oder genauer gesagt keines der Bücher in der Bibliothek: diese Bücher sind nicht die *echten* Bücher, die Spinoza besaß.«

Ich war verblüfft. »Was wollen Sie damit sagen? Ich verstehe nicht.«

»Nach Spinozas Tod 1677 konnte Spinozas kleiner Nachlass die Kosten für sein Begräbnis nicht decken, so dass sein einziger Besitz von Wert, seine Bibliothek, versteigert werden musste.«

»Aber diese Bücher hier, diese alten Bücher?«

»Der Auktionator nahm es peinlich genau. Er schrieb für die Auktion eine ganz präzise Beschreibung von jedem Buch – Jahreszahl, Verlag und Ort der Veröffentlichung, die Bindung, die Farbe des Buchdeckels und so weiter. Zweihundert Jahre nach seinem Tod stellte ein wohlhabender Philanthrop die finanziellen Mittel bereit, die ganze Bibliothek von Spinoza wieder zusammenzutragen, und dabei folgten die Käufer bei ihren Erwerbungen den Buchbeschreibungen des Auktionators.«

Ich war zwar an allem interessiert, was ich sah und hörte, aber nichts davon war Material für einen Roman. Entmutigt wollte ich schon gehen, als in einem Gespräch zwischen unseren Gastgebern und den Museumswärtern das Wort »Nazi« fiel. »Wie bitte? Was hatten die Nazis in diesem Museum verloren?« Man erzählte mir eine erstaunliche Geschichte. Kurz nachdem die Nazis Holland besetzt hatten, fuhren Soldaten vom ERR zu dem Museum, verschlossen und versiegelten es und konfiszierten die ganze Bibliothek.

»Demnach ist diese Bibliothek nochmals neu angeschafft worden?«, fragte ich. »Und dies bedeutet, dass diese Bücher von Spinoza *zweimal* abhanden gekommen sind?«

»Nein, keineswegs, wie durch ein Wunder wurden mit wenigen Ausnahmen alle von den Nazis gestohlenen Bücher nach dem Krieg in einem Salzbergwerk aufgefunden.«

Ich war erstaunt und voller Fragen. »ERR, was bedeutet das?«

»Einsatzstab Reichsleiter Rosenberg – die Taskforce des Reichsleiters Alfred Rosenberg, der Mann, der den Auftrag hatte, jüdisches Eigentum in ganz Europa zu konfiszieren.«

Mein Herz begann zu rasen. »Aber warum? Warum? Europa stand in Flammen. Warum haben sie sich damit abgegeben, diese kleine Dorfbibliothek zu konfiszieren, während sie all die Rembrandts und Vermeers hätten nehmen können?«

»Das weiß niemand«, entgegnete mein Gastgeber. »Der einzige Hinweis ist ein Satz in dem Bericht von dem Mitarbeiter, der den Befehl zur Plünderung hatte – dies kam bei den Nürnberger Prozessen zum Vorschein. Jetzt ist es der Öffentlichkeit zugänglich und im Internet einsehbar. Tatsächlich soll die Spinoza-Bibliothek von großer Bedeutung für die Erforschung des Spinoza-Problems sein.«

»Spinoza-Problem?«, fragte ich noch faszinierter. »Was bedeutet *das* nun? Was für ein Problem hatten die Nazis mit Spinoza? Und warum wollten sie alle Bücher in dieser Bibliothek aufbewahren, statt sie zu verbrennen wie alles andere Jüdische in ganz Europa?«

Wie zwei Pantomimen zuckten meine Gastgeber die Schultern und zeigten ihre Handflächen – sie hatten keine Antwort.

Ich verließ das Museum mit einem faszinierenden und ungelösten Rätsel! Manna vom Himmel für einen verhungerten Autor! Ich bekam, weshalb ich gekommen war. »Ich habe jetzt ein Buch«, sagte ich zu Marilyn. »Ich habe einen Plot und einen Titel!« Und sobald wir zu Hause waren, begann ich, *Das Spinoza-Problem* zu schreiben.

Schon bald entwickelte ich eine plausible Erklärung für das Spinoza-Problem der Nazis. In meinen Lektüren erfuhr ich, dass Goethe, das literarische Idol aller Deutschen, einschließlich der Nazis, von Spinozas Werk fasziniert war. Tatsächlich hatte Goethe in einem seiner Briefe vermerkt, dass er Spinozas *Ethik* ein ganzes Jahr lang in der Tasche bei sich gehabt habe! Dies muss für die Nazi-Ideologie ein enormes Problem dargestellt haben: Wie konnte es sein, dass der größte deutsche Schriftsteller ein solcher Anhänger von Spinoza war, einem portugiesisch-holländischen Juden?

Ich beschloss, zwei Lebensgeschichten zu verflechten – die von Baruch Spinoza, dem jüdischen Philosophen des 17. Jahrhunderts, und die von Alfred Rosenberg, einem Pseudo-Philosophen und Nazi-Ideologen. Als ein entschieden antisemitisches Mitglied aus Hitlers engstem Kreis hatte Rosenberg die Konfiszierung von Spinozas Bibliothek angeordnet, und dann war es wiederum Rosenberg, der anordnete, dass die Bücher in Sicherheit gebracht und nicht verbrannt wurden. 1945 wurde Rosenberg bei den Nürnberger Prozessen zum Tode verurteilt und mit elf anderen Hauptkriegsverbrechern gehängt.

Ich begann die Kapitel im Wechsel zu schreiben – Spinozas Leben im 17. Jahrhundert und Rosenbergs im 20. – und entwickelte eine fiktive Verbindung zwischen den beiden Figuren. Bald wurde es allerdings zu mühsam, mich immer wieder zwischen den beiden Epochen hin- und herzubewegen, und ich beschloss, die ganze Spinoza-Geschichte zuerst zu schreiben, und danach die von Rosenberg, und dann verknüpfte ich die beiden Geschichten und gab ihnen den notwendigen Schliff, damit alles gut passte.

Geschichten zu schreiben, die in zwei verschiedenen Jahrhunderten angesiedelt waren, erforderte erhebliche Recherchen, und für *Das Spinoza-Problem* brauchte ich mehr Zeit als für jedes andere Buch, das ich veröffentlich habe (mit Ausnahme von *Existentielle Psychotherapie*). Aber es kam mir nie wie Arbeit vor: im Gegenteil, ich fühlte mich angeregt und konnte es morgens kaum erwarten, zum Lesen und Schreiben zu kommen. Ich las, oft unter großen Anstrengungen, die wichtigen Werke von Spinoza, Kommentare dazu und viele Biographien, und um noch verbliebene Rätsel zu lösen, suchte ich dann Rat bei den Spinoza-Forschern Rebecca Goldstein und Steven Nadler.

Noch mehr Zeit verbrachte ich damit, den Beginn und die Entwicklung der Nazi-Partei und Alfred Rosenbergs Rolle dabei zu recherchieren. Auch wenn Hitler Rosenbergs Fähigkeit respektierte und ihn auf wichtige Positionen berief, war ihm die Gesellschaft von Joseph Goebbels und Hermann Göring lieber. Angeblich soll Hitler einmal Rosenbergs Hauptwerk *Der*

Mythus des 20. Jahrhunderts durchs Zimmer geschleudert und geschrien haben: »Wer kann dieses Zeug verstehen!« Rosenberg war so verletzt, dass Hitler ihn nicht so schätzte wie die anderen, dass er mehr als einmal psychologische Hilfe suchte, und ich habe für meinen Roman einen echten psychiatrischen Bericht eingesehen.

Anders als meine anderen Romane ist *Das Spinoza-Problem* kein Lehrroman, doch die Psychotherapie spielt weiterhin eine wichtige Rolle – die Innenwelt der beiden Hauptpersonen wird in ständigen Gesprächen mit einem Vertrauten offengelegt. Spinoza vertraut sich Franco an, einem Freund, der manchmal eine Art therapeutische Rolle übernimmt, und Rosenberg hat mehrere psychotherapeutische Sitzungen mit einem fiktiven Psychiater, Friedrich Pfister. Tatsächlich sind Franco und Pfister die einzigen wichtigen Figuren, die ich erfunden habe: alle anderen sind historische Figuren.

Leider kam *Das Spinoza-Problem* bei den amerikanischen Lesern nicht besonders gut an, aber im Ausland hat es eine Leserschaft gefunden: in Frankreich wurde dem Roman 2014 der Prix des Lecteurs verliehen. 2016 erhielt ich eine E-Mail von Hans van Wijngaarden, einem niederländischen Kollegen, der mir mitteilte, dass eine Abbildung von Spinoza, die zu seinen Lebzeiten gemalt wurde, in einem Gemälde von Berend Graat aus dem Jahr 1666 entdeckt wurde. Als ich jetzt in Spinozas seelenvolle Augen schaute, bedauerte ich sehr, dieses Gemälde nicht gesehen zu haben, ehe ich den Roman schrieb. Vielleicht hätte ich ihn noch mehr als Seelenverwandten betrachtet, wie es mir früher ergangen war, als ich Portraits von Nietzsche, Breuer, Freud, Lou Salomé und Schopenhauer sah.

Kürzlich schickte mir Manfred Walther seinen wissenschaftlichen Artikel mit dem Titel »Spinoza's Presence in Germany during the Nazi Era«, in dem er Spinozas starken Einfluss nicht nur auf Goethe, sondern auch auf herausragende deutsche Philosophen wie Fichte, Hölderlin, Herder, Schelling und Hegel beschreibt. Wäre mir dieser Text beim Schreiben zugänglich gewesen, hätte dies mein Argument unterstrichen, dass Spinoza tatsächlich für die antijüdische Propaganda der Nazis ein großes Problem darstellte.

* * *

Mein nächstes Projekt, *Denn alles ist vergänglich*, erforderte keine mühsamen Forschungsarbeiten. Ich musste nur, ein letztes Mal, meinen »Ideen fürs Schreiben«-Ordner plündern. Mein Vorgehen war klar: Ich las nochmals die klinischen Fälle in diesem Ordner, bis eine davon mit Energie aufgeladen zu sein schien, und dann baute ich darum herum meine Geschichte. Viele dieser Geschichten handeln von Einzeltherapien, und viele beschreiben ältere Patienten, die sich mit Problemen des höheren Alters auseinandersetzen, wie Ruhestand, Altern und die Konfrontation mit dem Tod. Wie in all meinen Büchern (außer bei *Das Spinoza-Problem*) schreibe ich immer noch für angehende Therapeuten, die in der Kunst der Psychotherapie Anleitung brauchen. Wie immer schickte ich meinen Patienten die letzte Textfassung und erhielt schriftliche Genehmigungen von ihnen – außer von zwei verstorbenen Patienten, von denen ich wusste, dass sie mir die Erlaubnis gegeben hätten; bei ihnen habe ich mich bemüht, ihre Identität noch stärker zu verschleiern.

Der Titel *Denn alles ist vergänglich* stammt aus den *Selbstbetrachtungen* von Marc Aurel: »Denn alles ist vergänglich. Alles dauert einen Tag – die da rühmen und die da gerühmt werden.« In der Titelgeschichte beschreibe ich eine Therapiesitzung, in der ich erfahre, dass ein Patient mir wichtige Informationen vorenthält aus Angst, mein vorteilhaftes Bild von ihm zu beschädigen. Als ich über seinen Wunsch nachsann, sein

Bild möge mir unauslöschlich im Kopf bleiben, ein so dringender Wunsch, dass er seine eigene Therapie boykottierte, fiel mir Marc Aurel ein, dessen *Selbstbetrachtungen* ich zufällig gerade las. Ich ging zu meinem Schreibtisch und zeigte ihm mein Exemplar der *Selbstbetrachtungen* und schlug ihm vor, dass er das Buch vielleicht nützlich finden könnte, weil eine der Betrachtungen die Vergänglichkeit betont und die Vorstellung, dass alles nur einen Tag dauert. In meiner Geschichte gibt es noch eine Nebenhandlung über einen zweiten Patienten, dem ich auch vorschlug, Marc Aurel zu lesen.

Es ist nichts Ungewöhnliches, dass ich so verfahre, wenn ich gerade das Werk eines hervorragenden Denkers lese. Meistens erweist sich dieser Vorschlag als totales Fiasko, aber in dieser wahren Geschichte (in *Denn alles ist vergänglich* gibt es keine fiktiven Ereignisse) nahmen beide Patienten das Buch an. Ironischerweise reagierten beide nicht auf den Ausschnitt, den ich im Sinn hatte, aber sie fanden jeder auf seine Weise Rat bei Marc Aurel.

Auch dies ist nichts Ungewöhnliches. Der Patient und der Therapeut sind gemeinsame Reisende, und nicht selten sieht der Patient Ausblicke auf der Reise und profitiert von ihnen, die der Therapeut gar nicht wahrgenommen hat.

37

SMS-THERAPIE

Ich habe über fünfzehn Jahre lang eine Supervisionsgruppe von praktizierenden Therapeuten in San Francisco geleitet. In unserem dritten Jahr nahmen wir ein neues Mitglied auf, eine Analytikerin, die nach einer langen Karriere an der Ostküste wieder nach San Francisco zurückkam. Der erste Fall, den sie der Gruppe vorstellte, war ein Patient, der in New York lebte und den sie weiterhin per Telefon beriet. Telefonsitzungen! Ich war empört! Wie kann man anständige Therapie machen, ohne den Patienten tatsächlich zu sehen? Würden dem Therapeuten nicht jegliche Nuancen fehlen – gemischte Gefühle, Gesichtsausdruck, Lächeln, Nicken, Händedruck beim Abschied –, alles, was so wesentlich ist für die Vertrautheit der therapeutischen Beziehung?

Ich sagte ihr: »Sie können doch keine Ferntherapie machen! Sie können nicht jemanden behandeln, der nicht in Ihrem Sprechzimmer sitzt.« Gott, was für ein Pedant ich war! Sie setzte sich durch und bestand darauf, dass die Therapie ziemlich gut voranschreite, herzlichen Dank. Ich hatte da meine Zweifel und beäugte sie weiterhin monatelang misstrauisch, bis ich mir eingestand, dass sie genau wusste, was sie tat.

Meine Meinung zur Ferntherapie entwickelte sich vor sechs Jahren weiter, als ich eine E-Mail von einer Patientin erhielt, die mich um Hilfe bat und gerne eine Therapie per Skype machen wollte. Sie lebte in einem äußerst isolierten Teil der Welt, wo im Umkreis von achthundert Kilometern kein Therapeut erreichbar war. Tatsächlich hatte sie sich wegen des unerträglich schmerzlichen Zerbrechens ihrer Beziehung bewusst dafür entschieden, sich an einen derart entlegenen Ort zurückzuziehen. Sie fühlte sich so verletzlich, dass sie, auch wenn sie in der Nähe gewohnt hätte, sicher nicht bereit gewesen wäre, mich oder irgend einen anderen Therapeuten von Angesicht zu Angesicht in einem Sprechzimmer zu sehen. Ich hatte noch nie Therapie per Skype gemacht, und auf Grund meiner Bedenken an dieser Methode zögerte ich. Aber da sie keine andere Möglichkeit hatte, willigte ich schließlich ein (allerdings ohne dies einem meiner Kollegen gegenüber zu erwähnen). Mehr als ein Jahr lang trafen wir uns wöchentlich per Skype. Wie ihr Gesicht so meinen Computer-Bildschirm ausfüllte, fühlte ich mich ihr allmählich nahe, und schon nach sehr kurzer Zeit waren die Tausende von Meilen zwischen uns wie weggeblasen. Am Ende unseres gemeinsamen Jahres hatte sie in der Therapie viele Fortschritte gemacht, und seither habe ich viele Patienten aus so fernen Ländern wie Südafrika, Türkei, Australien, Frankreich, Deutschland, Italien und Großbritannien behandelt. Inzwischen bin ich überzeugt, dass meine Therapie im richtigen Leben sich hinsichtlich des Erfolgs nicht wesentlich von meiner Videotherapie unterscheidet. Allerdings achte ich sehr genau darauf, dass ich die Patienten sorgfältig auswähle. Ich nutze dieses Medium nicht für schwerkranke Patienten, die Medikamente brauchen und möglicherweise ins Krankenhaus eingewiesen werden müssen.

* * *

Als ich vor drei Jahren zum ersten Mal von SMS-Therapie hörte, bei der Therapeuten und Patienten ausschließlich über SMS kommunizieren, war ich auch wieder ablehnend. THE-

RAPIE PER SMS! HIMMEL! Es schien mir eine Verdrehung, eine Entmenschlichung, eine Parodie des therapeutischen Prozesses. Das ging zu weit! Ich wollte damit nichts zu tun haben und zog mich auf meine Pedantenattitüde zurück. Dann rief mich Oren Frank an, der Gründer von Talkspace, dem größten Online-Therapieprogramm, und berichtete, dass sein Unternehmen jetzt Therapiegruppen anböte, die sich per SMS träfen, und bat mich, seine Therapeuten zu beraten. SMS-THERAPIEGRUPPEN! Wieder war ich schockiert. Eine Gruppe von Menschen, die sich nie gegenseitig sahen (zur Gewährleistung der Anonymität waren ihre Gesichter nie auf einem Bildschirm zu sehen, sondern wurden durch Symbole repräsentiert) und ausschließlich per SMS kommunizierten – das war wirklich zu viel! Ich konnte mir nicht vorstellen, wie Gruppentherapie per SMS funktionieren sollte, erklärte mich aber einverstanden, teilzunehmen, letztlich aus Neugier.

Ich beobachtete einige Gruppen, und diesmal hatte ich Recht. Die Gruppentherapie, die ich miterlebte, erwies sich als zu mühsam, und das Projekt wurde bald beendet. Stattdessen konzentrierte sich das Unternehmen nur noch darauf, SMS für die Einzeltherapie einzusetzen. Schon bald wurden weitere SMS-Therapie-Unternehmen in den Vereinigten Staaten und in mehreren anderen Ländern gegründet, und vor drei Jahren begann ich mit der Supervision von Therapeuten, die für die Ausbildung von Mitarbeitern für Talkspace zuständig waren.

Jetzt im Alter von über achtzig lese ich selten Fachzeitschriften und reise kaum noch zu Fachkonferenzen auf meinem Gebiet, und ich habe zunehmend das Gefühl, mit den neuen Entwicklungen nicht mehr Schritt zu halten. Auch wenn mir SMS das Extrem von Unpersönlichkeit schien und genau das Gegenteil von meinem sehr individuellen und persönlichen Ansatz in der Therapie, hatte ich den Eindruck, dass SMS zukünftig in der Psychotherapie eine wichtige Rolle spielen würden. Um nicht ganz zum alten Eisen zu gehören, beschloss ich, bei dieser sich schnell ausbreitenden Therapiemethode auf dem Laufenden zu bleiben.

Das Format dieser Plattform bietet den Klienten die Möglichkeit, gegen eine bescheidene monatliche Pauschale SMS an einen Therapeuten zu senden und von ihm zu empfangen (auf Wunsch täglich). Die Nutzung dieser Therapieform wächst exponentiell, und aktuell beschäftigt Talkspace, das größte amerikanische Unternehmen, mehr als tausend Therapeuten. In anderen Ländern starten viele Plattformen dieser Art – drei Unternehmen in China haben Kontakt mit mir aufgenommen, jedes behauptete, die größte chinesische Internetfirma zu sein.

Die Dinge entwickelten sich schnell. Schon bald bot Talkspace nicht nur SMS-Therapie, sondern auch die Möglichkeit, dass sich Klienten und Therapeuten gegenseitig Nachrichten hinterlassen. Kurz danach wurde dem Klienten dann angeboten, ein Treffen über Videokonferenz zu schalten. Schon bald waren nur noch 50 Prozent der Sitzungen per SMS, 25 Prozent per Telefonnachricht und 25 Prozent per Videokonferenz. Meine Erwartung ging dahin, dass es eine unausweichliche Reihenfolge geben würde, in der SMS nur in der Anfangsphase der Therapie genutzt würde und man dann allmählich zu Audio und schließlich zu Video überginge – dem eigentlichen Therapieverfahren. Aber wie falsch lag ich da! Das passierte eben nicht! Vielen Klienten ist SMS lieber, und sie wollen weder Telefon- noch Videokontakt. Mir leuchtete das nicht ein, aber ich erfuhr schon bald, dass sich viele Klienten in der Anonymität von SMS sicherer fühlen und insbesondere jüngere Klienten sich mit SMS ausgesprochen wohl fühlen: sie sind mit SMS aufgewachsen und haben oft mit ihren Freunden lieber Kontakt per SMS als per Telefon. Zum jetzigen Zeitpunkt scheint es so, dass SMS-Therapie künftig eine wichtige Rolle in unserem Fachgebiet spielen wird.

Eine Zeitlang tat ich SMS-Therapie immer noch geringschätzig ab – es schien mir wie eine blasse Nachahmung der eigentlichen Sache. In meiner Supervision der jungen Therapeuten war ich mir sicher, dass diese Methode nicht die Art von Therapie war, wie ich sie meinen Patienten bot. Allmählich begreife ich nun doch, dass selbst wenn es nicht dieselbe Therapie wie eine Begegnung von Angesicht zu Angesicht ist, *sie den Klienten doch etwas Wichtiges zu bieten hat.* Zweifellos schätzen viele Klienten SMS-Therapie und erleben persönliche Veränderungen. Ich habe Talkspace dringend geraten, sorgfältige Untersuchungen zur Wirksamkeit durchzuführen, und die ersten Ergebnisse weisen tatsächlich signifikante Veränderungen nach. Ich habe die Kommentare von Patienten in ihren SMS gelesen, in denen sie zum Ausdruck bringen, wie wichtig dieser Prozess für sie ist. Eine Patientin schrieb in einer SMS, dass sie Worte ihres Therapeuten ausgedruckt und an die Kühlschranktür geklebt habe, um sie sich regelmäßig zu vergegenwärtigen. Wenn Klienten mitten in der Nacht eine Panikattacke bekommen, können sie ihrem Therapeuten sofort eine SMS schicken. Auch wenn der Therapeut die SMS erst Stunden später liest, entsteht doch ein Gefühl von unmittelbarem Kontakt. Zudem können die Klienten ihre ganze Therapie noch einmal nachlesen, jedes Wort, und dann ermessen, wie große Fortschritte sie gemacht haben.

Die Supervision von Therapeuten, die mit SMS-Therapie arbeiten, ist für mich anders als die Supervision von traditionellen Therapeuten. Zum einen brauche ich mich, wenn ich die Arbeit eines SMS-Therapeuten supervidiere, nicht auf die manchmal unzuverlässigen Erinnerungen des Therapeuten daran, was in der Stunde passierte, zu verlassen; stattdessen habe ich Wort für Wort das ganze Transkript von allem, was zwischen Therapeut und Patient ausgetauscht wurde, vor mir liegen – nichts bleibt den Augen des Supervisors verborgen.

Schließlich habe ich die Therapeuten, die unter meiner Supervision mit SMS arbeiten, ganz deutlich darauf hingewiesen, wie wichtig es ist, auf die menschliche, empathische, natürliche Dimension der Beziehung zwischen Klient und Therapeut zu achten, woraus sich etwas Merkwürdiges, geradezu Paradoxes ergeben hat: In der richtigen Hand gut ausgebildeter Therapeuten kann die SMS-Methode eine persönlichere Begegnung bieten als traditionelle Sitzungen mit Therapeuten, die strikt nach behavioristischem Lehrbuch verfahren.

38

MEIN LEBEN IN GRUPPEN

Im Laufe der Jahrzehnte habe ich viele Therapiegruppen geleitet – stationäre und ambulante Gruppen mit psychiatrischen Patienten; mit Krebspatienten, trauernden Ehepartnern, Alkoholikern und verheirateten Paaren; und mit Medizinstudenten, Ärzten in der psychiatrischen Facharztausbildung und praktizierenden Therapeuten –, aber ich bin auch Teilnehmer in vielen Gruppen gewesen, sogar noch jetzt mit Mitte achtzig.

Am wichtigsten ist mir hier eine Therapeutengruppe ohne Leiter, die sich seit vierundzwanzig Jahren alle zwei Wochen für neunzig Minuten jeweils in der Praxis von einem unserer Mitglieder trifft. Eine unserer Grundregeln ist vollkommene Vertraulichkeit – was in unserer Gruppe geäußert wird, bleibt in der Gruppe. Demnach sind diese Zeilen das Erste, was ich je über diese Gruppe nach Außen getragen habe, und ich schreibe dies nicht nur mit der Erlaubnis der Mitglieder, sondern mit ihrer Ermutigung: Niemand will, dass diese Gruppe endet. Nicht dass wir Unsterblichkeit suchen, aber wir alle möchten andere dazu ermutigen, die lebendige, bereichernde Erfahrung zu machen, die wir gemacht haben.

Ein Paradox des Lebens als Therapeut ist, dass wir bei der Arbeit nie allein sind, und trotzdem fühlen sich viele äußerst isoliert. Wir arbeiten nicht im Team – ohne Krankenschwestern, Supervisoren, Kollegen oder Assistenten. Viele von uns erleichtern sich diese Einsamkeit, indem sie sich mit Kollegen zum Lunch oder Kaffee verabreden oder zu Fallbesprechungen gehen oder Supervision oder Einzeltherapie machen, aber für viele sind diese Hilfsmittel nicht tiefgreifend genug. Für mich hat sich das regelmäßige Treffen mit einer vertrauten Gruppe anderer Therapeuten als konstruktiv erwiesen; die Gruppe bietet Kollegialität, Supervision, Fortbildung, Persönlichkeitsentwicklung und manchmal Krisenintervention. Ich rate anderen Therapeuten sehr dazu, eine Gruppe wie unsere zu gründen.

Unsere spezielle Konstellation entstand vor über zwanzig Jahren, als mich Ivan G., ein praktizierender Psychiater, den ich vormals als Assistenzarzt in Stanford kennengelernt hatte, eines Tages anrief und fragte, ob ich an einer Selbsterfahrungsgruppe teilnehmen würde, die sich regelmäßig in einem Gebäude in der Nähe des Stanford-Krankenhauses treffen sollte. Er nannte die Namen der anderen Psychiater, die schon auf der Teilnehmerliste standen – ich kannte fast jeden, einige sogar sehr gut, da sie Assistenzärzte bei mir gewesen waren.

Bei einer solchen Gruppe mitzumachen, erschien mir eine große Verpflichtung – nicht nur, dass es alle zwei Wochen ein neunzigminütiges Treffen war, sondern auch eine fortlaufende Gruppe ohne ein festgelegtes Ende. Als ich also zusagte, war mir klar, dass es eine langfristige Verpflichtung wäre, aber keiner von uns konnte voraussehen, dass wir uns nach zweiundzwanzig Jahren immer noch treffen würden. In all diesen Jahren haben wir, abgesehen von seltenen Ausfällen wegen wichtiger Feiertage, kein Treffen abgesagt, und niemand hat je ein Treffen aus einem banalen Grund versäumt.

Ich selber war noch nie Mitglied in einer fortlaufenden Gruppe, obgleich ich meine Gruppenpatienten oft darum beneidete. Auch ich sehnte mich danach, Mitglied einer Therapiegruppe zu sein und einen Kreis von vertrauten Mitwissern zu haben. Aus meiner früheren Erfahrung als Gruppenleiter wusste ich, wie hilfreich dies für die Teilnehmer ist.

Einmal hatte ich sechs Jahre lang eine Therapiegruppe für Therapeuten geleitet, und ich hatte von Woche zu Woche beobachtet, wie die Teilnehmer davon profitierten. Molyn Leszcz, der Ko-Autor der fünften Auflage meines Lehrbuchs der Gruppenpsychotherapie, war 1980 Stipendiat in Stanford. Er war nach Stanford gekommen, um sich in Gruppentherapie fortzubilden, und als Teil seiner Ausbildung bat ich ihn, ein Jahr lang diese Gruppe mit mir zu leiten. Seither schwelgen wir beide noch Jahrzehnte danach in Erinnerungen, was wir bei diesen Treffen sahen und fühlten. Ich beendete diese Gruppe mit großem Bedauern, als ich für meine Sabbatzeit nach London ging. Vor allem war es die einzige von mir geleitete Gruppe, aus der eine Ehe hervorging. Zwei Teilnehmer begannen eine Beziehung miteinander und heirateten, kurz nachdem die Gruppe endete. Fünfunddreißig Jahre später sah ich sie bei einem Vortrag, und sie waren noch immer glücklich verheiratet.

Trotz eines gewissen Unbehagens, in einer Gruppe dabei zu sein, zu der auch ehemalige Studierende von mir gehörten, trat ich bei – nicht ohne Angst: Wie viele andere Mitglieder fühlte ich mich unsicher, Kollegen und ehemaligen Studierenden gegenüber meine Verletzlichkeit, meine Scham und meine Selbstzweifel zu zeigen. Ich brachte mir in Erinnerung, dass ich ja erwachsen bin und die Peinlichkeit wohl überleben würde.

Unsere ersten Monate verbrachten wir damit, zu entscheiden, was für eine Art Gruppe wir sein wollten. Wir wollten keine Fälle besprechen, auch wenn sich jeder gerne diese Option offenhalten wollte. Schließlich entschieden wir uns für eine Allzweck-Selbsterfahrungsgruppe – mit anderen Worten eine Therapiegruppe ohne Leitung. Eines war von Anfang an klar – selbst wenn ich am meisten Erfahrung mit Gruppen hatte, wäre ich *nicht* der Gruppenleiter, und niemand hat mich als solchen angesehen. Um nicht in irgendeine Art von Führungsrolle zu verfallen, zwang ich mich von Anfang an, mich deutlich selbst zu offenbaren. In meinen Praxisjahren habe ich gelernt, dass man, um von einer solchen Erfahrung zu profitieren, Risiken eingehen muss. (Tatsächlich habe ich diese These in den letzten Jahren meinen Patienten gegenüber schon in der ersten Einzeltherapiestunde vertreten, und ich beziehe mich oft darauf, wenn ich merke, dass sie Widerstand gegen die Arbeit leisten.)

Wir begannen mit elf Mitgliedern, nur Männer, nur Psychotherapeuten (zehn Psychiater und ein klinischer Psychologe). In den frühen Phasen traten zwei Teilnehmer aus, und ein dritter musste uns aus gesundheitlichen Gründen verlassen. In den letzten zweiundzwanzig Jahren ist die Gruppe bemerkenswert stabil gewesen – kein einziges Mitglied ist willentlich ausgetreten, und die Teilnahmequote war hervorragend. Ich selber habe nie ein Treffen ausgelassen, wenn ich vor Ort war, und für die anderen ist die Gruppe eine Priorität vor allen anderen Aktivitäten.

Wenn ich mich wegen einer Auseinandersetzung mit meiner Frau oder den Kindern oder Kollegen ärgere oder in meiner Arbeit festgefahren bin oder von starken positiven oder negativen Gefühlen einem Patienten oder Bekannten gegenüber bzw. von einem Alptraum gequält werde, habe ich mich immer darauf gefreut, dies beim nächsten Treffen zu besprechen. Und natürlich sind wir immer gründlich auf jegliche negativen Emotionen, die zwischen Gruppenmitgliedern bestanden, eingegangen.

Vielleicht gibt es andere laufende Therapeutengruppen ohne Leitung, die sich verpflichtet haben, den Prozess ebenso wie das Leben und die Psyche der Mitglieder zu studieren, aber ich weiß von keiner, die so lange durchgehalten hat. In diesen zwei Jahrzehnten haben wir den Tod von vier Mitgliedern sowie die Demenz bei zweien miterlebt, die deswegen in den Ruhestand gehen mussten. Wir haben den Tod von Ehepartnern, Wiederheirat, Ruhestand, Krankheiten in der Familie, Probleme mit den Kindern und Umzug in ein Altenheim besprochen. In jedem einzelnen Fall sind wir dabei geblieben, uns selbst und gegenseitig aufrichtig zu hinterfragen.

Das Erstaunlichste für mich war, dass die Treffen immer wieder etwas Neues erbrachten. Nach mehr als fünfhundert Treffen entdecke ich bei jedem einzelnen Treffen immer noch etwas Neues und Anderes an meinen Mit-Teilnehmern und mir. Die wohl schwierigste Erfahrung für uns alle war, in allen Einzelheiten den Beginn und die Entwicklung von Demenz bei zwei hochgeschätzten Mitgliedern mitzuerleben. Wir standen oftmals vor einem Dilemma. Wie offen sollten wir damit umgehen, was wir sahen? Wie sollten wir auf das Imponiergehabe oder die Verleugnung reagieren, die mit Demenz einhergehen? Und noch bedrückender – was war, wenn wir zu der Meinung kamen, derjenige sollte keine Patienten mehr behandeln? Wann immer dies passierte, reagierten wir, indem wir dem Betreffenden dringend rieten, eine Psychologin aufzusuchen und neuropsychologische Tests zu machen, und in jedem Fall nahm die Beraterin ihre Autorität wahr und ordnete an, die Behandlung von Patienten einzustellen. Wie die meisten Menschen über achtzig mache ich mir selber Sorgen wegen Demenz, und in drei oder vier Fällen wurde mir von der Gruppe gesagt, dass ich den jeweiligen Vorfall bereits beschrieben hatte. So beschämend es für mich ist, so war ich doch dankbar für die große Aufrichtigkeit der Gruppe. Irgendwo im Hinterkopf lauert allerdings die Angst, dass eines Tages irgendeiner in der Gruppe darauf bestehen wird, dass ich mich neuropsychologischen Tests unterziehe.

Als eines unserer jüngeren Mitglieder uns mit der Mitteilung schockierte, bei ihm sei gerade ein unheilbarer Pankreaskrebs diagnostiziert worden, blieben wir vollkommen präsent bei ihm, als er offen und mutig über all seine Ängste und Sorgen sprach. Gegen Ende seines Lebens, als er sich nicht mehr auf den Weg machen konnte, trafen wir uns einmal bei ihm zu Hause. Die ganze Gruppe kam zu seiner Trauerfeier.

Jedes Mal, wenn ein Mitglied verstarb, nahmen wir ein neues Mitglied auf, um unsere Gruppengröße relativ konstant zu halten. Wir gingen alle zur Hochzeit von einem Mitglied, die bei einem anderen zu Hause stattfand, und ein dritter von uns vollzog die Hochzeitszeremonie. Die Gruppe war auch bei zwei anderen Hochzeiten und bei der Bar Mizwa des Sohnes von einem unserer Mitglieder dabei. Ein anderes Mal besuchte die ganze Gruppe das Pflegeheim, um jemanden von uns zu sehen, der unter Demenz litt. Ob wir weibliche Mitglieder aufnehmen wollten, haben wir viele Male diskutiert, aber da wir immer nur ein Mitglied nach dem anderen aufnahmen, meinten die meisten, eine einzelne Frau würde sich unter uns Männern nicht wohl fühlen. In der Rückschau denke ich, dass wir uns bei dieser Entscheidung irrten. Meine Vermutung ist, dass es die Gruppe bereichert hätte, wenn wir mit Männern und Frauen begonnen hätten.

Ich bin in der Gruppe immer aktiv gewesen, und in der Frühzeit war ich oft derjenige, der, wenn die Gruppe wenig engagiert war oder tiefgründigere Themen mied, einen Kommentar zum Prozess machte – also, anzumerken, dass die Gruppe sich übermäßig mit sicheren, oberflächlichen Themen befasste; nach ein paar Jahren haben dann allerdings andere diese Rolle ebenso oft übernommen wie ich. Wir haben uns gegenseitig auf verschiedenen Ebenen Hilfe angeboten. Manchmal arbeiten wir an tieferen Persönlichkeitsproblemen oder an der Neigung zu Sarkasmus, abwertenden Bemerkungen, Schuldgefühlen, zu viel Zeit zu beanspruchen, Angst vor Selbstoffenbarung oder Scham, und manchmal ist das Wesentliche, dass wir einfach Unterstützung anbieten und dem anderen vermitteln, dass wir zu ihm stehen. Kürzlich war ich einmal ziemlich aufgewühlt nach einem Autounfall in der Woche zuvor. Seit dem Unfall hatte ich Angst zu fahren und stellte mir die Frage, ob ich in meinem Alter überhaupt noch am Steuer sitzen sollte. Ein anderer erzählte mir, dass er vor ein paar Jahren einen schweren Unfall gehabt habe und sechs Wochen lang aufgewühlt gewesen sei. Er hielt es für ein leichtes posttraumatisches Stress-Syndrom. Diese neue Sicht erwies sich als sehr nützlich für mich, und ich fühlte mich ruhiger auf der Heimfahrt, aber ich fuhr immer noch vorsichtig.

* * *

Ich gehöre auch zu Pegasus, einer Schreibgruppe für Ärzte, die 2010 von einem guten Freund, Hans Steiner, dem ehemaligen Leiter der Kinderpsychiatrie in Stanford, gegründet wurde. Unsere Gruppe setzt sich aus zehn Ärzte-Schriftstellern zusammen, und wir treffen uns einmal im Monat zwei Stunden am Abend und besprechen unsere Texte. Die Abende enden mit einem Dinner, das derjenige ausrichtet, dessen Arbeit betrachtet wurde. Diese Gruppe hat viele Seiten des vorliegenden Buches gelesen, mochte das erste Drittel viel mehr als den Rest und drängte mich, mehr von meinem Innenleben in den Text einzubeziehen.

Mehrere Bücher und kürzere Texte von Gruppenmitgliedern sind veröffentlicht worden, einschließlich Henry Ward Truebloods *A Surgeon's War* – eine lesenswerte Autobiographie, die das Leben eines Unfallchirurgen an der Front während des Vietnam-Krieges beschreibt. Wir veranstalten in Stanford regelmäßig öffentliche Lesungen von neuen Arbeiten unserer Mitglieder, und ich habe mehrmals an diesen Lesungen teilgenommen.

Pegasus ist größer geworden, und derzeit gibt es vier Pegasus-Gruppen, die sich aus Ärzten und einigen Medizinstudenten zusammensetzen. Mehrmals fanden in unserer Gruppe von Kunstwerken inspirierte öffentliche Dichterlesungen statt – zum Beispiel von Gemälden in der vor Kurzem eröffneten Stanford Anderson Sammlung oder von Konzerten des St. Lawrence String Quartett, dem ständigen Stanford-Gast-Ensemble. Wir bieten auch jedes Jahr Veranstaltungen in psychiatrischen Einrichtungen an, loben ein Preisgeld für Texte von Studenten aus und sponsern alljährlich eine Gastprofessur in den Medizinischen Geisteswissenschaften.

* * *

Und ich gehe zu einer weiteren monatlichen Veranstaltung, der Lindemann Group, benannt nach einem der Gründungsmitglieder, Erich Lindemann, einem einflussreichen Psychiater, der lange Professor für Psychiatrie in Harvard und in seinen letzten Jahren in Stanford war. Ich trat der Gruppe bei ihrer Gründung in den 1970er Jahren bei und kam jahrelang zu den monatlichen Treffen. Bei jedem der zweistündigen abendlichen Treffen stellt einer der acht bis zehn Therapeuten einen aktuellen problematischen Fall vor. Ich habe die Kollegialität viele Jahre genossen, bis Bruno Bettelheim nach Stanford kam und der Gruppe beitrat. Er meinte, dass es ihm auf Grund seines Alters zustünde, dass die Teilnehmer ihm ihre Fälle präsentierten. Weder ich noch jemand anderes konnte ihn von seiner Vorstellung abbringen, und als wir an dieser Stelle nicht weiterkamen, traten mehrere von uns aus. Viele Jahre nach Brunos Tod wurde ich eingeladen, wieder beizutreten, und seither ist mir die Gruppe sehr wichtig.

Jeder stellt seinen Fall jeweils im eigenen Stil vor. Bei einem der Treffen entschied sich jemand für Psychodrama und teilte den Gruppenmitgliedern Rollen zu (der Patient, die Ehefrau, der Therapeut, andere Familienmitglieder, ein beobachtender Kommentator usw.). Zuerst wirkte es albern und unsinnig, aber am Ende des Treffens hatten wir alle das Gefühl, festgefahren zu sein und dem Patienten nicht helfen zu können – das heißt, wir fühlten uns genau wie der Therapeut mit seinem Patienten, den er hier präsentierte. Es war eine ungewöhnlich wirksame und prägnante Methode, ein therapeutisches Dilemma zu veranschaulichen.

* * *

Die Gruppe, mit der ich am engsten verbunden bin, ist meine Familiengruppe. Ich bin seit zweiundsechzig Jahren mit Marilyn verheiratet, und es vergeht kaum ein Tag, an dem ich nicht dankbar bin für mein großes Glück, eine so außergewöhnliche Lebenspartnerin zu haben. Doch wie ich schon oft zu anderen gesagt habe, ist es nicht so, dass man eine Beziehung findet, man erschafft eine Beziehung. Im Laufe der Jahrzehnte haben wir beide hart an der Ehe gearbeitet, die wir heute haben. Alles, was ich in der Vergangenheit je beklagt habe, ist verflogen. Ich habe gelernt, ihre wenigen Unzulänglichkeiten hinzunehmen – ihre Gleichgültigkeit gegenüber Kochen, Sportveranstaltungen, Fahrradfahren, Science Fiction, Naturwissenschaft im Allgemeinen –, aber all diese Klagen haben sich längst verflüchtigt. Ich bin glücklich, mit einer wandelnden Enzyklopädie der westlichen Kultur zu leben, die die meisten historischen oder literarischen Fragen, die ich stelle, sofort beantworten kann.

Auch Marilyn hat gelernt, über meine Fehler hinwegzusehen – meine unverbesserliche häusliche Unordnung, meine Weigerung, Krawatten zu tragen, meine jugendliche Begeisterung für Motorräder und Cabrios, und meine vorgebliche Unfähigkeit, die Spülmaschine und die Waschmaschine zu bedienen. Wir haben ein Verständnis füreinander erreicht, wie ich es mir als junger, impulsiver und oft unsensibler Liebhaber nicht hätte vorstellen können. Unsere Sorgen sind heute im Wesentlichen das Wohlergehen des Anderen und die Angst, was passieren wird, wenn einer von uns beiden vor dem anderen stirbt.

Marilyn ist eine Wissenschaftlerin mit ungebremster Neugier, und für sie sind vor allem die europäische Literatur und Kultur wichtig. Sie hört, genau wie ich, nie auf zu lernen und zu lesen. Anders als ich ist sie offen, gesellig und sozial kompetent – was ihre vielen Freundschaften beweisen. Auch wenn wir uns beide für das Schreiben und Lesen begeistern, überschneiden sich unsere Interessen nicht immer, und ich denke, dies erweist sich als vorteilhaft. Ich bin von Philosophie und Naturwissenschaft fasziniert, besonders von Psychologie, Biologie und Kosmologie. Abgesehen von einem Botanikkurs in Wellesley hat Marilyn überhaupt keine naturwissenschaftliche Bildung und ist völlig ahnungslos, was die moderne technische Welt angeht. Ich muss hart verhandeln, um sie dazu zu bringen, mit mir zum Planetarium und zum Aquarium in der California Academy of Sciences zu gehen, und wenn wir dann da sind, möchte sie am liebsten ins de Young Kunstmuseum auf der anderen Seite des Parks gehen, wo sie zehn Minuten damit zubringt, ein einzelnes Gemälde zu betrachten. Sie hat mir die Welt der Kunst und Geschichte eröffnet, aber manchmal ist mir nicht zu helfen. Auch wenn ich hoffnungslos taub für Töne bin, versucht sie weiterhin, meinen Sinn für Musik zu wecken, aber wenn ich allein im Auto bin und es kein Baseballspiel gibt, wähle ich im Radio oft den Sender mit Country-Musik.

Marilyn liebt guten Wein, und jahrelang habe ich so getan, als würde auch ich gerne Wein trinken. Aber seit Kurzem täusche ich nichts mehr vor und gebe offen zu, dass ich den Geschmack von Alkohol in keiner Form mag. Vielleicht ist dies auch genetisch bedingt – meine Eltern mochten keine alkoholischen Getränke, außer gelegentlich einem Glas Bier mit saurer Sahne, einem russischen Mixgetränk, das sie im Sommer oft tranken.

Glücklicherweise und Gott sei Dank sind Marilyn und ich nicht religiös, aber sie hat eine geheime Sehnsucht nach dem Sakralen, während ich ein eingeschworener Skeptiker bin und mich Denkern wie Lukrez, Christopher Hitchens, Sam Harris und Richard Dawkins anschließe. Wir lieben Filme, aber zu entscheiden, was wir sehen wollen, ist oft eine Herausforderung – sie ist strikt gegen jegliche Gewalt oder den leichtesten Anflug von Ordinärem. Im Wesentlichen bin ich da ihrer Meinung, aber wenn sie verreist ist, genieße ich eine Staffel aus der Con-Man-Serie oder einen Clint Eastwood-Western. Und wenn *sie* alleine ist, bleibt der Fernseher auf dem französischen Kabelkanal eingestellt.

Sie hat ein gutes Gedächtnis – manchmal zu gut –, sie erinnert sich so genau an Filme, dass sie noch Jahrzehnte später keine Lust hat, viele alte Filme noch einmal zu sehen, während ich gerne alte Filme sehe, die mir spannend und neu vorkommen, weil ich fast den ganzen Inhalt vergessen habe. Ihr Lieblingsschriftsteller ist, wie kann es anders sein, Marcel Proust. Mir ist er zu geziert; Dickens, Tolstoi, Dostojewski und Trollope sind mir lieber. Von den zeitgenössischen Schriftstellern lese ich David Mitchell, Philip Roth, Ian McEwan, Paul Auster und Haruki Murakami, während sie eher für Elena Ferrante, Colm Tóibín und Maxin Hong Kingston votieren würde. Wir lieben beide J. M. Coetzee.

Trotz unserer vier Kinder hat Marilyn nie ein Jahr in der Lehre ausgesetzt. Wir waren auf junge Au-pairs aus Europa und tägliche Haushaltshilfe angewiesen. Wie die meisten Menschen, die in Kalifornien aufwachsen, wollten unsere Kinder hier bleiben, und wir sind glücklich, dass sie alle in unserer Nähe leben. Wir treffen uns oft im Familienkreis und machen in der Regel auch gemeinsam Sommerferien, meistens in Hanalei auf der Insel Kauai. Das Foto aus dem Jahr 2015 auf der nächsten Seite zeigt uns mit unseren Kindern und Enkelkindern. Es war ein paar Tage auf Facebook eingestellt, ehe es wegen Anstößigkeit gelöscht wurde. (Wenn man genau hinschaut, sieht man, wie meine Schwiegertochter diskret meinen jüngsten Enkelsohn stillt.)

Zu unserem Familienleben gehören viele Spiele. Ich habe jahrelang auf einem Tennisplatz in unserer Nachbarschaft mit einem meiner drei Söhne Tennis gespielt – und dies gehört zu meinen schönsten Erinnerungen. Ich habe Reid und Victor schon früh Schachspielen beigebracht, und sie sind beide starke Spieler geworden. Ich habe sie gerne zu Turnieren mitgenommen, bei denen sie immer mit einem glänzenden Pokal ausgezeichnet wurden. Reids Sohn Desmond und Victors Sohn Jason sind ebenfalls gute Spieler, und wir haben kaum je ein Familientreffen ohne ein oder zwei Schachspiele.

Andere Spiele treten bei Familientreffen immer deutlich in Erscheinung. Beim Scrabble mit meiner Tochter Eve ist sie immer die Siegerin. Aber am meisten habe ich immer unsere Pokerspiele mit mäßigem Einsatz und meine regulären Binokelspiele mit Reid und Ben genossen, wobei wir nach denselben Regeln und mit denselben Einsätzen spielten, wie ich es mit meinem Vater und mit Onkel Abe getan hatte.

Manchmal erfreut uns Victor mit Zaubertricks. In der Schule war er als Spaßvogel bekannt, und in seiner Jugend war er ein professioneller Zauberer und trat vor Erwachsenen und Kindern auf. Jeder, der bei seiner Abschlussfeier an der Gunn High School dabei war, wird sich an den Anblick von Victor erinnern, wie er feierlich den Gang entlang schritt, um sein Zeugnis in Empfang zu nehmen, als plötzlich das Barett auf seinem Kopf in Flammen stand. Die Feier wurde mit »oohs« und »aahs« unterbrochen – und dann einem großen Applaus. Ich war wie alle anderen verblüfft und bat ihn inständig, mir zu

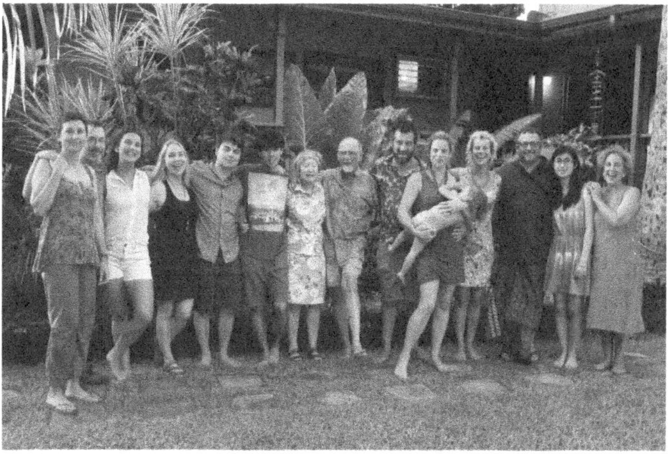

Die ganze Familie in Hanalei, Hawaii, 2015.

sagen, wie er das gemacht hatte. Als eingeschworener Zauberer weigerte er sich gewöhnlich konsequent, irgendwelche professionellen Geheimnisse preiszugeben, auch nicht an seinen bettelnden Vater, aber bei diesem Anlass hatte er Mitleid mit mir und verriet mir sein Geheimnis des brennenden Baretts: eine versteckte Aluminiumfolie in der Hutkrempe, etwas Feuerzeugflüssigkeit, ein kleines Streichholz, und voilà! Ein brennendes Barett. (Probieren Sie es nicht zu Hause aus.)

Ich war so beschäftigt, zu unterrichten und zu schreiben und für den Unterhalt meiner Familie zu sorgen, dass ich jetzt, wenn ich zurückschaue, das Gefühl habe, viel verpasst zu haben. Ich bedaure, dass ich nicht mehr Zeit mit jedem meiner Kinder verbracht habe. Bei der Trauerfeier meines Freundes Larry Zaroff beschrieb ein Kind von ihm eine beliebte Familientradition, nach der ihr Vater jeden Samstag jeweils viel Zeit mit einem seiner drei Kinder verbrachte. Sie aßen zusammen zu Mittag, unterhielten sich unter vier Augen und gingen in die Buchhandlung, wo sich jeder ein Buch aussuchte. Was für ein schöner

Brauch! Als ich das hörte, wünschte ich mir, ich wäre intensiver am Leben meiner Kinder beteiligt gewesen. Wenn ich noch eine zweite Chance hätte, würde ich es anders machen.

Marilyn war im Alltag die primäre elterliche Bezugsperson und verschob ihr Schreiben wesentlich auf die Zeit, als die Kinder erwachsen waren. Nach ihren notwendigen akademischen Veröffentlichungen begann sie für ein breiteres Publikum zu schreiben, und damit folgte sie meinem Vorbild. 1993 veröffentlichte sie *Blood Sisters: The French Revolution in Women's Memory*, und danach folgten sieben weitere Bücher von ihr, unter anderem *A History of the Wife, Birth of the Chess Queen, A History of the Breast, How the French Invented Love, The Social Sex* und *The American Resting Place* zusammen mit unserem Sohn Reid, der Kunstfotograf ist. Jedes ihrer Bücher war für mich ein großes Abenteuer. Wir waren immer erste Leser füreinander. Sie erkennt an, sie mit meiner Begeisterung für die Brüste von Frauen zu *Eine Geschichte der Brust* inspiriert zu haben, einer Kulturgeschichte der Wahrnehmung und Repräsentation des weiblichen Körpers. Aber mein Lieblingsbuch von ihr war *Birth of the Queen*, worin sie die Entwicklung einer Figur aufspürt, die es auf dem Schachbrett Jahrhunderte lang nicht gab und die erst um das Jahr 1000 als die schwächste Figur auf dem Brett auftauchte. Allmählich bekam sie mehr Macht, als europäische Königinnen mächtiger wurden, und erhielt Ende des 15. Jahrhunderts, während der Regentschaft von Königin Isabella von Spanien, ihren derzeitigen Status als die stärkste Figur. Ich war bei sehr vielen Lesungen von Marilyn in Buchhandlungen und an Universitäten dabei und habe sie mit riesigem Stolz beobachtet. Aktuell ist sie mit einem neuen Buch beschäftigt, *The Amorous Heart*, in dem sie der Frage nachgeht, wie das Herz zum Symbol der Liebe wurde.

Trotz unserer strengen Arbeitsdisziplin waren Marilyn und ich fest mit unserer Familie verbunden und haben über sechzig

Jahre lang unsere Rolle als Eltern und Großeltern wahrgenommen. Wir haben versucht, immer ein offenes Haus nicht nur für unsere Kinder, sondern auch für unsere Freunde und für die Freunde unserer Kinder zu sein. Wir waren Gastgeber für viele Hochzeiten, Buchpräsentationen und Babypartys. Vielleicht war uns dies noch mehr ein Bedürfnis als anderen, weil wir unsere eigene Ursprungsfamilie an der Ostküste zurückgelassen hatten und uns in Kalifornien ein neues Netzwerk von Familie und Freunden aufgebaut haben, eher mit Zukunfts- als mit Vergangenheitsbezügen.

Wir sind in unserem Leben viel gereist – in viele europäische Länder, auf zahlreiche karibische und pazifische Inseln, nach China, Japan, Indonesien und Russland –, aber mir fällt auf, dass ich mit zunehmendem Alter nicht mehr so gern wegfahre. Der Jetlag belastet mich mehr als früher, und ich werde oft auf Reisen krank. Beim Reisen wirkt Marilyn, die eigentlich nur neun Monate jünger ist als ich, oft zwanzig Jahre jünger. Wenn ich heutzutage zu einem Vortrag in einem entfernten Land eingeladen werde, sage ich immer ab und schlage stattdessen oft eine Videokonferenz vor. Ich reise allenfalls nach Hawaii und manchmal nach Washington, D.C., und nach New York und jedes Jahr zum Shakespeare Festival nach Ashland in Oregon.

In einem Interview in *Anleitung zum Glücklichsein*, dem Dokumentarfilm aus dem Jahr 2014, wird unsere Tochter Eve gezeigt, wie sie den Filmemachern ganz offen sagt, dass Marilyn und ich unserer Beziehung immer Vorrang gegeben haben – also vor unserer Beziehung zu unseren Kindern. Instinktiv wollte ich protestieren, aber ich glaube, sie hatte Recht. Eve sagte, dass sie ihren Kindern den Vorrang gegeben habe, fügte aber dann wehmütig hinzu, dass ihre Ehe nur fünfundzwanzig Jahre gehalten habe. In Publikumsdiskussionen nach dem Film bemerkten einige Zuschauer, dass unsere Ehe so stabil und so dauerhaft wirke, während unsere vier Kinder sich alle haben scheiden lassen. Meine Antwort war, dass da vermutlich auch historische Faktoren hineinspielen: 40 bis 50 Prozent der Ehen in der Vereinigten Staaten enden heute mit einer Scheidung, während dies in meiner Altersklasse eher selten war. In meinen ersten fünfundzwanzig oder dreißig Lebensjahren kannte ich niemanden, der sich hatte scheiden lassen. In den Diskussionen mit Filmpublikum über die Scheidungen unserer Kinder wollte Marilyn immer rufen: »Halt, drei unserer Kinder haben wieder geheiratet und sind glücklich in ihrer zweiten Ehe.«

Nach den Scheidungen haben Marilyn und ich jeweils endlos überlegt, was wir falsch gemacht haben. Sind Eltern verantwortlich für das Scheitern der Ehen ihrer Kinder? Ich bin sicher, viele Eltern haben sich dieselbe nicht zu beantwortende Frage gestellt. Scheidung ist grundsätzlich für jeden Betroffenen eine schmerzliche Erfahrung. Marilyn und ich hatten Mitgefühl mit unseren Kindern, und bis heute stehen wir mit allen Kindern und Enkelkindern eng in Verbindung, und wie sie zusammenhalten, beglückt uns.

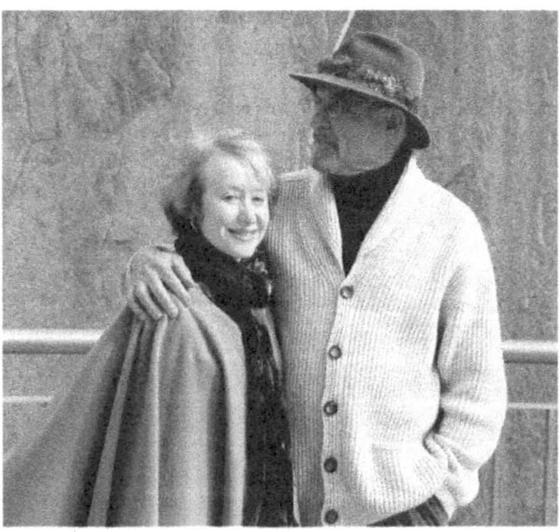

Der Autor mit seiner Frau Marilyn
in San Francisco, 2006.

39

ÜBER IDEALISIERUNG

Seit mein Buch *Theorie und Praxis der Gruppenpsychotherapie* vor fünfundvierzig Jahren als Lehrbuch angenommen wurde, habe ich eine loyale Anhängerschaft unter Studenten und Therapeuten. Sie sind primär meine Leserschaft, und ich hatte nie ein größeres Publikum erwartet. Daher war ich überrascht und hocherfreut, als meine Sammlung von Geschichten aus der Psychotherapie, *Die Liebe und ihr Henker,* in den Vereinigten Staaten ein Bestseller und in viele Sprachen übersetzt wurde. Es hat immer mein Herz erfreut, wenn Freunde mir schrieben und erzählten, sie hätten es im Flughafen von Athen oder Berlin oder Buenos Aires in der Buchhandlung ausliegen gesehen. Als meine Romane dann fremdsprachige Leser erreichten, waren mir die exotischen Ausgaben eine besondere Freude: serbische, bulgarische, russische, polnische, katalanische, koreanische, chinesische Exemplare kamen mit der Post. Erst allmählich habe ich akzeptiert (aber nie ganz verstanden), dass die meisten meiner Leser in anderen Ländern leben und meine Bücher in einer Fremdsprache kennen.

Marilyn war jahrelang bekümmert, dass das einzige größere Land, das mich fast vollkommen ignorierte, Frankreich war. Sie ist frankophon, seit sie im Alter von elf Jahren Französisch lernte, und insbesondere nach ihrem Studienjahr mit dem Sweetbriar College-Programm in Frankreich. Ich habe immer wieder mit verschiedenen Lehrern versucht, mein Französisch zu verbessern, war aber so unbegabt, dass sogar meine Frau zu dem Schluss kam, dass es einfach nicht meine Sache ist. Im Jahr 2000 machte ein neuer französischer Verlag, Galaade, ein Angebot für die französischen Übersetzungsrechte für die sieben Bücher, die ich bis zu diesem Zeitpunkt geschrieben hatte. Seither hat Galaade jedes Jahr ein Buch von mir herausgebracht, und bald hatte ich eine ansehnliche französische Leserschaft.

2004 hatte Galaade im Théâtre Marigny in Paris an der Rive Gauche zu einer Veranstaltung eingeladen. Ich sollte ein Interview (natürlich mit Übersetzer) für den Herausgeber von *Psychologies*, einer beliebten französischen Zeitschrift, geben. Das Theater ist ein erhabenes altes Gebäude mit einem großen Orchestergraben, zwei Rängen und einer stattlichen Bühne, die vormals von dem großen französischen Schauspieler Jean-Louis Barrault beehrt wurde. Als ich zu der Veranstaltung kam, war ich erstaunt, dass sie ausverkauft war, und bemerkte zu meiner Verwunderung, dass draußen lange Warteschlangen standen. Kaum hatte ich das Theater betreten, als ich einen riesigen roten Samtsessel mitten auf der Bühne erspähte, wo ich sitzen und zu der Menschenmenge sprechen sollte. Das war zu viel! Ich bestand darauf, dass sie etwas weniger Exaltiertes an die Stelle des Throns platzierten. Als die Menge sich nach drinnen begab, erkannte ich eine große Clique von Marilyns Französisch sprechenden Freunden, die jahrelang weder mit mir reden noch meine Bücher lesen konnten. Der Interviewpartner stellte genau die richtigen Fragen, ich konnte meine besten Geschichten erzählen, der Übersetzer war wunderbar, und der Abend hätte nicht besser verlaufen können. Ich spürte Marilyns Genugtuung, dass ihre Freunde merkten, dass ich doch nicht so ein Idiot war.

* * *

Im Jahr 2012 kam die Schweizer Filmemacherin Sabine Gisiger auf mich zu und wollte einen Dokumentarfilm über mein Leben drehen. Zuerst fand ich es eine merkwürdige Idee, aber als ich beim Mill Valley Film Festival eine Vorführung von *Guru* sah, dem hervorragenden Film von ihr über den manipulativen Sektenführer Rajneesh, der in Oregon eine Kommune leitete, war mein Interesse doch geweckt. Als ich sie fragte, warum sie mich als Protagonisten für einen Film ausgesucht habe, antwortete sie, dass sie sich durch ihre Arbeit über Rajneesh den Ruf verdorben habe und gerne einen Film über einen »anständigen Menschen« drehen wolle. *Anständiger Mensch* – das überzeugte mich.

Wir begannen mit den Dreharbeiten, die über zwei Jahre dauerten, mit Sabine als Regisseurin und Drehbuchautorin, Philip Delaquis als Produzenten und ihren wunderbaren Ton- und Bildtechnikern. Das Team besuchte uns mehrmals zu Hause in Palo Alto, kam nach Stanford und in unseren Familienurlaub in Hawaii und Südfrankreich, und schon bald fühlte es sich so an, als gehörten alle zu unserer Familie. Ich wurde in vielen Situationen gefilmt – bei öffentlichen Vorträgen, beim Radfahren, beim Schwimmen, beim Schnorcheln, beim Tischtennisspielen, und einmal mit Marilyn in unserem Hot Tub.

Ich fragte mich die ganze Zeit, wer auf Gottes Erden einen Film über all diese banalen Aspekte meines Lebens sehen wollte. Ich hatte finanziell nichts in den Film investiert, aber nachdem ich mich mit der Filmemacherin und dem Produzenten angefreundet hatte, machte ich mir Sorgen, dass sie da einen finanziellen Verlust erleiden würden. Am Ende, als meine ganze Familie und einige enge Freunde in San Francisco eine vorläufige Fassung des Filmes sahen, war ich erleichtert: Sabine und ihrer Cutterin war es hervorragend gelungen, die vielen Dutzende von Stunden zu einem stimmigen 74-Minuten-Film zu reduzieren. Trotz meiner Einwände wurde als Titel

Yalom's Cure (*Anleitung zum Glücklichsein*) gewählt. Aber ich fragte mich noch immer, warum irgendwer außerhalb meines unmittelbaren Familien- oder Freundeskreises das geringste Interesse daran haben könnte. Außerdem war es mir peinlich, und ich fühlte mich bloßgestellt. Obwohl ich mich inzwischen mit meinem Schreiben identifiziere und meine Bücher, vor allem die Erzählungen und Romane, für wesentliche Kapitel meines Erwachsenenlebens halte, bezieht sich der Film kaum auf mich als Schriftsteller und konzentriert sich stattdessen auf meine Alltagstätigkeiten. Dennoch erwies sich der Film in Europa als erfolgreich und wurde schließlich in fünfzig Kinos vor mehreren Hunderttausend Zuschauern gezeigt.

Als der Film im Herbst 2014 in Zürich Premiere hatte, bat die Filmemacherin Marilyn und mich, bei der Uraufführung dabei zu sein. Obwohl ich beschlossen hatte, nicht mehr nach Übersee zu reisen, war dies eine Einladung, der ich nicht widerstehen konnte. Wir flogen nach Zürich und besuchten zwei Vorstellungen, die erste für ein Publikum von Therapeuten und Ehrengästen, und die zweite für ein allgemeines Publikum. Am Ende jeder Vorstellung antwortete ich auf Fragen und fühlte mich sehr exponiert, vor allem bei den Bildern von Marilyn und mir im Hot Tub, auch wenn nur Kopf und Schultern zu sehen waren. Aber von den Szenen eines Familienurlaubs mit unserer Enkelin Alana und unserem Enkelsohn Desmond, wie sie bei einem Tanzwettbewerb mitmachen, war ich begeistert. Eine andere Enkelin, Lilli Virginia, eine professionelle Songwriterin und Sängerin, ist am Ende des Films zu hören.

Als der Film ein paar Monate später in Paris Premiere hatte, flog Marilyn nach Paris und sprach nach der Vorstellung mit dem Filmpublikum. Sie war begeistert, unsere Gesichter auf der Titelseite von *Pariscope*, einem populären Stadtmagazin fürs Ausgehen in Paris, zu sehen.

Einige Wochen danach hatte der Film in Los Angeles Pre-

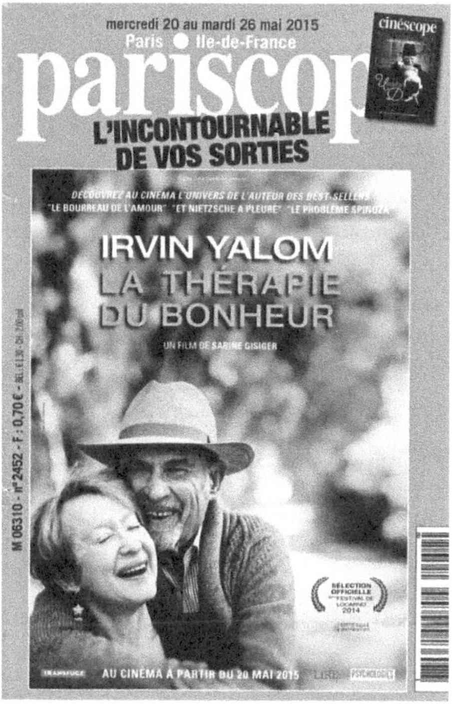

Titelseite von *Pariscope,* 20. Mai 2015.

miere, aber im Gegensatz zu Europa stieß er hier nur auf wenig Interesse. Trotz einer positiven Kritik in der *Los Angeles Times* wurde er bereits nach wenigen Tagen abgesetzt.

In Zusammenhang mit unserer Reise zu der Premiere nach Zürich hatte ich eine Einladung angenommen, in Moskau zu sprechen. Der Ansporn waren ein ungewöhnlich großzügiges Honorar und ein Flug von Zürich nach Moskau in einer Privatmaschine. Dieser Flug erwies sich als eine ganz eigene Geschichte. Wir waren nur vier Passagiere: Marilyn, ich, ein ehemaliger Patient von mir, den ich nur einmal vor vielen Jahren gesehen hatte, und der enge Freund meines ehemaligen Patienten, ein russischer Oligarch, dem das Flugzeug gehörte. Ich saß neben dem Oligarchen, mit dem ich mich auf dem ganzen Flug höchst angeregt unterhielt. Er wirkte nachdenklich und gemütvoll und von einigem Unglück in seinem Leben geschlagen. Ich hatte Mitgefühl mit seinem Leiden, aber aus Höflichkeit ging ich nicht weiter darauf ein. Erst viel später erfuhr ich, dass der (ungenannte) Zweck des Fluges war, dass ich diesem leidenden Menschen eine Therapie hätte bieten sollen. Wenn ich es nur gewusst hätte, wenn nur irgendwer etwas direkter gewesen wäre, hätte ich mich mehr darauf konzentriert, ihm zu helfen.

Der Veranstalter meines Vortrags war das Moskauer Institut für Psychoanalyse, eine große Lehrakademie, und der Veranstaltungsort diente auch oft für Rockkonzerte. Die Sponsoren hatten geplant, eine Simultanübersetzung für 700 anzubieten, aber 1100 Personen kamen, und es entstand ein solches Chaos, dass der Gastgeber die Idee mit der Simultanübersetzung fallen ließ. Er bat, die Kopfhörer zurückzugeben, und instruierte einen sehr besorgten Übersetzer, konsekutiv zu übersetzen.

Schon zu Beginn meines Vortrags fiel mir auf, dass keiner meiner Scherze mit einem Lächeln aufgenommen wurde, und ich merkte, dass es mit der Übersetzung ein ernsthaftes Problem gab. Später sagte mir mein Gastgeber, dass der gestresste Übersetzer etwa fünfzehn Minuten brauchte, um sich zu sammeln, aber seine Sache dann gut machte. Nach der Konferenz brachten die Sponsoren eine Theateraufführung von »Arabesque«, einer Geschichte über eine russische Tänzerin aus *Denn alles ist vergänglich,* auf Russisch auf die Bühne. Zwei unglaublich gut aussehende Schauspielerinnen in exotischen Kostümen spielten die Geschichte und wurden von einem alten Mann (vermutlich sollte ich das sein), der in der Ecke saß, schweigend beobachtet. Der Hintergrund des Geschehens war eine große Filmleinwand, auf der die Hand und der Pinsel eines Künstlers beim Erschaffen eines schönen, surrealen Ölgemäldes zu sehen war. Am Ende der Veranstaltung hatte ich eine Marathonsignierstunde.

* * *

Da ich nun schon einmal in Moskau war, nahm ich eine ungewöhnliche Einladung an, mit einer Gruppe von Bankangestellten für eineinhalb Stunden über den Existentialismus zu sprechen. Wir trafen uns in einem schönen großen Raum in der obersten Etage eines Wolkenkratzers. Es waren etwa fünfzig Teilnehmer da, darunter der Chef der Bank, einer der wenigen, die Englisch sprachen. Ich sprach natürlich kein Wort Russisch, und die Übersetzung machte das Gespräch mühsam. Das Publikum wirkte höchst desinteressiert am Existentialismus und stellte keine Fragen. Meine Vermutung war, dass sie sich in Gegenwart ihrer Vorgesetzten ungern auf ein Gespräch einließen, und ich bemühte mich sehr, dem nachzugehen, aber umsonst. Der Bankchef saß in der ersten Reihe und schaute gebannt auf sein iPad, und nach zwanzig Minuten unterbrach er unsere Sitzung, um zu verkünden, dass die Europäische Union soeben noch einschneidendere Sanktionen gegen Russland verhängt habe, und er würde gerne die verbleibende Zeit nutzen, um ihre Sorgen über diese veränderte Lage zu diskutieren. Ich war sehr dafür, denn für Existentialismus gab es offensichtlich wenig Begeisterung, aber auch jetzt herrschte wieder Schweigen. Nochmals brachte ich meine Sorge zum Ausdruck, dass die Teilnehmer nicht bereit seien, ihre Meinung in Gegenwart ihrer Vorgesetzten zu äußern, aber so sehr ich mich auch bemühte, konnte ich diese ausweglose Situation nicht beheben. Am Ende hatte ich wenig vorzuweisen, außer meinem Honorar, das auf merkwürdige Weise ausgezahlt wurde. Man sagte mir, ich würde es am folgenden Tag bei einem Abendessen erhalten, das die Universität mir zu Ehren gab. Am nächsten Tag überreichte mir nach dem Dessert jemand verstohlen einen einfachen unbeschriebenen Umschlag, der mit Geld in amerikanischer Währung gefüllt war. Ich vermutete, dass man mir einen Gefallen tun wollte, indem ich auf diese geheimnisvolle Art bezahlt wurde, unter der (falschen) Annahme, dass ich dann keine Einkommensteuer dafür bezahlen müsste, aber möglicherweise wollte die Bank aus irgendeinem Grund auch einfach dieses Bargeld loswerden.

Mit dem Älterwerden versuche ich, Langstreckenflüge zu vermeiden, und trete lieber per Videokonferenz auf. Dies bedeutet, dass ich zu einem lokalen Videokonferenzbüro in der Nähe von mir gehe und für etwa neunzig Minuten zu dem betreffenden Publikum spreche und auf Fragen antworte. Seit ich beschlossen habe, nicht mehr nach Übersee zu reisen, habe ich Dutzende Videokonferenzen gegeben, aber die ungewöhnlichste fand kürzlich, im Mai 2016, nach China statt. Drei Psychiater in China interviewten mich neunzig Minuten lang, während ein Übersetzer, der aus diesem Anlass nach San Francisco geflogen war, neben mir saß und ihre Fragen und meine Antworten übersetzte. Am nächsten Tag sagten mir meine Auftraggeber, dass das Interview von einem großen Publikum gesehen wurde, aber ich war sprachlos, als sie mir ein Foto von den Interviewern und genaue Zahlen mailten: Es waren 191 234 Zuschauer.

Als ich meine Überraschung und meinen Unglauben über die Größe der Zuhörerschaft zum Ausdruck brachte, antwortete mein chinesischer Auftraggeber: »Dr. Yalom, wie die meisten Amerikaner können Sie sich die Größe Chinas nicht wirklich vorstellen.«

* * *

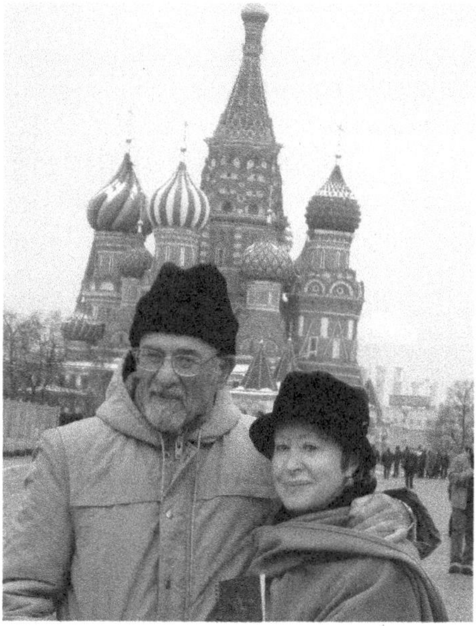

Der Autor mit seiner Frau Marilyn
in Moskau, 2009.

Jeden Tag, ohne Ausnahme, erhalte ich E-Mails von Lesern aus vielen Teilen der Welt, und es ist mir wichtig, jedes Schreiben zu beantworten, meistens mit etwas so Einfachem wie »Danke, dass Sie mir schreiben« oder »Ich freue mich, dass mein Werk Ihnen etwas bedeutet«. Ich achte darauf, dass ich den Namen des Betreffenden nenne, so dass der Schreibende sicher sein kann, dass ich seinen oder ihren Brief wirklich gelesen habe und persönlich darauf reagiere. Dies nimmt ziemlich viel Zeit in Anspruch, aber ich habe das Gefühl, dass ich damit etwas Ähnliches tue, wie die Achtsamkeitsmeditation, die meine buddhistischen Freunde üben. Fast jeden Tag erhalte ich von irgendwo aus der Welt eine Anfrage für eine Konsultation, von Menschen, die mich per Skype sprechen möchten oder anbieten, nach Kalifornien zu fliegen, um mich zu treffen. Neulich schrieb mir ein Mann und fragte, ob ich mit seiner Mutter, einer ehemaligen Psychotherapeutin, an ihrem hundertsten Geburtstag skypen würde.

Neben Fanpost schicken mir Leser manchmal auch Geschenke, und unser Haus ist mit Gaben aus Griechenland, der Türkei, dem Iran und China dekoriert. Aber das erstaunlichste Geschenk kam von Sakellaris Koutouzis, einem bekannten griechischen Bildhauer, der auf der kleinen Insel Kalymnos lebt. Ich erhielt eine E-Mail von ihm, in der er um meine Adresse bat und mich darüber informierte, dass er meine Bücher gerne gelesen habe und dabei sei, nach Fotografien aus

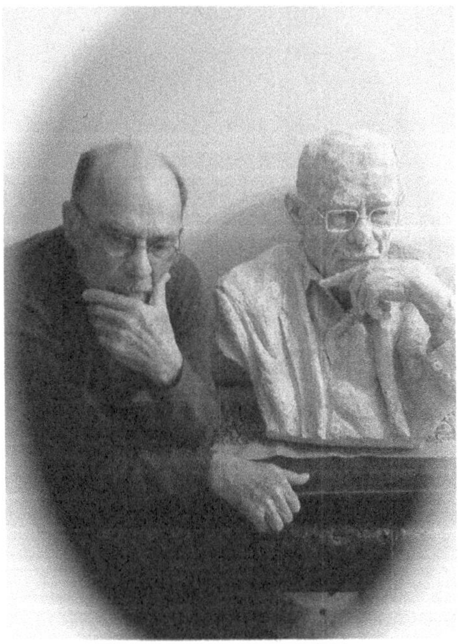

Der Autor mit einer Skulptur von sich
von Sakellaris Koutouzis, 2016.

dem Netz eine Gipsbüste von mir zu machen. Ich suchte ihn im Internet und fand heraus, dass er ein anerkannter Bildhauer ist, dessen Werke in verschiedenen Städten der Welt ausgestellt sind. Ich bestand darauf, die Transportkosten zu übernehmen, aber das lehnte er ab. Einen Monat später wurde eine mehr als lebensgroße Büste in einer riesigen Holzkiste bei uns angeliefert. Die Büste steht jetzt bei uns zu Hause und ist mir so ähnlich, dass ich mich jedes Mal, wenn ich sie ansehe, erschrecke. Oft dekorieren ich oder meine Kinder sie mit Brille, Krawatte oder mit einem meiner vielen Hüte.

* * *

So sehr ich auch versuche, solche Zeichen von Berühmtheit abzuwehren, hat dies sicher mein Selbstwertgefühl gesteigert. Ich glaube auch, dass mein Alter, meine Würde und meine Reputation meinen Erfolg als Therapeut verbessern. Die meisten Patienten, die mich in den letzten fünfundzwanzig Jahren kontaktiert haben, hatten etwas von mir gelesen und kamen fest überzeugt von meinen therapeutischen Fähigkeiten in meine Praxis. Nachdem ich selbst im Leben berühmte Therapeuten getroffen habe, kann ich mir vorstellen, wie solche Begegnungen ihre Spur hinterlassen: Ich sehe noch immer die Falten im Gesicht von Carl Rogers. Vor fünfzig Jahren erbat ich ein Gespräch mit ihm und flog nach Südkalifornien, um einen Nachmittag mit ihm zu verbringen. Ich hatte ihm einige Arbeiten von mir geschickt, und ich entsinne mich noch, wie er mir sagte, dass er mein Buch zur Gruppentherapie zwar gut finde, aber dass für ihn mein Ginny-Buch (*Jeden Tag ein bisschen näher*) sehr besonders sei. Und ich habe die Gesichter von Viktor Frankl und Rollo May so klar vor meinem geistigen Auge, dass ich sie, wenn ich künstlerisch begabt wäre (was ich nicht bin), genau nach der Erinnerung gestalten könnte.

Auf Grund meiner Reputation enthüllen mir Patienten Geheimnisse, über die sie noch nie mit jemand anderem gesprochen haben, auch nicht mit früheren Therapeuten, und wenn ich sie vorurteilsfrei und empathisch annehme, können meine Interventionen mehr Einfluss haben einfach wegen ihrer vorgefassten Meinung über mich. Neulich hatte ich an einem Nachmittag zwei neue Patienten, die mit meiner Arbeit vertraut waren. Die erste war eine Therapeutin im Ruhestand, die mehrere Stunden Fahrt auf sich genommen hatte, um zu mir zu kommen. Sie machte sich Sorgen um ihre Sammelleidenschaft (zumal sie in nur einem Zimmer wohnte) und um ihr obsessives Verhalten – wenn sie das Haus verließ, fuhr sie kaum eine Straße weiter, ehe sie wieder nach Hause fuhr, um nachzusehen, ob die Tür verschlossen und der Herd abgestellt war. Ich sagte ihr, dass dies nicht in Kurztherapie mit mir gelöst werden könne und dass diese Dinge ihr Leben nicht signifikant störten. Für mich war sie eine integrierte Persönlichkeit, jemand, der eine ausgezeichnete Ehe führte und sich nun im Ruhestand mit der schwierigen Frage nach dem Sinn auseinandersetzte. Sie war angetan zu hören, dass ich meinte, sie brauche keine Therapie. Am nächsten Tag schickte sie mir folgende E-Mail:

> *Ich wollte Sie nur wissen lassen, wie sehr ich unser Gespräch am letzten Donnerstag genossen und wertgeschätzt habe, es hat mir viel bedeutet. Ich spürte Ihre Unterstützung und Ihre Bestätigung, dass es mir gut geht, dass ich glücklich und zufrieden mit meinem Leben bin, und ich bin dankbar für Ihre Bemerkung, dass ich keine Therapie brauche. Als ich Ihre Praxis verließ, habe ich mich weniger besorgt gefühlt und konnte mich besser akzeptieren. Ich hatte das Gefühl, dass es ein echtes Geschenk war. Das ist verflixt gut für eine einzige Sitzung!*

Später am selben Nachmittag kam ein Südamerikaner, der einen Freund in San Francisco besuchte, zu einer einmaligen Konsultation. Er verbrachte fast die ganze Stunde damit, über seine Sorgen wegen seiner Schwester zu sprechen, die beinahe ihr ganzes Leben mit Anorexie gekämpft hatte. Seit dem Tod seiner Eltern war er so belastet durch die Ausgaben für ihre medizinische und psychiatrische Versorgung, dass er nie in der Lage war, zu heiraten und eine Familie zu gründen. Ich fragte ihn, warum er und nicht andere Mitglieder seiner großen Familie die ganze Last ihrer Versorgung getragen habe. Daraufhin erzählte er mir, sehr angstvoll und zögerlich, eine Geschichte, die er bisher niemandem anvertraut hatte.

Er ist dreizehn Jahre älter als seine Schwester, und eines Tages, als sie zwei war und er fünfzehn, ließen seine Eltern die Schwester für einige Stunden in seiner Obhut, während sie und seine älteren Geschwister bei einer Hochzeit waren. Während ihrer Abwesenheit hatte er ein langes romantisches Telefongespräch mit einer Freundin (die seine Eltern überhaupt nicht leiden konnten und mit der sie ihm den Kontakt explizit untersagt hatten). Während dieses Gesprächs krabbelte seine Schwester aus der offenen Tür und fiel mehrere Stufen hinunter, wodurch sie sich arge Prellungen am Körper und im Gesicht zuzog. Als seine Eltern zurückkamen, musste er alles gestehen – der schlimmste Augenblick seines Lebens –, und obwohl seine Schwester nur leicht verletzt war und die Prellungen in wenigen Tagen verblassten, hatte er all die Jahre die heimliche Angst und Überzeugung gehegt, dass ihre Anorexie durch jenen Sturz verursacht worden war. In den fünfundzwanzig Jahren seit der Verletzung seiner Schwester war dies das erste Mal, dass er jemandem sein Erlebnis offenbarte.

Mit meiner tiefsten und offiziellsten Stimme sagte ich ihm, ich hätte genau zugehört, was er mir über seine Schwester erzählt habe, und in Anbetracht aller Umstände würde ich ihn für unschuldig erklären. Ich versicherte ihm, dass er seinen Preis für diese Nachlässigkeit gezahlt habe, und bestätigte ihm, es könne nicht sein, dass ihr Sturz die Anorexie verursacht habe. Ich schlug ihm auch vor, dass er dem in einer Therapie nachgehe, wenn er wieder in seinem Heimatland wäre. Er weinte vor Erleichterung, wehrte meinen Vorschlag, eine Therapie zu machen, ab, und versicherte mir, dass er bekommen habe, was er wollte. Er verließ mein Sprechzimmer leichteren Fußes.

Diese Einmal-Behandlungen, bei denen ich das Bemühen und die Stärken der Patienten anerkenne und ihnen meinen Segen gebe, schulden ihren Erfolg zum großen Teil der Macht, die der Patient mir gibt.

Vor nicht allzu langer Zeit erzählte mir eine Frau von dem traurigsten Ereignis ihres Lebens. Kurz bevor sie ihr Elternhaus verließ und aufs College ging, war sie mit ihrem hoch angesehenen, aber sehr distanzierten Vater auf einer Zugfahrt. Sie hatte sich so auf die Zeit allein mit ihm gefreut und war fassungslos, als er seine Aktentasche öffnete und auf der ganzen Fahrt nur arbeitete, ohne ein Wort mit ihr zu wechseln. Ich antwortete, dass unsere Therapie die Möglichkeit böte, dieses Erlebnis nachzuspielen. Sie und ich (ein älterer berühmter Mann) würden eine mehrstündige Therapiereise unternehmen, aber wir würden anders reisen: sie hätte volle Erlaubnis, ja Ermutigung, Fragen zu stellen, Beschwerden anzumelden und Gefühle zum Ausdruck zu bringen. Und ich würde garantieren, dass ich entsprechend antworten und reagieren würde. Sie war bewegt, und am Ende war dieser Ansatz für sie hilfreich.

Und wie beeinflusst diese ganze Aufmerksamkeit und Wertschätzung mein eigenes Selbstwertgefühl? Manchmal bin ich berauscht, dann wieder beunruhigt, aber im Allgemeinen halte ich mich im Gleichgewicht. Jedes Mal, wenn ich mich mit Kollegen in meiner Selbsterfahrungsgruppe oder in meiner Fallbesprechungsgruppe treffe, merke ich, dass sie, seit Jahrzehnten exzellente Kliniker, ganz genau so effektiv in ihrer Arbeit sind wie ich. Also nehme ich mir die Lobhudelei nicht zu Herzen. Ich kann nur meine Arbeit ernst nehmen und nach meinen Möglichkeiten der beste Therapeut sein. Ich bringe mir in Erinnerung, dass man mich idealisiert und dass wir Menschen uns alle nach einem weisen, allwissenden, weißhaarigen Alten sehnen. Wenn ich erwählt bin, diese Lücke zu füllen, will ich der Rolle gerne gerecht werden. Irgendwer muss es ja tun.

40

NOVIZE IM ALTERN

Als Kind war ich immer der Jüngste – der Jüngste in der Klasse, im Baseball-Team, im Tennis-Team, in meiner Koje im Camp –, aber jetzt bin ich überall der Älteste – der Älteste bei einem Vortrag, im Restaurant, bei einer Lesung, im Kino, beim Baseballspiel. Neulich war ich bei einer zweitägigen Fortbildung für Psychiater, welche die Psychiatrische Abteilung in Stanford veranstaltete und bei der ich einen Vortrag hielt. Als ich mir das Publikum der Kollegen aus dem ganzen Land anschaute, fiel mir auf, dass nur wenige Grauhaarige und niemand Weißhaariges da war. Ich war nicht nur der Älteste, ich war bei Weitem der Älteste! Während ich mir das Programm von sechzehn anderen Vorträgen und Diskussionen anhörte, wurde mir noch deutlicher bewusst, wie alt ich bin und wie viel sich auf dem Gebiet verändert hat, seit ich in den 1950er Jahren als Mediziner zu praktizieren begann. Die ganzen aktuellen Entwicklungen – die neuen Psychopharmaka für Schizophrenie, bipolare Störungen und Depression, neue Arzneimittelstudien, Hightech-Behandlungen bei Schlafstörungen, Essstörungen und Aufmerksamkeitsdefiziten –, vieles davon ist an mir vorbeigegangen. Ich musste daran denken, wie ich als aussichtsreiches junges Fakultätsmitglied stolz war, über jede neue Entwicklung auf dem Laufenden zu bleiben. Jetzt fühlte ich mich bei vielen Vorträgen verloren, insbesondere als ich einen Vortrag hörte über Transkranielle Magnetstimulation, in dem Methoden zur

Stimulation und Hemmung kritischer Bereiche des Gehirns beschrieben wurden, die weit effizienter und präziser als Medikamente sowie ohne Nebenwirkungen sind. Ist dies die Zukunft meines Berufsfeldes?

Als ich 1957 mit meiner Ausbildung begann, war die Psychotherapie das Kernstück der Psychiatrie, und die meisten meiner Kollegen teilten meine Leidenschaft für die weitere Erforschung dieses Bereichs. Aber jetzt wurde die Psychotherapie in den acht Vorträgen, die ich mir bei dieser Konferenz anhörte, kaum einmal erwähnt.

Ich habe in den letzten Jahren sehr wenig auf dem Gebiet der Psychiatrie gelesen. Ich tue oft so, als hätte dies mit Sehschwierigkeiten zu tun – mir wurde an beiden Augen die Hornhaut operiert und dann Grauer Star –, aber das ist eine lahme Entschuldigung. Ich könnte mich auf dem Laufenden halten, indem ich auf meinem Kindle mit der großen Schrift Fachliteratur lese. Die Wahrheit ist – so peinlich es ist, dies zuzugeben –, dass es mich nicht mehr interessiert. Wenn ich anfange, mich deswegen schuldig zu fühlen, tröste ich mich damit, dass ich meinem Beruf Zeit gewidmet habe und dass ich mit fünfundachtzig die Freiheit haben sollte, zu lesen, was mir gefällt. Und dann füge ich noch hinzu: »Außerdem bin ich Schriftsteller und muss mich bei den zeitgenössischen literarischen Strömungen auf dem Laufenden halten.«

Als ich an der Reihe war, mich bei der Stanford-Konferenz ans Publikum zu wenden, hielt ich keinen Vortrag und hatte keine Präsentationsfolien – anders als die anderen Referenten. Tatsache ist – und hier kommt ein großes erstmaliges Bekenntnis –, *ich habe nie im Leben auch nur eine Folie angefertigt oder gebraucht*! Stattdessen sprach ein Kollege und enger Freund, David Spiegel, auf geschickte Weise und sehr kompetent mit mir über meine Karriere und Entwicklung als Therapeut. Dies ist für mich ein angenehmes Format, und die Zeit verging so schnell, dass ich erstaunt war, als die Sitzung beendet war. Als das Publikum sich erhob und applaudierte, hatte ich das beunruhigende Gefühl, dass sie sich verabschiedeten.

Da nur wenige Psychiater in meinem Alter praktizieren, frage ich mich oft: *Warum behandelst du noch immer Patienten*? Es geschieht nicht aus wirtschaftlichen Erwägungen; ich habe genug Geld, um angenehm zu leben. Vielmehr liebe ich meine Arbeit zu sehr, um sie aufzugeben, ehe es sein muss. Ich fühle mich privilegiert, dass ich am Privatleben so vieler Menschen teilnehmen darf, und nach so vielen Dekaden bin ich darin wohl gut geworden.

Vielleicht hat es auch damit zu tun, dass ich meine Patienten inzwischen gut wähle. In den letzten Jahren habe ich jeweils eine zeitlich begrenzte Therapie angeboten: Ich sage den Patienten bei unserer ersten Sitzung, dass ich sie für maximal ein Jahr behandeln werde. Als ich auf die Achtzig zuging, fragte ich mich, wie lange mein Geist und mein Gedächtnis noch intakt sein würden. Ich wollte nicht, dass Patienten zu sehr von jemandem abhängig werden, der bald in den Ruhestand geht. Außerdem habe ich gemerkt, dass es im Allgemeinen die Wirksamkeit der Behandlung verbessert, wenn man gleich zu Beginn ein Enddatum setzt, und dass die Patienten sich schneller in die Arbeit stürzen. (Otto Rank, einer von Freuds frühen Vertrauten, machte schon vor mehr als hundert Jahren dieselbe Beobachtung.) Ich lehne einen Patienten ab, wenn es unwahrscheinlich ist, dass wir in einem Jahr wirkliche Fortschritte erreichen können, und Patienten, die ernsthafter erkrankt sind und Psychopharmaka benötigen, überweise ich an andere Psychiater. (Da ich nicht auf dem Stand der neueren Forschung bin, verschreibe ich schon seit Jahren keine Medikamente mehr.)

Da ich so vielen Menschen geholfen habe, mit dem Älterwerden umzugehen, dachte ich, ich wäre gut auf die bevorstehenden Verluste vorbereitet, aber ich finde es weit bedrohlicher, als ich es mir vorgestellt hatte. Die Schmerzen in den Knien, die Gleichgewichtsstörungen, der steife Rücken am frühen Morgen, die Erschöpfung, die nachlassende Seh- und Hörfähigkeit, die Hautflecken, all dies ist mir bewusst, aber gegenüber dem schlechter werdenden Gedächtnis eher nebensächlich.

Neulich waren meine Frau und ich an einem Samstag zu einem Spaziergang und Lunch in San Francisco unterwegs, und als wir zu unserer Wohnung zurückkamen, merkte ich, dass ich meine Schlüssel vergessen hatte. Wir mussten stundenlang draußen warten, ehe ein Nachbar, der Ersatzschlüssel hat, nach Hause kam. Am Abend gingen wir ins Theater und sahen *Le Monde Inouï* von Fabrice Melquiot, ein Stück über ein fiktives Leben nach dem Tod. Mein Sohn Ben hatte die Produktion inszeniert, und seine Theatertruppe foolsFURY brachte sie auf die Bühne. Marilyn und ich erklärten uns bereit, das Stück nach der Aufführung mit dem Publikum zu diskutieren, sie aus literarischer und ich aus philosophischer und psychiatrischer Sicht. Auch wenn meine Bemerkungen das Publikum zufrieden zu stellen schienen, merkte ich mitten in meiner Rede, dass ich einen wichtigen und interessanten Punkt vergessen hatte, den ich ansprechen wollte. Ich redete weiter wie auf Autopilot und suchte hektisch in meinem Gedächtnis nach dem vergessenen Gedanken. Nach etwa zehn Minuten fiel er mir ganz plötzlich wieder ein, und ich brachte mein Argument vor. Ich bezweifle, dass das Publikum eine Ahnung von meiner hektischen inneren Jagd nach meinem verlorenen Stoff hatte, aber in diesen zehn Minuten ging mir, während ich zum Publikum sprach, durch den Kopf: »Das war's – die Zeit ist reif. Ich muss aufhören, öffentlich zu reden. Denk an Rollo.« Diese Formulierung bezog sich auf die Szene, die ich bereits beschrieben habe, Rollo, der in fortgeschrittenem Alter einen Vortrag hielt und dabei dieselbe Anekdote dreimal erzählte. Ich hatte mir geschworen, niemals einem Publikum das Schauspiel meines Alters vorzuführen.

Am nächsten Tag brachte ich den Mietwagen zu der Mietstation zurück (mein Wagen war zur Reparatur). Es war außerhalb der Öffnungszeiten, und die Agentur war geschlossen. Ich befolgte die angeschlagenen Anweisungen – ich schloss den Wagen ab und warf die Schlüssel in den abgeschlossenen Briefkasten. Aber nur wenige Minuten später bemerkte ich, dass ich meine Tasche mit meiner Brieftasche, Schlüsseln, Geld und Kreditkarten im Auto gelassen hatte. Schließlich musste ich einen Notfalldienst anrufen und bitten, das Auto zu öffnen, so dass ich meine Tasche herausholen konnte.

Auch wenn dies ein ungewöhnlich übler Sieg meines nachlassenden Gedächtnisses war, passieren weniger dramatische Ausfälle fast jeden Tag. Wer ist der Mann, der mich anlächelt und auf mich zukommt? Ich kenne ihn, da bin ich sicher, aber sein Name, wie heißt er bloß? Und wie heißt das Restaurant in Half Moon Bay in der Nähe vom Strand, wo Marilyn und ich immer hingegangen sind? Und wie heißt der kleine witzige Schauspieler in dem Film *Schmeiß die Mama aus dem Zug*? In welcher Straße liegt das Museum für Moderne Kunst in San Francisco? Wie heißt noch mal diese komische Therapieform, die auf neun verschiedenen Persönlichkeitstypen basiert? Und wie war doch der Name des Psychiaters, den ich kannte und der die Transaktionsanalyse erfunden hat? Ich erkenne vertraute Gesichter, aber die Namen sind verflogen – manche fallen mir wieder ein, und andere verschwinden sofort nach einer Erinnerung.

Gestern traf ich mich mit einem Freund zum Lunch, Van Harvey, ein paar Jahre älter als ich (ja, es gibt noch einige von der Sorte). Er empfahl mir einen Roman mit dem Titel *The Glass Room*, und ich empfahl ihm *Winter* von Christopher Nicholson. Einige Stunden später kreuzten sich unsere E-Mails, und wir fragten uns gegenseitig: »Wie hieß noch mal der Roman, den du mir empfohlen hast?« Natürlich sollte ich einen Notizblock bei mir haben. Aber daran zu denken, den Notizblock mitzunehmen – da liegt der Hase im Pfeffer.

Verlorene Schlüssel, Brillen, iPhones, Telefonnummern und der genaue Parkplatz – das ist mein täglich Brot. Aber sowohl meine Wohnungsschlüssel sowie den Autoschlüssel zu vergessen, war extrem und hatte vermutlich mit der Schlaflosigkeit in der Nacht davor zu tun. Ich bin sicher, dass ich den Grund für die Schlaflosigkeit kenne. An jenem Abend hatte ich den französischen Film *Liebe* gesehen, in dem es um einen alternden liebevollen Ehemann geht, der sich um seine kranke Frau kümmert und ihr beim Sterben hilft. Das Paar hatte Ähnlichkeiten mit Marilyn und mir, und der Film ging mir die ganze Nacht nach. *Liebe* ist ein wunderbarer Film, aber mein Rat: Sehen Sie ihn sich an, bevor Sie um die achtzig sind.

Ich habe mir lange Sorgen gemacht, dass mein alterndes Gedächtnis mich zwingen könnte, mit der Behandlung von Patienten aufzuhören, so dass ich viel Gebrauch von einem Diktierprogramm mache, um genau das zu verhindern. Nach jeder Sitzung diktiere ich eine ein- bis zweiseitige Zusammenfassung jeder Stunde, und ich bemühe mich konsequent, die Zusammenfassung immer zu lesen, ehe ich den Patienten wiedersehe. Daher halte ich immer mindestens zwanzig Minuten zwischen den Patienten frei. Außerdem behandle ich in den letzten Jahren nie mehr als drei Patienten pro Tag. Wenn mir ein Patient aus vergangenen Zeiten eine E-Mail schickt, bin ich zuerst ratlos, aber wenn ich ein paar Sätze in meinen alten Notizen lese, ist meistens die ganze Geschichte wieder da.

Aber es gibt eine gute Seite am Gedächtnisverlust – indem ich die Handlung vieler Bücher vergesse, habe ich den Genuss, sie noch einmal zu lesen. Ich finde immer weniger zeitgenössische Romane, die mir gefallen, und so wende ich mich meinen Lieblingsbüchern in meinem Bücherregal zu: *Hundert Jahre Einsamkeit, Grendel, Große Erwartungen, Die Abenteuer und*

Irrfahrten des Gaviero Maqroll, Bleak House, Mitternachtskinder, Tante Julia und der Kunstschreiber, Daniel Deronda, Silas Marner und *Der Weg allen Fleisches*. Viele dieser Bücher lese ich, als wäre es das erste Mal.

In *In die Sonne schauen* beschreibe ich den Begriff des Welleneffekts als eine Art, die Furcht vor dem Tod zu lindern. Jeder von uns erzeugt – oft ohne unser Wissen – konzentrische Einflusskreise, die sich jahrelang, sogar über Generationen hinweg, auf andere auswirken können. Der Einfluss, den wir auf andere nehmen, wird weitergegeben, ganz ähnlich den kleinen Wellen, die sich auf einem Teich fortsetzen, bis sie nicht mehr sichtbar sind, aber auf der Nano-Ebene noch fortlaufen. Wie John Whitehorn und Jerry Frank mich beeinflusst haben, so habe ich meine Studenten und Leser und Patienten und vor allem meine vier Kinder und sieben Enkelkinder beeinflusst. Ich entsinne mich noch an meine Freudentränen, als meine Tochter Eve mich anrief, um mir zu sagen, dass sie die Zulassung für das Medizinstudium erhalten hatte. Und im letzten Jahr war ich wieder in Tränen, als ich erfuhr, dass ihre Tochter Alana zum Medizinstudium an der Tulane University zugelassen wurde. Und letztes Weihnachten habe ich mich mit Adrian, meinem dreijährigen Enkelsohn, zu unserem ersten Schachspiel hingesetzt.

* * *

Ein echtes Problem: Wann soll ich mich zur Ruhe setzen? Ich werde oft um Rat gefragt und soll Patienten bei eben dieser Entscheidung helfen. Vor nicht allzu langer Zeit arbeitete ich mit Howard, einem erfolgreichen, hochintelligenten Hedgefonds-Manager Mitte achtzig, dessen Frau darauf bestand, dass er sich in eine Therapie begab, weil er nicht aufhören konnte, bis spätabends an seinem Computerbildschirm zu arbeiten. Da

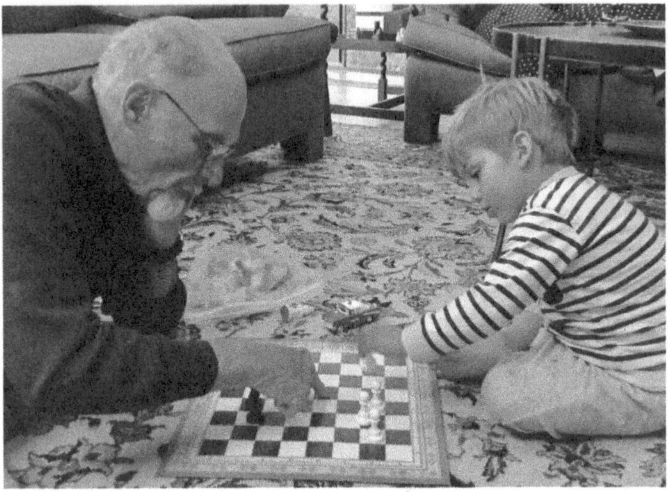

Der Autor bringt seinem dreijährigen Enkelkind das Schachspielen bei, 2016.

er an der Westküste lebte, musste er morgens um halb fünf aufstehen, um die Börse zu beobachten, und er blieb dann den ganzen Tag vor dem Bildschirm. Obwohl er jahrelang ein Computerprogramm erarbeitet und perfektioniert hatte, das seine Arbeit erledigen konnte, meinte er, es seinen Investoren zu schulden, immer vor dem Bildschirm zu sitzen. Seine drei Partner, zwei jüngere Brüder und ein lebenslanger Freund, versäumten selten ihre neun Löcher Golf pro Tag, und Howard hatte das Gefühl, dass er für sie alle arbeiten müsse. Er wusste, dass er und seine Frau und die drei Töchter viel mehr Geld hatten, als sie ausgeben könnten, aber er konnte nicht aufhören. Es sei seine Pflicht, sagte er. Auf das Computerprogramm, das er für die Käufe und Verkäufe entworfen hatte, konnte er sich nicht vollkommen verlassen. Ja, er stimmte zu, er sei süchtig danach, das Steigen und Fallen des Börsentickers zu beobachten, und er wusste auch nicht, wie er anders leben sollte. Und außerdem – und er zwinkerte mir zu – ist es eine tolle Sache, den großen Gewinn am Markt zu machen.

»Stellen Sie sich Ihr Leben ohne Arbeit vor, Howard. Wie wäre das?«

»Ich gebe zu, ich habe Riesenangst davor.«

»Stellen Sie sich Ihr Leben ohne Arbeit vor.«

»Ich weiß, worauf Sie hinauswollen. Ich gebe zu, dass es keinen Sinn ergibt. Ich gebe zu, dass ich Angst habe aufzuhören. Was würde ich den ganzen Tag tun? Man kann nur so und so viel reisen und besichtigen. All die interessanten Orte – egal wo –, ich habe sie alle gesehen.«

Ich drängte noch weiter: »Ich frage mich, ob Sie das Gefühl haben, dass die Arbeit Sie am Leben hält, dass Sie ohne Arbeit die letzte Phase Ihres Lebens erreicht hätten – Senilität und Tod. Können wir zusammen einen Weg finden, Leben und Arbeit zu entwirren?«

Er hörte aufmerksam zu und nickte. »Ich werde über diese Fragen nachdenken.«

Ich hatte meine Zweifel, ob er das tun würde.

* * *

Ich bin ein Novize darin, fünfundachtzig zu sein, und wie Howard hadere ich damit, alt zu sein. Manchmal kann ich den Gedanken akzeptieren, dass der Ruhestand eine Zeit der Ruhe und des Friedens sein sollte, eine Zeit des zufriedenen Nachsinnens. Aber ich weiß auch, dass es ungute Gefühle aus meinem ganz frühen Leben gibt, die immer wieder für Turbulenzen sorgen und drohen, an die Oberfläche zu kommen, wenn ich mein Tempo herunterfahre. Eingangs habe ich die Zeilen von Dickens zitiert: »Denn wie ich dem Ende näher und näher komme, wandere ich im Kreis, immer weiter dem Anfang zu.« Diese Worte verfolgen mich. Immer mehr spüre ich, dass mich irgendwelche Kräfte zu meinen Anfängen zurückziehen. Neulich Abend nahmen Marilyn und ich am foolsFURY Factory Festival in San Francisco teil – eine Veranstaltung, die alle zwei Jahre von der Truppe meines Sohnes Ben ausgerichtet wird –, wo zwanzig kleine Theater aus dem ganzen Land ihre Arbeit präsentierten. Vor der Aufführung hielten wir für einen kleinen Imbiss bei Wise Brothers an, einem kleinen jüdischen Delikatessenladen, der wirkte, als wäre er aus den 1940er Jahren im Washington, D.C. meiner Kindheit. Die Wände des Restaurants waren fast komplett mit Familienbildern behängt – Gruppen von seelenvollen, verängstigten Flüchtlingen mit weit aufgerissenen Augen, die aus Osteuropa nach Ellis Island kamen. Die Fotos faszinierten mich – sie erinnerten mich an meine eigene erweiterte Familie. Ich sah einen traurigen Jungen, wie er seine Bar Mizwa-Rede hält, und er sah aus wie ich in dem Alter. Mir fiel eine Frau auf, von der ich zuerst meinte, es sei meine Mutter. Plötzlich spürte ich eine – neue – Welle von Zärtlichkeit für sie und fühlte mich schuldig, dass ich sie in diesem Buch kritisiert habe. Wie meine Mutter wirkte die Frau auf dem Foto ungebildet, verängstigt, fleißig und als versuche sie, zu überleben und ihre Familie in dieser merkwürdigen fremden Kultur aufzuziehen. Mein Leben ist so reich, so privilegiert und so sicher – wesentlich weil meine Mutter so hart arbeitete und so großzügig war. Ich saß da in diesem Deli und weinte, während ich in ihre Augen schaute und in die Augen all der anderen Flüchtlinge. Ich hatte ein Leben lang meine Vergangenheit erforscht, analysiert und rekonstruiert, aber ich merke jetzt, was für ein Jammertal noch in mir ist, das ich wohl nie werde bewältigen können.

* * *

Seit ich mich 1994 in Stanford frühpensionieren ließ, ist mein Tagesablauf gleich geblieben – ich schreibe jeden Morgen drei

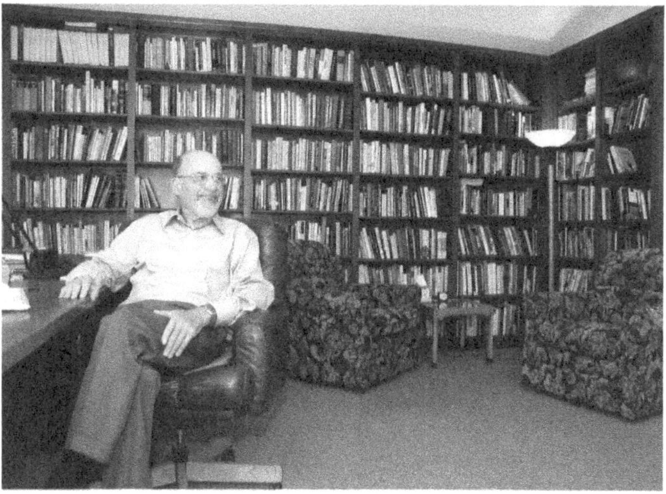

Der Autor in seinem Arbeitszimmer in Palo Alto, 2010.

bis vier Stunden lang, gewöhnlich an sechs oder sieben Tagen pro Woche, und fünf mal pro Woche bestelle ich später am Tag Patienten ein. Ich lebe seit über fünfzig Jahren in Palo Alto, und mein Sprechzimmer befindet sich in einem eigenen Gebäude fünfzig Meter von unserem Haus entfernt. Vor etwa fünfunddreißig Jahren habe ich in Russian Hill in San Francisco eine Wohnung mit einem herrlichen Blick über die Stadt und die Bucht gekauft, und hier behandle ich donnerstag- und freitagnachmittags Patienten. Marilyn stößt dann freitagabends dazu, und in der Regel verbringen wir die Wochenenden in San Francisco, eine Stadt, die ich unerschöpflich interessant finde.

Ich werfe mir selber meinen Pseudo-Ruhestand vor. »Wie viele fünfundachtzigjährige Psychiater arbeiten so hart wie ich?« Bin ich wie mein Patient Howard, indem ich weiter arbeite, um Senilität und Tod hinauszuschieben? Solche Fragen quälen mich, aber ich habe eine Vielzahl von Antworten parat. »Ich habe viel zu bieten … Mein Alter erlaubt mir, Menschen in meinem Alter besser zu verstehen und zu trösten … Ich bin Schriftsteller und vom Schreiben begeistert, warum sollte ich das aufgeben?«

Ja, ich gebe es zu: Ich habe schreckliche Skrupel, bei diesem letzten Absatz anzukommen. Ich hatte immer einen Stapel Bücher, die im Hinterkopf darauf warteten, geschrieben zu werden, aber das ist vorbei. Wenn ich dieses Werk beende, bin ich sicher, dass keine Bücher mehr auf mich warten. Meine Freunde und Kollegen stöhnen, wenn sie das hören. Das haben sie schon oft gehört. Aber ich fürchte, dieses Mal ist es etwas anderes.

Ich fordere meine Patienten immer auf, sich darauf zu besinnen, was sie bereuen, und ermutige sie, ein Leben ohne Reue zu führen. Wenn ich jetzt zurückblicke, bereue ich kaum etwas. Ich habe eine außergewöhnliche Frau als Lebensgefährtin. Ich habe liebevolle Kinder und Enkel. Ich habe in einem privilegierten Teil der Welt mit idealem Wetter gelebt, mit herrlichen Parks, wenig Armut und Kriminalität und mit Stanford, einer der besten Universitäten der Welt. Und jeden Tag erhalte ich Briefe, die mich daran erinnern, dass ich für jemanden in einem fernen Land hilfreich war. Daher sprechen mich die Worte von Nietzsches Zarathustra an:

»War *das* das Leben? Wohlan! Noch einmal!«

DANK

Ich möchte allen danken, die mir bei diesem Projekt geholfen haben. Die Mitglieder von Pegasus, meiner monatlichen Gruppe von schreibenden Stanford-Ärzten, haben mehrere Kapitel kritisiert. Besonders danke ich dem Gründer dieser Gruppe, Hans Steiner, und meinem Freund Randy Weingarten, Psychiater und Dichter, der das Kapitel »Ein Novize im Altern« angeregt hat. Ich hatte großes Glück, Sam Douglas und Dan Gerstle als Lektoren zu haben. Dank gilt auch David Spiegel und wie immer meiner Literaturagentin Sandra Dijkstra und ihrer Kollegin Andrea Cavallaro, die mir von Anfang bis Ende begeisterte Unterstützung geboten haben. Und natürlich Dank an meine Patienten, die mich immer belehren und inspirieren. Meine lebenslangen Freunde Julius Kaplan und Bea Glick haben mir geholfen, mein Gedächtnis wachzurütteln, genau wie meine vier Kinder und sieben Enkelkinder. Und am meisten danke ich meiner geliebten Frau Marilyn, die mir geholfen hat, mich an Ereignisse längst vergangener Zeiten zu erinnern, und die meine interne Cheflektorin war.